Oral Surgery and Dental Anesthesia

新・歯科衛生士教育マニュアル

口腔外科学・歯科麻酔学

編集

池邉哲郎　福岡歯科大学教授

升井一朗　福岡医療短期大学教授

吉増秀實　東京医科歯科大学大学院教授

伊賀弘起　徳島大学大学院教授

クインテッセンス出版株式会社　2013

Tokyo, Berlin, Chicago, London, Paris, Barcelona, Istanbul, Milano, São Paulo, Moscow, Prague, Warsaw,
Delhi, Beijing, Bucharest, and Singapore

執筆者一覧 (五十音順)

足立了平	神戸常盤大学短期大学部教授
伊賀弘起	徳島大学大学院教授
池邉哲郎	福岡歯科大学教授
城戸寛史	福岡歯科大学教授
木野孔司	東京医科歯科大学歯学部附属病院准教授
杉山　勝	広島大学大学院医歯薬保健学研究院教授
谷口省吾	福岡歯科大学教授
冨永晋二	福岡歯科大学講師
野上堅太郎	福岡歯科大学講師
橋本憲一郎	福岡歯科大学講師
引地尚子	九州歯科大学教授
升井一朗	福岡医療短期大学教授
山田隆文	明倫短期大学教授
吉増秀實	東京医科歯科大学大学院教授

序　文

　口腔外科は，う蝕と歯周病以外の顎・口腔領域に発現する疾患すべてを対象に診察・検査を行うことにより診断し，その診断に基づいて外科的治療（手術）を行う歯科の専門診療科である．しかし，対象疾患の中には外科的治療を必要とせず，薬物療法や理学療法などの内科的治療が適応となる疾患も含まれる．また，歯科麻酔科は口腔外科手術の全身麻酔管理を行うほか，高齢者，有病者，障害者や小児患者，あるいは歯科治療への恐怖心が強い患者における全身管理を行う専門診療科である．いずれの科も全身との関わりが深く，外来治療のほか入院治療も行われるため，歯科と医科の接点ともいわれる．

　最近の歯科医療の高度化・多様化と超高齢社会を背景に，歯科衛生士の業務はう蝕・歯周病の予防処置，歯科医師の診療補助から患者への保健指導へ，訪問診療から誤嚥性肺炎予防へと拡がり，さらには地域包括ケアへと拡充しつつある．また，歯科衛生士の教育については，平成22年度よりすべての養成校が3年制以上となり，教育機関をみると専門学校が133校と大多数であるが，4年制大学が8校，そのうち5校に大学院が併設され，短期大学は13校で，そのうち5校に認定専攻科が併設されているのが現状である．

　本書は，こうした歯科衛生士を取り巻く情勢の変化を踏まえ，歯科衛生士の新しい教科書として出版されたものである．著者は歯科衛生士教育に携わる口腔外科の教授陣を中心に，歯学部の口腔外科あるいは歯科麻酔の第一線で活躍中の先生方に執筆していただいた．内容は，平成23年版「歯科衛生士国家試験出題基準」および24年版『歯科衛生学教育コア・カリキュラム―教育内容ガイドライン―』に示された"顎・口腔領域の疾患と治療"および"歯科麻酔"の項目を網羅し，加えて「インプラント治療」，「周術期の口腔保健管理」，「災害時における歯科衛生士の役割」により編集した．また，各項目または章末には"歯科衛生士としての対応"を設け，臨床実習はもちろん，卒後の臨床活動にも即応できる内容となっている．

　本書が歯科衛生士教育の現場で活用され，歯科医師をはじめ多くの医療職・福祉職と連携し，歯科衛生過程を通じた歯科衛生活動を展開できる歯科衛生士が育つことを願って止まない．

平成25年1月

編者一同

CONTENTS

Part I　口腔外科学

chapter 1　総論　　16
- 1-1　口腔外科とはどんな診療を行うか　　17
- 1-2　歯科衛生活動のために口腔外科学・歯科麻酔学を学ぶ重要性　　18
- 1-3　口腔外科診療のプロセス　　19
- 1-4　歯科衛生過程　　19
- 1-5　歯科診断と歯科衛生診断　　21
- 1-6　口腔外科疾患患者に対するチーム医療としての口腔外科診療プロセスと歯科衛生過程の関係　　22

chapter 2　先天異常と発育異常　　26
- 2-1　歯の異常　　26
  - 1）歯の形態異常　　26
  - 2）歯数の異常　　27
  - 3）歯の萌出の異常　　27
  - 4）歯の埋伏　　28
  - 5）歯の位置の異常　　28
  - 6）歯の形成不全　　28
- 2-2　口腔軟組織の異常　　29
  - 1）小帯異常　　29
  - 2）舌の先天異常　　30
  - 3）口唇の先天異常　　30
- 2-3　口唇裂・口蓋裂　　31
- 2-4　その他の口腔・顎・顔面の先天異常　　38
  - 1）ロバン・シークエンス　　38
  - 2）先天性鼻咽腔閉鎖不全症　　38
  - 3）まれな顔面裂　　38
- 2-5　顎変形症　　39
- 復習しよう！　　47

chapter 3　口腔の損傷　　48
- 3-1　歯の外傷　　48
  - 1）歯の打撲（外傷性歯根膜炎，振盪）　　48
  - 2）歯の脱臼　　48
  - 3）歯の破折　　49

3-2 軟組織の損傷 ... 51
1）機械的損傷 ... 51
2）温度的損傷 ... 52
3）化学的損傷 ... 53
4）電気的損傷（電撃傷） ... 54
5）放射線損傷 ... 54
3-3 歯槽骨骨折 ... 55
3-4 顎骨骨折 ... 56
1）骨折 ... 56
2）上顎骨骨折 ... 58
3）下顎骨骨折 ... 58
4）その他の骨折 ... 60

復習しよう！ ... 61

chapter 4 口腔粘膜疾患 ... 62

4-1 潰瘍を主徴とする疾患 ... 62
1）アフタ ... 62
2）口内炎 ... 63
4-2 水疱形成を主徴とする疾患 ... 65
1）ウイルス性疾患 ... 65
2）自己免疫疾患 ... 68
4-3 紅斑・びらんを主徴とする疾患 ... 69
1）紅板症 ... 69
2）扁平苔癬 ... 70
3）多形滲出性紅斑 ... 70
4-4 白斑を主徴とする疾患 ... 71
1）白板症 ... 71
2）口腔カンジダ症 ... 71
4-5 色素沈着を主徴とする疾患 ... 72
1）生理的色素沈着 ... 72
2）色素性母斑 ... 72
3）悪性黒色腫 ... 73
4）充填物，補綴物による色素沈着 ... 73
5）全身疾患に伴う色素沈着 ... 74
4-6 口腔乾燥 ... 74
1）シェーグレン症候群 ... 74

2）放射線治療後口腔乾燥 ……………………… 75
　　3）その他の口腔乾燥症（ドライマウス） ……… 75
　4-7　舌の病変 …………………………………………… 76
　　1）地図状舌 ……………………………………… 76
　　2）溝状舌 ………………………………………… 76
　　3）正中菱形舌炎 ………………………………… 76
　　4）黒毛舌 ………………………………………… 76
　　5）舌扁桃肥大 …………………………………… 77
　　6）ハンター舌炎 ………………………………… 77
　　7）プランマー・ビンソン症候群 ……………… 77
　4-8　口唇の病変 ………………………………………… 78
　　1）肉芽腫性口唇炎 ……………………………… 78
　　2）接触性口唇炎 ………………………………… 78
　　3）クインケ浮腫 ………………………………… 78
　4-9　その他の異常 ……………………………………… 79
　　1）フォーダイス斑 ……………………………… 79
復習しよう！ …………………………………………………… 79

chapter 5　炎症　　　　　　　　　　　　　　　　　　80

　5-1　歯槽部の炎症 ……………………………………… 80
　　1）歯肉膿瘍 ……………………………………… 80
　　2）歯槽膿瘍 ……………………………………… 81
　　3）歯冠周囲炎 …………………………………… 81
　　4）ドライソケット ……………………………… 82
　　5）歯槽骨炎 ……………………………………… 83
　5-2　顎骨の炎症 ………………………………………… 83
　　1）顎骨炎 ………………………………………… 83
　　2）放射線性骨壊死と放射線性骨髄炎 ………… 86
　　3）ビスフォスフォネート製剤関連顎骨壊死 … 86
　5-3　顎骨周囲組織の炎症 ……………………………… 88
　　1）頸部リンパ節炎 ……………………………… 88
　　2）口底炎 ………………………………………… 88
　　3）蜂窩織炎 ……………………………………… 88
　　4）上顎洞炎 ……………………………………… 89
　　5）特異性炎 ……………………………………… 90
　　6）菌血症・敗血症 ……………………………… 91

7）歯性病巣感染 92
　復習しよう！ 93

chapter 6　囊胞 94
6-1　囊胞 94
　　1）囊胞の定義 94
　　2）囊胞の症状 94
　　3）囊胞の分類 95
　　4）囊胞の診断 95
6-2　顎骨の囊胞 96
　　1）炎症性囊胞 96
　　2）歯原性囊胞 98
　　3）非歯原性囊胞 101
6-3　軟組織の囊胞 102
　　1）粘液囊胞（粘液貯留囊胞） 102
　　2）その他の囊胞 104
　復習しよう！ 105

chapter 7　腫瘍および腫瘍類似疾患 106
7-1　良性腫瘍 106
　　1）歯原性腫瘍 106
　　2）非歯原性腫瘍 110
7-2　悪性腫瘍 112
　　1）扁平上皮癌（いわゆる口腔癌） 112
7-3　腫瘍類似疾患 116
　復習しよう！ 119

chapter 8　顎関節疾患 120
8-1　顎関節脱臼 120
　　1）顎関節脱臼の定義 120
　　2）顎関節脱臼の分類と症状 120
　　3）顎関節脱臼の原因 121
　　4）顎関節脱臼の治療 121
8-2　顎関節症 123
　　1）顎関節症の定義 123
　　2）顎関節症の分類と症状 123

　　　　3）顎関節症の原因 124
　　　　4）顎関節症の治療 124
　　8-3　顎関節強直症 127
　　　　1）顎関節強直症の定義 127
　　　　2）顎関節強直症の症状 128
　　　　3）顎関節強直症の治療 128
　　　　4）顎関節強直症の治療後の経過 129
　復習しよう！ 129

chapter 9　唾液腺疾患 130
　　9-1　唾液腺と唾液 130
　　　　1）唾液腺の構造・機能 130
　　　　2）唾液の組成と働き 131
　　9-2　唾液腺炎 131
　　　　1）急性唾液腺炎 131
　　　　2）慢性唾液腺炎 132
　　　　3）ウイルス性唾液腺炎 133
　　9-3　唾石症 133
　　9-4　唾液腺腫瘍 135
　　　　1）良性腫瘍 135
　　　　2）悪性腫瘍 136
　　9-5　その他の唾液腺疾患 138
　　　　1）シェーグレン症候群 138
　復習しよう！ 139

chapter 10　神経系疾患 140
　　10-1　三叉神経痛 140
　　10-2　その他の神経痛 142
　　　　1）舌咽神経痛 142
　　10-3　三叉神経麻痺 142
　　10-4　顔面神経麻痺 142
　　10-5　その他の神経麻痺 143
　　　　1）舌咽神経麻痺 143
　　　　2）迷走神経麻痺 143
　　　　3）舌下神経麻痺 143
　　10-6　舌痛症 144

10-7　オーラルジスキネジア　144
　復習しよう！　145

chapter 11　血液疾患　146
11-1　赤血球が原因の疾患　146
　　1）鉄欠乏性貧血　146
　　2）巨赤芽球性貧血　147
　　3）再生不良性貧血　148
11-2　白血球が原因の疾患　148
　　1）白血病　148
　　2）悪性リンパ腫　149
11-3　出血傾向を示す疾患　149
　　1）検査法　150
　　2）血友病A，血友病B　150
　　3）フォン ウィルブランド病　151
　　4）特発性血小板減少性紫斑病　151
　　5）その他　152
　復習しよう！　152

chapter 12　抜歯と口腔外科小手術　153
12-1　抜歯・小手術で注意すべき全身疾患　153
　　1）高血圧症　153
　　2）虚血性心疾患　154
　　3）感染性心内膜炎　155
　　4）糖尿病　155
　　5）血液透析　156
　　6）肝硬変　157
　　7）妊娠　157
12-2　抜歯・小手術で注意すべき服用薬　158
　　1）抗血栓薬　158
　　2）副腎皮質ステロイド薬　158
　　3）ビスフォスフォネート　159
　　4）抗がん薬・分子標的治療薬　160
12-3　抜歯術の基本　160
　　1）抜歯とは　160
　　2）抜歯の適応症と禁忌症　161

3）抜歯のインフォームドコンセント ……………………………………… 161
　　　4）抜歯の準備 ……………………………………………………………… 162
　　　5）抜歯の手順 ……………………………………………………………… 164
　　　6）止血法 …………………………………………………………………… 166
　　　7）抜歯後の留意事項 ……………………………………………………… 166
　　　8）後片付けと針刺し事故 ………………………………………………… 167
　　　9）抜歯窩の治癒過程 ……………………………………………………… 167
　　12-4　抜歯・小手術に伴う偶発症・合併症 ……………………………… 168
　　　1）抜歯後出血 ……………………………………………………………… 168
　　　2）抜歯後疼痛（ドライソケット） ……………………………………… 168
　　　3）抜歯後感染 ……………………………………………………………… 168
　　　4）開口障害 ………………………………………………………………… 169
　　　5）下唇・オトガイ皮膚の知覚麻痺 ……………………………………… 169
　　　6）舌神経障害 ……………………………………………………………… 169
　　　7）皮下気腫 ………………………………………………………………… 169
　　　8）上顎洞穿孔（口腔上顎洞瘻孔） ……………………………………… 170
　　　9）抜去歯の迷入 …………………………………………………………… 170
　　12-5　その他の口腔外科小手術 …………………………………………… 170
　　　1）歯根囊胞の囊胞摘出術と歯根尖切除術 ……………………………… 170
　　　2）囊胞開窓術 ……………………………………………………………… 172
　復習しよう！ ……………………………………………………………………… 173

chapter 13　口腔インプラント治療 …………………………………………… 174

　13-1　口腔インプラント治療の概要 ……………………………………… 174
　　　1）インプラント治療の特徴 ……………………………………………… 174
　　　2）インプラントの基本構造 ……………………………………………… 174
　　　3）インプラントの基本術式 ……………………………………………… 174
　13-2　口腔インプラント手術 ……………………………………………… 176
　　　1）インプラント治療の術前診断 ………………………………………… 176
　　　2）インプラント埋入手術の準備 ………………………………………… 178
　　　3）インプラント埋入手術 ………………………………………………… 178
　　　4）インプラント二次手術 ………………………………………………… 179
　　　5）インプラント関連手術 ………………………………………………… 179
　13-3　口腔インプラント補綴 ……………………………………………… 180
　　　1）印象採得および咬合採得 ……………………………………………… 180
　　　2）上部構造 ………………………………………………………………… 181

13-4　口腔インプラント治療に伴うトラブル　……… 182
　　1）インプラント手術時に発生するトラブル　　182
　　2）オッセオインテグレーション獲得後に発生するトラブル　……… 182
13-5　歯科衛生士としての対応　……… 182
復習しよう！　……… 183

chapter 14　放射線治療と化学療法患者の口腔保健管理　184

14-1　がん治療における支持療法　……… 184
　　1）がん治療　……… 184
　　2）がん治療における支持療法　……… 184
　　3）がん治療における口腔の有害事象　……… 185
14-2　放射線治療患者の口腔管理　……… 185
　　1）放射線治療とは　……… 185
　　2）放射線治療における口腔の有害事象　……… 185
14-3　化学療法患者の口腔管理　……… 186
　　1）がん化学療法の目的　……… 186
　　2）がん化学療法の種類　……… 187
　　3）がん化学療法の口腔有害事象　……… 187
14-4　放射線治療，がん化学療法患者の口腔保健管理　……… 188
　　1）放射線治療，がん化学療法前の管理　……… 188
　　2）放射線治療，がん化学療法中の管理　……… 188
　　3）放射線治療，がん化学療法後の口腔保健管理　……… 189
復習しよう！　……… 189

chapter 15　災害時における歯科衛生士の役割　190

15-1　災害時における健康被害　……… 190
　　1）災害の定義　……… 190
　　2）災害時に発生する健康被害　……… 190
15-2　災害時における医療支援　……… 192
15-3　災害時における歯科医師・歯科衛生士の役割　……… 194
　　1）災害発生期　……… 195
　　2）急性期　……… 195
　　3）亜急性期　……… 195
　　4）慢性期　……… 195
　　5）静穏期　……… 195
復習しよう！　……… 196

Part II 歯科麻酔学

chapter 1 全身状態の評価 ... 198
1-1 バイタルサイン ... 198
1）意識 ... 198
2）呼吸 ... 199
3）脈拍 ... 199
4）血圧 ... 200
5）体温 ... 202
1-2 経皮的動脈血酸素飽和度（SpO_2） ... 202
1-3 臨床検査 ... 203
1）血液検査 ... 204
2）その他の検査 ... 205

復習しよう！ ... 205

chapter 2 歯科麻酔学 ... 206
2-1 局所麻酔 ... 206
1）局所麻酔法 ... 206
2）局所麻酔薬 ... 208
3）血管収縮薬 ... 209
4）局所麻酔に使用する機材 ... 210
2-2 精神鎮静法 ... 212
1）吸入鎮静法 ... 213
2）静脈内鎮静法 ... 214
2-3 全身麻酔 ... 216
1）術前管理 ... 216
2）全身麻酔法 ... 216
3）全身麻酔薬 ... 217
4）術中管理 ... 218
5）術後管理 ... 218
6）日帰り外来全身麻酔 ... 218

復習しよう！ ... 219

chapter 3 歯科治療時の不快事項 ... 220
3-1 神経性ショック ... 220

  3-2　過換気症候群 ……………………………………………………… 221
 復習しよう！ ……………………………………………………………… 222

chapter 4　救急救命処置　223
4-1　一次救命処置　223
  1）一次救命処置とは ……………………………………………… 223
  2）救命の連鎖 ……………………………………………………… 223
  3）BLSのアルゴリズム …………………………………………… 224
  4）BLSの継続 ……………………………………………………… 227
  5）気道異物による窒息 …………………………………………… 227
4-2　二次救命処置　228
  1）二次救命処置を含む心停止アルゴリズム …………………… 228
  2）一次救命処置（BLS） …………………………………………… 228
  3）二次救命処置（ALS） …………………………………………… 229
 復習しよう！ ……………………………………………………………… 232

索引 ……………………………………………………………………………… 233

```
＜執筆分担＞
Part I                           chapter 10 …… 升井一朗
chapter 1 …… 吉増秀實           chapter 11 …… 池邉哲郎
chapter 2 …… 吉増秀實（2-1～2-4） chapter 12 …… 池邉哲郎
              升井一朗（2-5）     chapter 13 …… 城戸寛史
chapter 3 …… 引地尚子           chapter 14 …… 足立了平
chapter 4 …… 伊賀弘起           chapter 15 …… 足立了平
chapter 5 …… 杉山　勝           Part II
chapter 6 …… 山田隆文           chapter 1 …… 谷口省吾
chapter 7 …… 池邉哲郎           chapter 2 …… 冨永晋二
chapter 8 …… 木野孔司           chapter 3 …… 谷口省吾
chapter 9 …… 橋本憲一郎         chapter 4 …… 野上堅太郎
```

Part I
口腔外科学

chapter 1 総論

学習目標
- □口腔外科の診療範囲について説明できる.
- □歯科衛生活動のために口腔外科学・歯科麻酔学を学ぶ重要性について説明できる.
- □歯科衛生過程について説明できる.
- □歯科診断と歯科衛生診断の違いについて説明できる.
- □口腔外科疾患患者に対する口腔外科診療プロセスと歯科衛生過程の関係について概説できる.

はじめに

　近年の歯科医療の高度化・多様化に対応するため，口腔保健に関する高度な知識と技能を備え，また，他の医療職種や介護・福祉職種とも連携して活動できる歯科衛生士の養成が必要となった．そのため，平成22年4月から歯科衛生士教育は3年以上となった．また，平成24年にはこれまで歯科衛生士が予防処置を行う際に「歯科医師の直接の指導の下」とされている現行法の規定を歯科医師との緊密な連携の確保を前提に，「直接の指導までは要しない」と緩和されることが検討されている．これからの歯科衛生士は歯科衛生の専門職として自分の専門領域に関して自ら考え活動を展開できる能力を持つ必要がある．

　歯科衛生士は口腔外科疾患患者の口腔健康管理や口腔外科手術の診療補助に従事するため，口腔外科疾患の診断法や治療法を理解し，治療の流れについて知っておく必要がある．歯科医師の行う診察や検査から得られた内容や，口腔外科疾患の治療計画を理解することは，歯科衛生診断やそれに基づく歯科衛生活動に役立つ．歯科衛生士は口腔外科チーム医療のメンバーとして，担当する患者に対し，歯科衛生のプロフェッショナルとしての立場から，歯科衛生診断を行い，歯科衛生ケアプランを立てていくことが重要である．とくに，周術期の口腔ケアは重要であり，術前の専門的口腔ケアは術後感染のリスクを下げ，入院患者では発熱者を減少させ在院日数を短縮できるとの報告がある．口腔癌のみならず他部位の癌患者の手術前，放射線治療や化学療法実施前の口腔ケアの重要性は広く認識され，保険診療にも「周術期口腔機能管理」という項目が新設された．口腔外科領域では，口腔癌患者はもちろんのこと，歯の移植やインプラント治療においても，術前に徹底した歯科衛生予防処置・歯科衛生指導を実施することにより，良好な結果が期待される．

　また，近年，口腔内科学が注目されている．口腔内科学に関する内容の一部は従来より口腔外科学の中で教育されてきたが，歯科学の進歩により口腔内科学としてまとめられるようになった．平成23年には歯学界の新し

歯科衛生診断
歯科衛生士に治療することが認められている，現在のあるいは発症の可能性のある口腔の健康に関する問題についての判定．

周術期口腔機能管理
癌患者などの周術期(手術前，手術中，手術後を含めた時期)などにおいて，術後の誤嚥性肺炎などの外科手術後の合併症などや放射線治療，化学療法などによる合併症を軽減するために行われる歯科医による口腔機能管理および歯科衛生士による口腔衛生処置などのこと．

い動きとして口腔内科学会が誕生した．口腔内科学会の趣意書によると，口腔内科学は，口腔内科疾患（口腔粘膜疾患，唾液腺疾患，顎関節疾患，口腔心身症，ペインなど）の診断，原因，予防，治療法などの研究，②全身疾患と口腔病変との関連についての研究，③歯科治療時の全身状態の評価と対応についての研究を行うとしている．口腔内科学の知識は，歯科衛生士にとっても歯科衛生活動を行う際に重要であり，口腔内科の対象とする患者には歯科診療や歯科衛生活動に際し，特別な配慮を要する患者も多いため，そのような患者に対する対応法を知っておく必要がある．さらに，災害時の歯科衛生士活動は社会的ニーズもあり，知識を得るだけでなく，実践できるようにしておくことが望ましい．

1-1 口腔外科とはどんな診療を行うか

1）口腔外科は，「口腔を構成し，また口腔に関連する組織・器官の各種疾患のうち，主として観血的手術療法の対象となるものの診断と治療を行う臨床科であり，ほかに口腔粘膜疾患あるいはある病期の顎骨炎症のような薬物療法を主体とする疾患も含められる」と定義される[1]．このうち，口腔粘膜疾患や薬物療法の対象患者などは，口腔内科の範囲にも含まれるものである．

2）口腔外科が取り扱う疾患の部位は，軟組織部は，口唇，頬，硬軟口蓋，舌，口底などであり，硬組織部は上・下顎骨およびそれらに植立する歯，さらに，口腔に関連する器官として顎関節，唾液腺および所属リンパ節などがある．おおむね，上方は上顎洞上壁，下方は鎖骨までであるが，顎顔面外傷や腫瘍の手術では，頬骨・頬骨弓，頭蓋底まで手術範囲が及ぶことがあり，顎口腔の再建手術のために，骨や皮膚，筋肉などを身体の他部位から採取し，顎口腔に移植することも行われる．治療が隣接領域に関わる場合は，耳鼻咽喉科，眼科，脳神経外科，形成外科などと連携して治療が行われる．

3）口腔外科で取り扱う疾患の種類は，歯の疾患（智歯の抜歯，埋伏歯の抜歯など），先天異常（口唇裂・口蓋裂など），発育異常（下顎前突症など），外傷（顎骨骨折，歯の破折・脱臼など），炎症（智歯周囲炎，顎骨骨髄炎など），囊胞性疾患（歯根囊胞，がま腫など），顎関節疾患（顎関節症，顎関節強直症など），口腔粘膜疾患（前癌病変，口内炎，カンジダ症など），良性・悪性腫瘍（舌癌，歯肉癌，エナメル上皮腫，血管腫，線維腫など），神経疾患（顔面神経麻痺，三叉神経痛など），血液疾患（血友病，白血病など），特殊な骨疾患（線維性骨異形成症，大理石病など）などがある．口腔外科で診断をして治療を行う場合も多いが，口腔症状から全身疾患の口腔症状と考えられる場合は，治療を専門科に依頼する．

4）口腔外科手術の種類としては，①抜歯，歯根尖切除術，埋伏歯摘出術などの歯に関する手術，②膿瘍切開，腐骨除去術などの消炎手術，③

口腔外科が取り扱う疾患
口腔外科では，歯の疾患，先天異常，顎変形症，外傷，炎症，囊胞性疾患，顎関節疾患，口腔粘膜疾患，良性・悪性腫瘍，血液疾患，神経疾患などを取り扱う．

嚢胞の開窓術・摘出術，④良性・悪性腫瘍の切除術または摘出術，⑤咬合の回復や変位した骨片の整復のための骨折手術，⑥口唇裂・口蓋裂，舌・口唇小帯異常などの先天異常に対する形成手術，⑦顎変形症に対する形成手術，⑧唾石あるいは外来性異物の除去手術，⑨顎関節脱臼の徒手または観血的整復術，顎関節強直（癒着）症に対する機能回復のための手術，⑩顎顔面の組織欠損に対する再建手術，⑪歯の欠損に対する歯の移植やインプラント手術，などがある．

1-2 歯科衛生活動のために口腔外科学・歯科麻酔学を学ぶ重要性

　口腔外科では，悪性腫瘍の診断を行ったり，口腔病変と全身疾患の関連性を調べる機会が多いので，病気の診断や治療にあたり，慎重に診察し，必要な検査が行われる．また，歯科麻酔科では，手術患者の麻酔のみならず，医科疾患を有し，リスクの高い患者の歯科治療を担当することが多いため，全身状態を適切に評価できることが必要となる．したがって，口腔外科学・歯科麻酔学を学ぶことにより次のようなことに役立つ．

1）口腔癌や粘膜疾患の早期発見に役立つ

　歯科衛生士は，口腔内を見ることが多いため，口腔癌や粘膜疾患を発見する可能性がある．そのために，これらの疾患について，十分な知識を習得し，もし，口腔粘膜の異常を発見したならば，歯科医師に伝えなければならない．米国歯科衛生士会ホームページには口腔癌の相談についての記載があるように，口腔癌や粘膜疾患に対する相談は，これからの歯科衛生士にとって重要な業務と考えられ，歯科衛生士はこれらの疾患についての症状や診断・治療法などを理解し，疑いのある患者に対しては適切に対応できるようにしておくことが必要である．

2）全身疾患の症状が口腔症状としてみられる場合がある

　全身疾患の症状として口腔症状が発現している場合，全身疾患を見つけるのに役立つ．例としては，白血病患者の歯肉出血，AIDS 患者の口腔カンジダ症，毛様白板症，ベーチェット病患者の口腔の再発性アフタ，シェーグレン症候群患者の口腔乾燥などがある．

＊白血病，AIDS，ベーチェット病，シェーグレン症候群では口腔症状がみられる．

3）全身疾患をチェックするのに役立つ

　日本人の高齢化に伴い全身疾患を有する患者さんが増加している．歯科外来患者の中にも循環器疾患（心疾患，高血圧症など）や糖尿病などに罹患している人は多く，とくに，高齢者では，全身疾患を有し，抗凝固剤や降圧剤を服用している人が多く，その中には口腔乾燥，歯肉肥大の副作用を有する薬剤も多い．このような患者は歯科治療や歯科衛生処置を実施する前に，詳しく情報を収集し，対処法を検討したうえで，治療を行わなければならない．

4）薬剤アレルギーの有無をチェックし，適切な対策を立てるのに役立つ

非ステロイド性抗炎症薬によるアスピリン喘息や洗口薬によるアナフィラキシーショックの例が報告されている．アルコールに過敏な人もいる．歯科衛生士が行う薬剤アレルギー予防対策としては，問診票や医療面接で既往歴を確認するとともに，使用される薬剤について事前に本や添付文書，インターネットなどで情報を収集して，薬剤の作用，副作用についてよく理解しておくことが挙げられる．

5）患者さんの心理状態などをチェックするのに役立つ

歯科衛生活動や歯科治療を実施するにあたり，患者さんの協力が非常に重要である．歯科衛生診断や歯科衛生ケアプラン作成の基礎資料とするために，医療面接を通じ，患者さんの生活習慣，食生活，心理状態や家族関係などを把握しておくことが重要である．

1-3 口腔外科診療のプロセス

口腔外科では，次に示すようなプロセスで疾患の診断ならびに治療が行われる．歯科衛生診断の前に一般的な歯科診療，口腔外科診療の道筋を理解しておく必要がある．

初診患者に対しては，健康調査票や問診票を記入後に，医療面接（病歴聴取）を行い，バイタルサインを確認するとともに口腔外および口腔内検査をする．その時点で得られた情報から判断して，診断（初診時臨床診断）を行う．初診時臨床診断に基づき各種検査が行われるが，同じような経過や症状を示す疾患がある場合には，鑑別診断のために必要な診察や検査が行われる．以上の内容を総合的に判断し，確定診断が行われる．その後，治療方針を決定し，治療を実施する（図1-1）．

1-4 歯科衛生過程

歯科衛生過程は歯科衛生ケアプロセス（dental hygiene process of care）とも呼ばれる．歯科衛生士が歯科衛生活動を進めるにあたり基盤となるもので，歯科衛生活動の目的遂行のための歯科衛生活動上の問題解決のアプローチの道筋をいう．また，「計画的，論理的な行動で，歯科衛生士によって体系的に行われる過程（プロセス）であり，現在の対象者に影響を与えている因子を明らかにし，対処するための一連の行動である」と説明されている[2]．

歯科衛生過程は以下に示す5つの主要な要素からなる[3,4]．

1）事前評価（assessment）：情報収集とアセスメント

対象者の有する問題，ニーズ，理解力，実行力などを確認するために体系的にデータを収集し，データを整理して分析する．

* 事前評価，歯科衛生診断，歯科衛生ケアプランの作成，歯科衛生活動の実践，事後評価の5つからなる．

Part I 口腔外科学

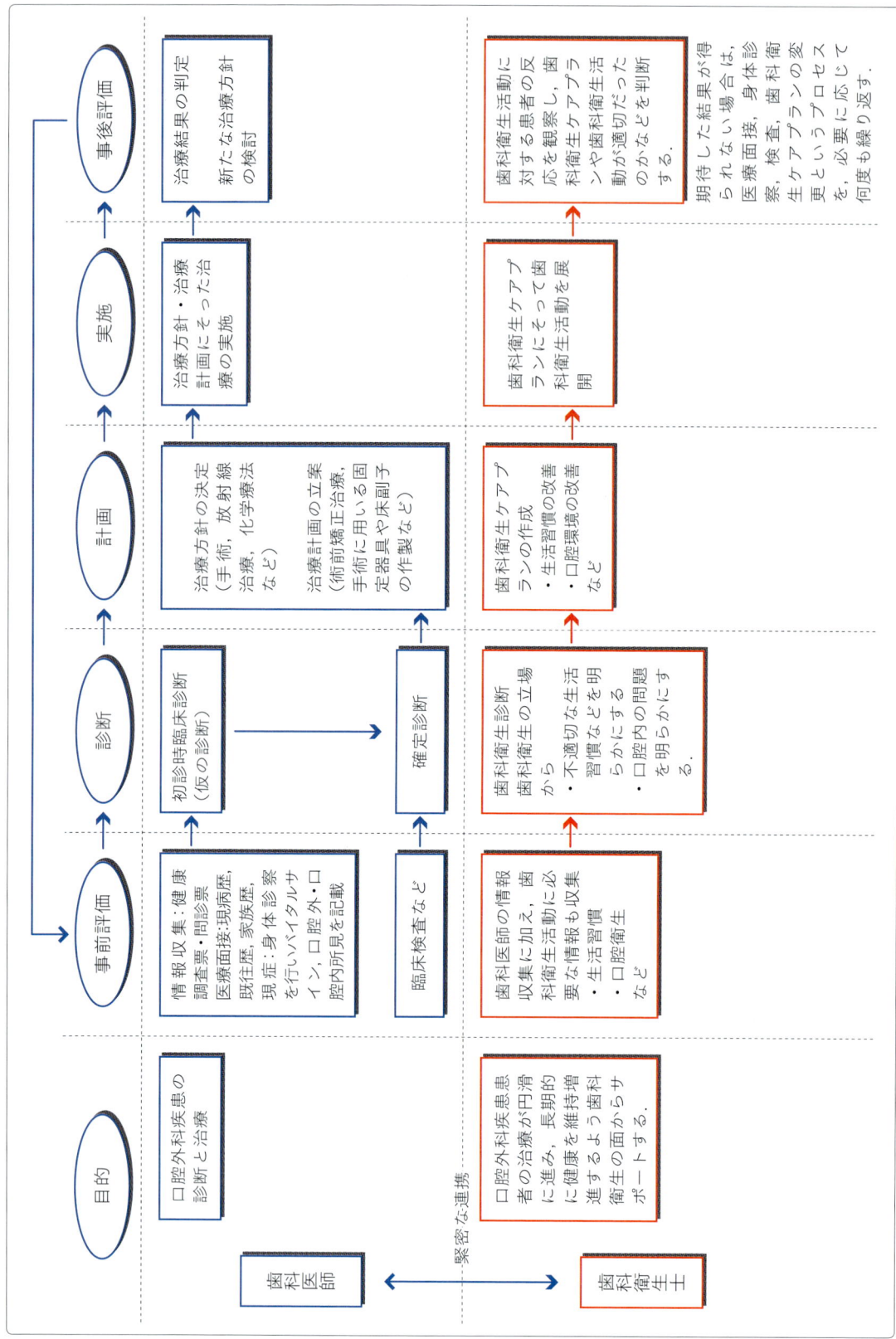

図1-1 口腔外科患者に対する歯科医師の診療プロセスと歯科衛生過程

2）歯科衛生診断（dental hygiene diagnosis）

歯科衛生士が関わることにより改善できる対象者の口腔保健の問題を明らかにする．

3）歯科衛生ケアプランの作成（planning）：口腔保健活動の目標設定，口腔保健活動計画

対象者を最適の口腔の健康に近づける目標を決定し，目標達成のための歯科衛生活動内容を作成する．

4）歯科衛生活動の実践（implementation）

歯科衛生ケアプランの実施

5）事後評価（evaluation）

対象者が歯科衛生ケアプランにより具体的に挙げられた目標をどの程度達成したかを評価する．

1-5 歯科診断と歯科衛生診断

1）「診断」という用語について

「診断 diagnosis」とは，「医師が，患者のもっている異常状態を正確にとらえ，これによって適切な処置を下すための根拠を得ること[5]」，あるいは，「愁訴を有する患者の異常状態を，既往歴，現病歴，現症（全身的，局所的）および検査成績などから正確に把握し，学識経験にもとづいて，病的状態を総合的に判断し，適切な処置を下すための根拠を得て，この判断により最良の治療および処置法を選択し，これを遂行することによって，予後を推定する過程のことである．ここで意味する異常とは人が人として生活するうえで肉体的および精神的に不利な状態と解釈される[6]」と説明されている．また，「内科診断学」では，「内科における診断とは，通常①病歴をとる，②現症の観察，③臨床検査，④鑑別診断の過程をとって行われる．すなわち，まず患者の病歴を詳細に聞き取り，診察し，必要な諸検査を実施し，これらの結果を総合判断し，考えられるいくつかの疾患の中から，もっとも妥当と思われるものを選び出すのである[7]」と述べられている．

このように従来は医師・歯科医師のみが「診断」を行うとされていたが，近年，医師・医師・歯科医師以外でも「診断」の用語を使うようになった．

たとえば，看護領域においては「看護診断 nursing diagnosis」という用語があり，「看護過程の最初の一段階．患者のあらゆる側面の情報を看護師自身の観察や患者の訴えから集め，さらに医療チームメンバーからの情報を加え，整理分析し，患者の問題点を明らかにすることであり，この診断を基礎として看護が展開される」と定義されている[5]．また，歯科衛生士の領域においても，「歯科衛生診断：dental hygiene diagnosis」という用語

*「診断」には医師・歯科医師が行う診断だけでなく，看護師が行う「看護診断」や歯科衛生士が行う「歯科衛生診断」がある．

がある．これは歯科衛生士の判断および意思決定能力を表現する適切な用語として，米国のミラーが1982年に提唱したとされ，「歯科衛生士が教育，資格において対応可能な実在または潜在的な口腔健康上の問題，保健行動を明らかにすること[2]」を意味している．歯科衛生診断は看護診断をモデルにしてできたとされている．看護診断の記述にならうならば，「歯科衛生診断は歯科衛生過程の中の一つのステップであり，患者のあらゆる側面の情報を歯科衛生士自身の観察や患者の訴えから集め，さらに医療チームメンバーからの情報を加え，整理分析し，患者の問題点を明らかにすることであり，この診断を基礎として歯科衛生活動が展開される」とまとめられる．以上のような経緯により，現在では「診断」という用語は，「各専門職がそれぞれの職域で行う，専門活動を展開するための基礎となるもの」として使用されるようになったと考えられる．

2）歯科衛生診断と歯科診断の違い

歯科衛生士の行う「歯科衛生診断」と歯科医師の行う「歯科診断」の違いは，Darby & Walsh[4]によると以下のようになる．

歯科衛生診断は，
(1) 不適切な生活習慣などを明らかにする．
(2) 歯科衛生活動を行うために必要な全身および口腔の状態を把握し，問題を明らかにする．
(3) しばしば対象者の口の状態に関して，対象者の認識，考え，態度および動機づけなどを扱う．
(4) 対象者の反応や行動の変化により変わる．

歯科診断は，
(1) 特定の口腔疾患を見いだす．
(2) 歯科治療を行うために，全身および口腔の状態を把握し，問題を明らかにする．
(3) しばしば病態生理学的な変化を扱う．
(4) 疾患が存在する限り，診断内容は変わらない．

このように，両方の「診断」は，各々の専門家の業務範囲に関連しており，その目的を異にする．

* 歯科衛生診断と歯科診断は目的が異なる．

1-6 口腔外科疾患患者に対するチーム医療としての口腔外科診療プロセスと歯科衛生過程の関係

口腔外科疾患患者に対するチーム医療としての口腔外科診療プロセスと歯科衛生過程の関係をまとめると以下のようになる．

1）事前評価

情報収集(information collection)：健康調査票・問診票を利用するととも

に医療面接や身体診察(バイタルサイン，口腔外アセスメント，口腔内アセスメント)を通して，口腔外科診療や歯科衛生活動に必要な情報を得る．医療面接は，患者との対話の中から必要な情報を引き出すとともに，歯科医療従事者と患者という人間関係を築き，その後の治療への協力や患者教育のために役立てる．

【口腔外科医の情報収集の主な内容】

患者基本情報としては，年齢，性別，出生地，居住地を確認する．疾患により好発年齢の違いや性差のみられるものがあり，また，ある地域に多い疾患などがある．たとえば，口腔癌の好発年齢は40〜70歳，唇裂・唇顎口蓋裂は男性に多く，口蓋裂は女性に多い，成人T細胞白血病・リンパ腫は西南日本に多いといわれている．

主訴は患者が病院や診療所を受診するに至った主要な訴えをいう．「歯が痛い」「顎が腫れた」「口が開かなくなった」などと表現される．

現病歴は，主訴となった問題が始まった時期，そのときの状態，その後の経過をいう．口腔外科的診断のために非常に重要である．たとえば「開口障害」が主訴の場合，20歳前後の患者であれば智歯周囲炎や顎関節症が原因として考えられる．智歯部の痛みや腫れがみられたり，以前にあった場合は前者の可能性が高く，炎症症状はなく，以前からカクンというような顎関節雑音があり，ある朝急に口が開かなくなったのであれば，顎関節症の可能性が高くなる．このように疾患のしぼり込みには有用である．

既往歴は，患者の罹患した疾患のことであり，すでに治癒したもの，継続して治療を受けているものなどある．口腔疾患と関連の深いものについては，詳しく尋ね記録しておく必要がある．

家族歴は，家族の病状であり，遺伝性疾患，感染症，悪性腫瘍などに注意を払う．

＜身体診察＞

医療面接で得られた情報に基づいて，頭に思い浮かべた疾患の一つひとつを確認または除外するのに有用と考えられる体の部分について身体観察を行う．

＜全身の観察，局所の観察＞

口腔外(顔面，頸部)，口腔内(歯，歯周組織，口腔粘膜，唾液腺，顎骨)などについて診察する．

【歯科衛生活動に必要な情報の確認】

歯科衛生ケアプランの作成のためには，患者自身によるセルフケアも重要となるため，口腔外科医の収集した情報以外にも歯科衛生士独自の情報収集が必要となる．

たとえば，社会的情報としては，生活背景(家族歴，職業，生活習慣など)を確認する．生活習慣では，食生活，嗜好品(喫煙・飲酒など)，睡眠や運動，口腔衛生についての情報を得る必要がある．小児の場合は発達の状態，成

* 口腔外科診療プロセスと歯科衛生過程は，ステップは類似しているが，専門性の違いにより目的や内容は異なる．

人では社会的役割も歯科衛生診断やケアプラン作成にあたり有用な情報となる．

心理的情報としては，治療に対する不安や恐れを確認すること，口腔外科手術後の口腔の状況についての理解，セルフケアに対する認識などがある．また，身体診察では，利き手や手の動きに制限がないか，開口度，口臭，口腔粘膜の乾燥状態，歯列・咬合状態，瘻孔や被裂の有無，歯垢や舌苔の状態などを観察し，必要に応じプラークコントロールレコードや歯周ポケット検査などを行う．

2）診断

【口腔外科医による診断】

口腔外科医は，得られた情報を整理し，分析して初診時臨床診断を行う．その後，病態を確認または精査するのに有用と考えられる必要な検査を行う．検査の種類としては，画像診断(エックス線検査，CT検査，MRI検査，超音波検査など)，一般血液検査，生化学検査，尿検査，細菌検査，病理検査，生理検査，唾液検査，口臭検査などがある．検査結果が得られた後に，臨床症状や経過など臨床所見と合わせて，確定診断を行う．

【歯科衛生診断】

口腔外科医は口腔外科疾患を明らかにして，治療計画を立てることが主たる業務であるが，歯科衛生士は，口腔外科疾患を有する患者に対し，口腔環境をより良い状態に改善することにより，口腔外科治療が円滑に進み，治療結果がより良くなるよう歯科衛生の手段でもって支援することが業務となる．そのため，歯科衛生士は口腔外科医が得た情報に加え，歯科衛生士が得た情報を整理して分析し，患者の歯科衛生上の問題を明らかにすることが歯科衛生診断となる．

＊歯科衛生士は歯科医師が得た情報と歯科衛生士が得た情報を整理して，患者の歯科衛生上の問題を明らかにする必要がある．

3）口腔外科医による治療方針の決定と歯科衛生ケアプランの作成

口腔外科医は，確定診断に基づき治療方針を立てる．歯科衛生士は口腔外科治療の開始前に，術前処置や術前指導を行う必要があり，術前から術後にわたる長期的な歯科衛生ケアプランを作成する．ケアプラン案を作成後に主治医とケアプランの内容および実施計画について検討し，最終的なプランを作成する．

歯科衛生士による口腔外科手術患者の術前処置・指導の目的(例)は**表1-1**のようになる．

4）口腔外科治療の実施，歯科衛生活動の実践

口腔外科医は，治療方針にそって治療を実施する．歯科衛生士は，歯科衛生ケアプランにそって歯科衛生活動を展開する．

手術患者は，病気や治療に対し，気がかりであり，恐怖感があったり，

表1-1　歯科衛生士による口腔外科手術患者の術前処置・指導の目的(例)

1) 口腔内の細菌数を減らす.
2) 歯肉の炎症を抑え,組織を改善する.
3) 歯石除去を除去し手術中に組織内に迷入して感染の原因になるのを予防する.
4) 口腔清掃指導(術前,手術直後,術後)
5) 食事指導(食事の形状,摂取方法など)
　＊看護師や管理栄養士が関わる場合もある.
6) 術前説明(主治医による説明の補足として歯科衛生の立場から説明する)
7) 術後口腔の状態に対応した口腔ケアの説明

我慢できない気持ちやあきらめの感情もあることも予想される.また,落胆したり,ときに憤慨していることもある.したがって,手術患者に接するにあたっては,患者の気持ちを理解するとともに,チーム医療のメンバーとして,患者の精神面のケアにも関わっていく必要がある.

＊歯科衛生士はチーム医療のメンバーとして,患者の精神面のケアにも関わっていく必要がある.

5) 事後評価(evaluation)

口腔外科医は,治療後の経過をみるとともに,経過によっては追加治療の必要性を検討する.歯科衛生士は,歯科衛生活動を実行し,それに対する患者の反応を観察することで,歯科衛生ケアプランやそれに基づいて行われた歯科衛生活動が適切だったのかなどを判断する.

期待した結果が得られない場合は,口腔外科医は,医療面接,身体診察,検査,治療選択というプロセスを,歯科衛生士はアセスメント,歯科衛生診断,歯科衛生ケアプランの変更,実施,事後評価というプロセスを繰り返し,それぞれの目的達成のために努力していく必要がある.

参考文献

1) 塩田重利,富田喜内(監修).最新口腔外科 第4版.東京:医歯薬出版.1999.
2) 下野正基(監修).歯科衛生ケアプロセス.東京:医歯薬出版,2007.
3) Mueller-Joseph L, Petersen M.Dental hygiene process: diagnosis and care planning, Delmar, USA, 1995.
4) Darby ML, Walsh, MM.Dental Hygiene Theory and Practice, 2nd ed. ,Saunders, St. Louis, 2003.
5) 看護学大辞典 第四版.東京:メヂカルフレンド社,1994.
6) 下里常弘,藍　稔,長坂信夫,船越正也(監修).口腔診断学.東京:デンタルダイヤモンド社,1992.
7) 武内重五郎.内科診断学.東京:南江堂,1976.
8) Wilkins EM. Clinical practice of the dental hygienist, 9th ed., Lippincott Williams & Wilkins, Philadelphia, 2003.
9) 福井次矢,奈良信雄(編).内科診断学.東京:医学書院,2003.
10) 佐藤陽子,齋藤　淳.歯科衛生臨床のスタンダード〜歯科衛生ケアプロセスに基づいたアプローチ〜.歯科衛生士,29(9):23-39, 2005.
11) 渡邉麻理.ケアプランニングのための情報収集と分析〜患者の個別性を読み解こう〜.歯科衛生士,30(10):25-35, 2006.

chapter 2　先天異常と発育異常

学習目標
- □代表的な歯の異常について説明できる．
- □口唇裂・口蓋裂の原因，病態と治療の流れについて説明できる．
- □チーム医療における歯科衛生士の役割を説明できる．
- □顎変形症の症状を説明できる．
- □顎変形症の治療の概要を説明できる．
- □周術期の歯科衛生過程を概説できる．

2-1　歯の異常

歯の異常には，歯の形態，数，位置，咬合，萌出の異常および形成不全がある．

1）歯の形態異常

歯の大きさが他の歯より異常に大きいものを巨大歯（図2-1）という．歯の大きさが正常な歯よりも異常に小さいものを矮小歯という．矮小歯は上顎側切歯あるいは正中歯に，また，智歯や大臼歯の過剰歯などにみられることが多い．エックス線写真で歯の内部に小さな歯が入っているように見えるものを歯内歯という（図2-2）．2本の歯が歯根のセメント質が結合したものを癒着歯，象牙質とセメント質が結合したものを癒合歯という（図2-3）．

また，特定の全身疾患と関連したものとしては，先天梅毒のハッチンソン（Hutchinson）の歯があり，永久歯の上顎中切歯の切端部に半月状の凹みを有し，樽状の形をしている．先行乳歯の根尖性歯周炎など局所の炎症によるターナー（Turner）の歯がある（図2-4）．歯根の異常には，長根歯，短根歯，湾曲歯根，歯根離開などがある．

＊歯の形態異常には，巨大歯，矮小歯，歯内歯，癒着歯，癒合歯などがある．

＊先天梅毒のハッチンソンの歯，先行乳歯の根尖性歯周炎などによるターナーの歯がある．

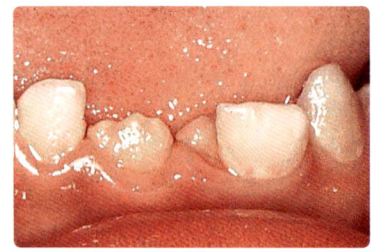

図2-1　巨大歯

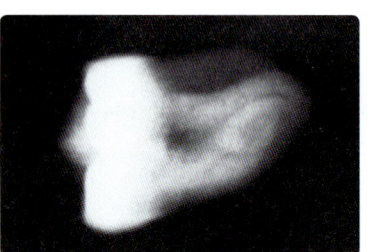

図2-2　歯内歯

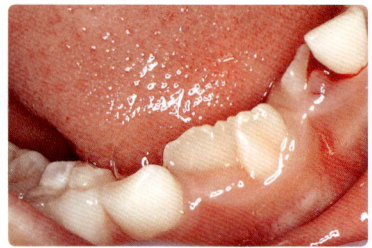

図2-3　癒合歯（東京医科歯科大学大学院・三輪全三先生の提供による）

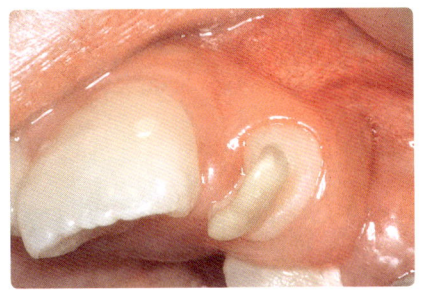

図2-4 ターナーの歯（東京医科歯科大学大学院・三輪全三先生の提供による）

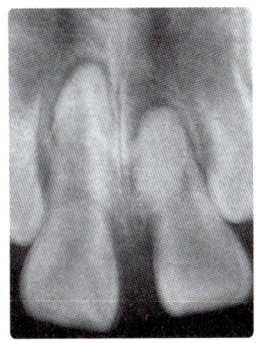

図2-5 上顎正中過剰埋伏歯

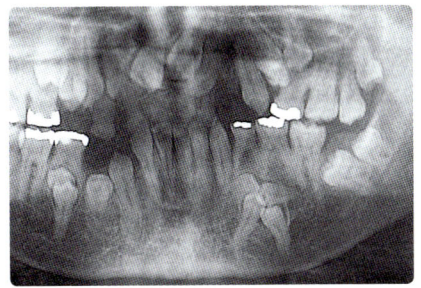

図2-6 鎖骨頭蓋異骨症にみられた多数の過剰埋伏歯

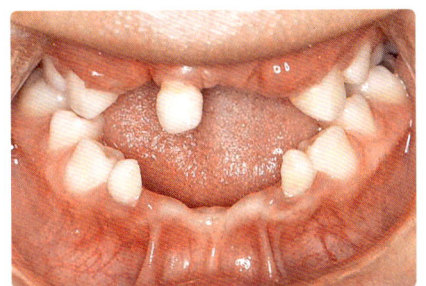

図2-7 エリス・ヴァンクレベルト症候群の部分性無歯症

2）歯数の異常

（1）過剰歯

歯の数が多いものであり，乳歯ではまれで，永久歯に多くみられる．上顎切歯部がもっとも多く（図2-5），ついで上顎大臼歯部，下顎小臼歯部，下顎大臼歯および下顎切歯の順である．犬歯は非常にまれである．鎖骨頭蓋異骨症では多数の過剰埋伏歯が認められる（図2-6）．過剰歯は，歯列不正，咬合異常，審美障害の原因になることがある．

（2）欠如歯

歯の数が少ないものである．歯の欠如は，乳歯では上下顎乳切歯に多い．永久歯では智歯の欠如がもっとも多く，上下顎第二小臼歯，上顎側切歯，下顎中・側切歯に多い．無歯症（全部性，部分性）は先天的に全部もしくは広範囲の歯が欠如しているものをいい，外胚葉異形成症に伴って生じるものが多い．エリス・ヴァンクレベルト（Ellis-van Creveld）症候群では無歯症がみられる（図2-7）．

3）歯の萌出の異常

早期萌出のものとしては，先天歯がある．これは出生時に萌出している歯で，下顎乳中切歯部に多い．先天歯が原因で舌小帯部に潰瘍や肉芽組織形成される疾患をリガ・フェーデ（Riga-Fede）病という．

*歯数の異常には，過剰歯と欠如歯がある．鎖骨頭蓋異骨症では多数の過剰埋伏歯が認められる．外胚葉異形成症には無歯症がみられる．

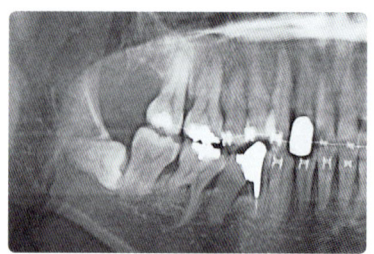
図2-8　右下顎埋伏智歯

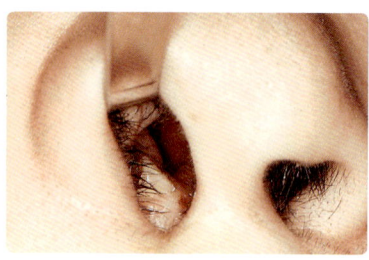
図2-9　歯鼻腔内への歯の萌出

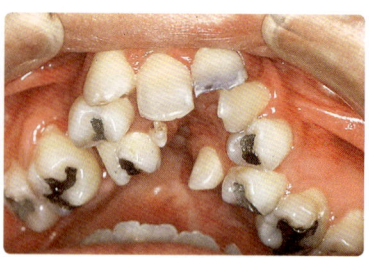
図2-10　左側唇顎口蓋裂にみられた歯の位置異常（転位，捻転，傾斜，叢生）

晩期萌出は，萌出時期が著しく遅れるもので，全身の発育障害やカルシウム代謝障害を起こす疾患，たとえば，くる病，先天梅毒，ビタミンAおよびD欠乏，甲状腺および副甲状腺の機能低下，ダウン（Down）症，鎖骨頭蓋異骨症などによるものがある．

4）歯の埋伏

一定の時期が過ぎても歯冠が露出せず，口腔粘膜下または顎骨内にある状態で，下顎智歯の埋伏がもっとも多く（図2-8），次いで上顎智歯，犬歯にみられる．鎖骨頭蓋異骨症では多数の永久歯の埋伏がみられる（図2-6）．

5）歯の位置の異常

歯の位置の異常には，転位，捻転，傾斜，逆生，正中離開，叢生などがある．転位とは，歯列弓の一定の位置からはずれて萌出した状態で，歯の喪失や歯槽弓と歯冠幅径の不調和などにより生じる．捻転とは，歯の長軸を中心とする歯の回転で，上顎中切歯に多い．傾斜とは，歯の近遠心軸をあるいは唇（頰）軸を中心とする回転で，上顎前突の場合は，上顎中切歯の唇側傾斜，下顎前突の場合は下顎中切歯の舌側傾斜がみられる．逆生は，歯冠が萌出方向とまったく逆の方向へ向かっているもので，上顎の歯が鼻腔または上顎洞内に萌出している場合がある（図2-9）．正中離開とは，両中切歯の間に空隙を生じているもので，上顎にみられることが多い．叢生は，複数の歯が歯列弓内で，ジグザグ状配列をきたしたものをいう．一般に前歯部に多い．口唇裂・口蓋裂患者では転位，捻転，傾斜，叢生がしばしばみられる（図2-10）．

＊歯の位置異常には，転位，捻転，傾斜，逆生，正中離開，叢生などがある．

6）歯の形成不全

歯の形成不全は歯胚になんらかの障害的因子が作用した結果生ずるもので，形成不全歯は肉眼的あるいは組織学的に種々の異常を呈する．変化が軽度なときには歯の外形に異常がなく，エナメル質に白斑がみられるにすぎないが（図2-11），変化が強くなるに従って表面に凹窩，溝，不規則な

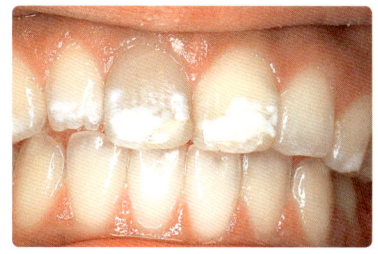
図2-11 形成不全（東京医科歯科大学大学院・三輪全三先生の提供による）

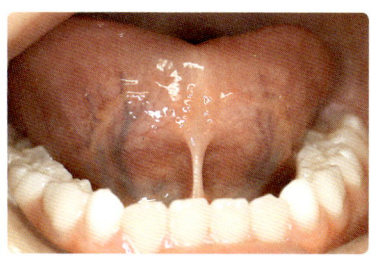
図2-12 舌小帯短縮症

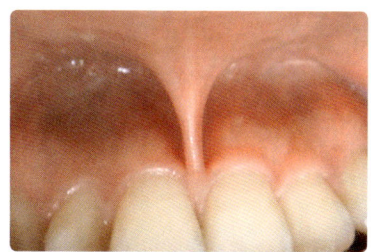
図2-13 上唇小帯付着異常

欠損を生じ，高度のときは歯冠の外形の著しい変形をきたす．歯根形成期の障害によっては，歯根の種々な程度の形成不全を生じる．局所的な炎症による形成不全であるターナーの歯（図2-4），先天梅毒におけるハッチンソンの歯，フッ素による斑状歯（エナメル質の表面に白濁した不透明の斑点やシマ状の模様），テトラサイクリン系抗生物質の長期投与による着色を伴うエナメル質の形成不全などがある．

2-2 口腔軟組織の異常

1）小帯異常

（1）舌小帯短縮症（舌強直症，舌癒着症）

舌小帯が短いもので，舌尖を前方に突き出したり，挙上したりできないものや前方に突出あるいは挙上しようとすると，舌尖部が陥凹し，舌がハート型を呈するものがある（図2-12）．

重度なものは生後すぐに哺乳障害を生じる．舌尖の挙上不全による構音障害（サ行，タ行の障害）がみられる．また，舌運動が不良なために不正咬合の原因になる場合があるといわれている．治療は哺乳障害の原因と考えられる場合は出生後すぐに，構音障害の原因となる場合は4，5歳頃に，舌小帯伸展術を行う．歯列不正の原因と考えられるものでは，歯科矯正治療開始前に手術を行う．

（2）上唇小帯異常（上唇小帯付着異常，上唇小帯肥大，上唇小帯過短症）

上唇小帯の付着位置の異常や太さ長さの異常いう（図2-13）．歯槽頂部に付着しているものは，両側上顎歯中切歯の間に隙間ができる正中離開の原因となる．また，中切歯の歯磨きが不十分になったり，歯磨き時に小帯が裂けることがある．治療は，V-Y法による小帯の切離移動術を行う．

（3）頰小帯異常

頰小帯の数，付着位置，太さや長さの異常のみられるものをいう（図2-14）．歯列不正の原因になる場合や，義歯不安定の原因になる場合には，小帯の切離移動術を行う．

＊小帯異常には，舌小帯短縮症，上唇小帯異常，下唇小帯異常頰小帯異常がある．

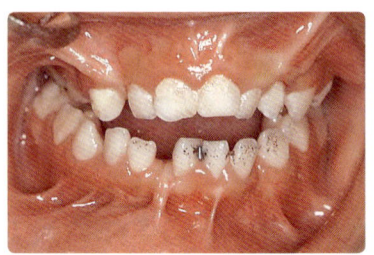 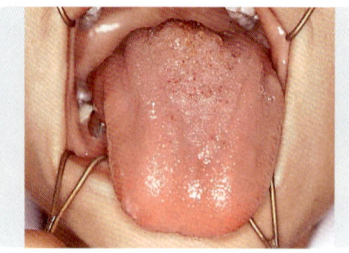 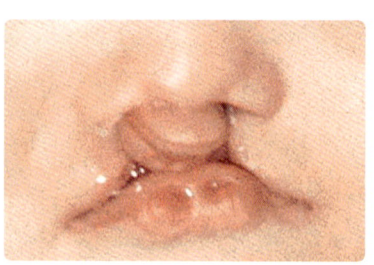

図2-14 頬小帯付着異常　　図2-15 リンパ管腫による巨舌症　　図2-16 右唇顎口蓋裂と先天性下唇瘻

2）舌の先天異常

（1）無舌症
舌の原基の形成障害により舌が形成されないもので，きわめてまれである．

（2）小舌症
舌体部を形成する原基の発育障害により生じ，きわめてまれである．

（3）巨舌症
舌が著しく大きいものをいう．原因としては，筋線維の肥大，リンパ管腫，Down症，巨人症，先端肥大症，血管腫・リンパ管腫・神経線維腫などの腫瘍に伴うものなどがある（図2-15）．症状としては，舌が大きくて歯を圧迫するため舌縁には歯の圧痕がみられる．また，歯列が拡大して反対咬合，交叉咬合や，開咬などの咬合異常を生じる．治療は，筋性のものについては，舌縮小術を行う．腫瘍性のものは，切除や凍結療法（血管腫，リンパ管腫），梱包療法（血管腫）を行い，その後も舌が大きければ舌縮小術を行う．

（4）舌裂・分葉舌
舌裂は舌尖正中部が矢状方向に破裂しているもので，下顎正中裂に合併していることが多い．分葉舌は舌が分葉状を呈しているものでOFD症候群（口腔・顔面・指趾症候群，oro-facial digital syndrome）の症例に認められる．原因は，胎生期の外側舌結節の癒合不全によると考えられている．治療は，形成手術を行う．

（5）溝状舌
舌背表面に多数の前後方向に走る溝がみられるもの．治療は不要だが，溝の中が不潔になり炎症症状や口臭の原因となる場合は，柔らかい歯ブラシや舌ブラシで汚れを取り清潔につとめる．

3）口唇の先天異常

（1）先天性口唇瘻
先天性下唇瘻は，通常，赤唇に左右対称性に2個の瘻孔を認め，粘液の

*舌の先天異常には，無舌小，小舌症，舌裂，溝状舌がある．

流出をみるものが多い．胎生期にこの部位に生じる横溝の残存と考えられている（図2-16）．両側唇顎口蓋裂に伴うものが多い．上唇瘻は正中付近に生じ，内側鼻隆起と上顎隆起の癒合不全をきたす．口角瘻は，胎生期の上顎隆起と下顎隆起の癒合過程で生じたものと考えられている．上唇瘻，口角瘻はきわめてまれである．治療は，いずれも治療は摘出術を行う．

(2) 二重唇

先天的に口唇赤唇部が二重になってみえるものをいう．新生児やAsher症候群（甲状腺肥大，眼瞼皮膚弛緩，口唇粘膜過形成）などでみられる．

(3) 巨唇症（巨大唇，大唇症，巨口唇症，大口唇症）

異常に肥大した口唇をいう．多くは血管種，リンパ管腫などの腫瘍によるものであり，口唇の発育異常により口唇の肥厚を示すものはきわめてまれである．肉芽腫性口唇炎，血管性浮腫（Quinke浮腫）でもみられる．

2-3 口唇裂・口蓋裂

【定義】口唇または口蓋，あるいは口唇と口蓋の両方に披裂のある先天異常と定義される．

【原因】単一遺伝子疾患による口唇裂・口蓋裂も存在するとの報告があるが，大半は多数の遺伝要因と多数の環境要因の相互作用により，その因子が一定の値（閾値）を超えたときに口唇裂・口蓋裂が発現すると考えられている．発症率を上げる環境要因としては，母体の喫煙があり，動物モデルではビタミンAの誘導体であるレチノイン酸の大量摂取がある．また，ビタミンB_6や亜鉛の欠乏がリスクを上げるとの報告がある．

【頻度】口唇裂・口蓋裂は口腔・顎・顔面の先天異常のなかでもっとも頻度の高いものであり，本邦では，全出産数の約0.2％にみられる．

【発生】顔面の発生は，胎生4週末に出現する顔面隆起により生じ，主に胎生第5週から第8週までの間に起こる．口蓋の発生は，一次口蓋と二次口蓋の2つの原基から発生し，第5週末から始まり第12週頃に完了する．この時期に何らかの異常があると口唇裂・口蓋裂を生じる．口唇裂は，上顎隆起と内側鼻隆起との癒合不全により，口蓋裂は，外側口蓋突起の癒合不全のために生じる．一次口蓋の披裂（切歯孔より前方部の披裂）は顎裂（歯槽裂）と呼ばれ，それより後方の二次口蓋の披裂は口蓋裂と呼ばれる．顎裂は上顎隆起と顎間部の間葉の発生異常により形成され，口蓋裂は外側口蓋突起の内方移動および癒合を妨げる発育異常のため生じる．

【分類】口唇裂・口蓋裂は，唇（顎）裂，口蓋裂，唇顎口蓋裂に分類される．唇裂は口唇裂とも呼ばれ，両側性と片側性があり，片側性のものでは左側が右側より多い（図2-17のa, b）．完全裂と不全裂があり，唇（顎）裂では，上方では鼻腔底まで，後方は切歯孔まで披裂があるものを完全裂といい，口蓋裂は切歯孔から口蓋垂まで披裂があるものを完全裂という（図2-17のc）．

【症状】口唇裂では，審美的障害がみられ，口蓋裂では哺乳障害，構音障

＊口唇裂・口蓋裂は本邦では，全出産数の約0.2％にみられる．

Part I 口腔外科学

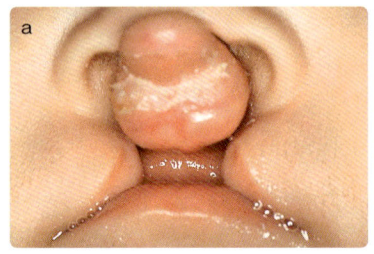
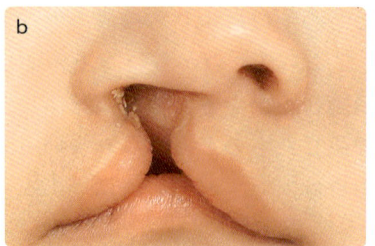
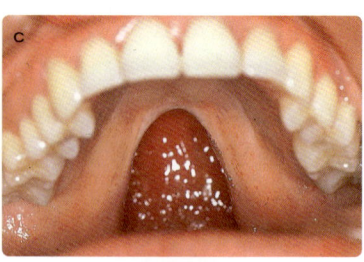
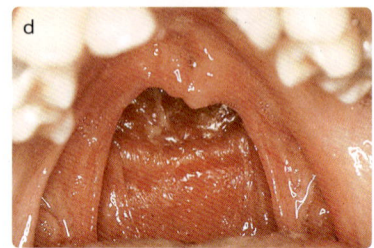

図2-17 口唇裂・口蓋裂
a：両側唇顎口蓋裂．
b：左側唇顎口蓋裂．
c：口蓋裂．
d：パッサーバン隆起．

害，顎発育障害，滲出性中耳炎を合併するものが多い．顎裂部では歯の欠損や過剰歯，歯の形態異常，位置異常，萌出方向の異常があり，歯列不正，咬合異常が認められる．口蓋裂患者の発声時にはしばしば咽頭後壁にパッサーバン隆起(ridge of Passavant)がみられる(図2-17のd)．この隆起は鼻咽腔閉鎖機能不全を補う代償運動と考えられている．

【診断】視診により披裂を確認できるため，診断は容易である．先天性鼻咽腔閉鎖不全症や粘膜下口蓋裂は視診のみでは診断困難であり，スピーチの評価とともに，視診による顎顔面，口蓋部の観察，ブローイング検査，鼻咽腔ファーバースコピー，エックス線検査などを行う．

【治療】口唇裂・口蓋裂患者は，多くの医科的・歯科的問題を有するので，出生直後から成人に至るまで適切な治療スケジュールにそって治療を行う必要がある(図2-18，表2-1)．そのために，口腔外科，矯正歯科，形成外科，耳鼻咽喉科，などの医師・歯科医師，言語聴覚士，看護師，歯科衛生士のからなるチームアプローチが必要である(図2-18)．

小児：小児科医
耳鼻：耳鼻咽喉科医
看：看護師
口：口腔外科医
形：形成外科医
言：言語聴覚士，
矯：矯正歯科医
補：歯科補綴医
イ：インプラント担当歯科医
DH：歯科衛生士

図2-18 口唇裂・口蓋裂の治療スケジュールとチーム医療での歯科衛生士の役割

表 2-1　口唇裂・口蓋裂に関連する障害

障害の種類	症状・障害の内容
哺乳障害	
スピーチの障害	鼻咽腔閉鎖機能不全による開鼻声 構音障害(声門破裂音，口蓋化構音，側音化構音，咽頭摩擦音，咽頭破裂音，鼻腔構音) 省略，置換，歪み，弱音化，鼻音化
歯の異常	歯の数，位置および萌出の異常，エナメル質の形成不全
咬合異常	上顎歯列の狭窄，歯列不正，前歯部の反対咬合，臼歯部の交叉咬合
顎発育障害	上顎骨の発育不全による相対的下顎前突(見かけ上の下顎前突症)成長に伴い増齢的に著明になる
歯・歯周組織の障害	う蝕，歯周疾患に罹患しやすい
精神発達・心理面での障害	審美的問題や機能的問題，障害の受容，家族・友人たちとの関係などに帰因すると考えられる
耳の異常	滲出性中耳炎，難聴など
全身的な先天異常の合併	口腔内：舌強直症，下唇瘻，癒合歯など 中枢神経系：精神発達遅滞，てんかん 循環器系：VSD(心室中隔欠損症)，Fallot 四徴症(肺動脈狭窄，高位心室中隔欠損，大動脈の右方転位，右心室肥大) 染色体異常：Down 症候群 Down's syndrome ヘルニア：臍ヘルニア，鼠径ヘルニア　　　骨格系：肋骨異常 四肢：内反足 clubfoot，多指症，合指症，乏指症　　耳：小耳症，副耳

（1）術前の口腔管理

＜術前顎矯正治療＞

　生直後には，口蓋裂のために口腔と鼻腔とつながっているために哺乳障害がある．また，被裂により分かれた上顎は変形している．そのため，生後すぐに上顎にプレートを装着するのが望ましい．代表的なプレートには，ホッツ(Hotz)床がある(図 2-19)．これは，スイスの矯正歯科医 M.Hotz らが始めたものである．Hotz 床による顎矯正法(術前顎矯正 presurgical orthopedics)は，分かれている上顎骨に矯正力を加えることなく，床の内部を削合して顎の成長発育により上顎骨の誘導を行うものであり，それにより歯槽弓形態の改善を得る．Hotz 床により披裂の閉鎖を行い，嚥下時に舌の位置が異常になるのを防ぐことにより，哺乳が良好となるとともに，構音や顎発育に良好な影響を与えることが報告されている．また，Hotz 床の代わりに硬質レジンで作製した薄型のプレート(molding plate)を義歯安定剤にて口腔内に装着する方法も行われる．さらに，最近ではプレートによる顎発育誘導を行いながらプレートに取り付けた外鼻矯正装置により鼻形態の矯正を行うことも行われ，nasoalveolar molding(NAM)法と呼ばれる(図 2-20)．

（2）口唇形成術 cheiloplasty

　手術時期は，生後 3 か月以上，体重 5.5kg 以上である．手術術式としては，四角弁法の Le Mesureier 法，三角弁法の Tennison 法，Randall 法，Cronin 法，回転伸展法の Millard などがある(図 2-21)．また，両側性唇

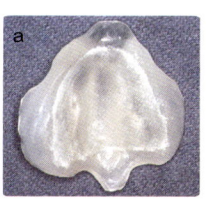
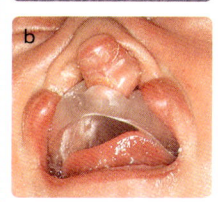

図 2-19　ホッツ床
a：ホッツ床．b：口腔内装着時．

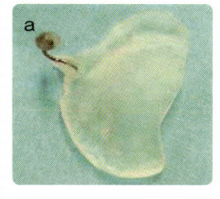
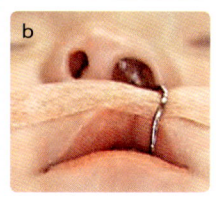

図 2-20　NAM 法による鼻形態の矯正
a：装置．b：装置装着中．

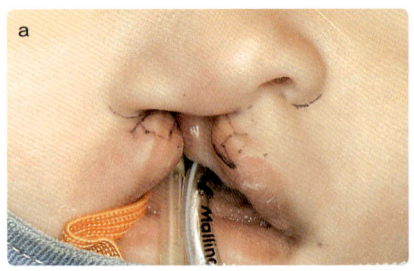 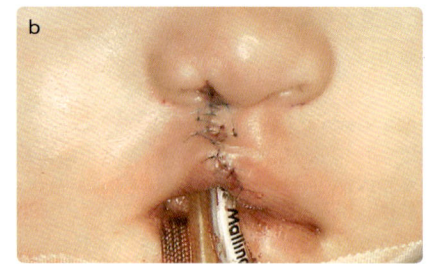

図2-21 三角弁法による口唇形成術（a：切開線のデザイン．b：縫合終了時）

裂では，両側同時に手術する場合と片側ずつ2回に分けて手術をする場合があり，両側同時の場合は，Manchester法，DeHaan法，Mullken法が行われる．

(3) 口蓋形成術

　手術時期は，1〜1歳半頃，体重10kgを目安として行われる．口蓋形成術の主要な目的は，披裂を閉鎖し解剖学的形態を回復すること，良好な構音機能の獲得，術後の顎発育障害を最小限にし，良好な歯列，咬合状態を得ることである．手術法としては，従来からプッシュバック法（pushback法，口蓋弁後方移動手術）がよく行われている．この方法は鼻咽腔閉鎖機能を改善するには優れた方法であるが，顎発育障害を生じやすいのが欠点である．プッシュバック法の利点を生かして，顎発育を考慮した手術法としては，粘膜移植法，粘膜弁法（Perko法，上石法），粘膜弁変法（小浜法）などがある（図2-22）．また，硬口蓋への早期の手術が顎発育障害を引き起こすと考えられているため，軟口蓋形成術をまず行い，数年後（5〜6歳が多い）に硬口蓋形成術を行う二段階法も行われる．軟口蓋のみに手術を行う方法としてはファーロー（Furlow）法があり，硬口蓋裂を伴う症例にも応用されている（図2-23）．

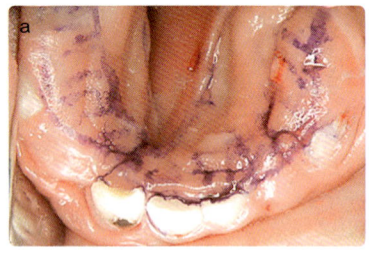 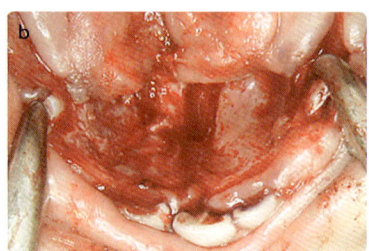 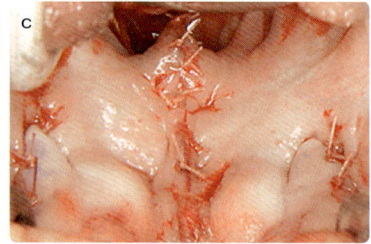

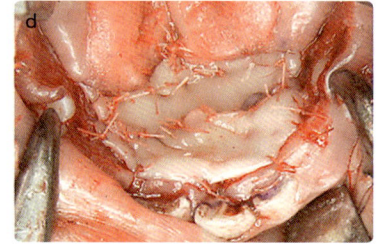

図2-22 プッシュバック法に頬粘膜移植を併用した口蓋形成術
a：切開線のデザイン．
b：口蓋弁の後方移動後．
c：軟口蓋縫合終了時．
d：硬口蓋前方部への頬粘膜移植．

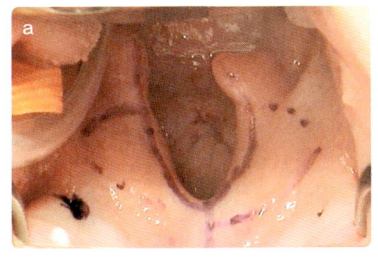
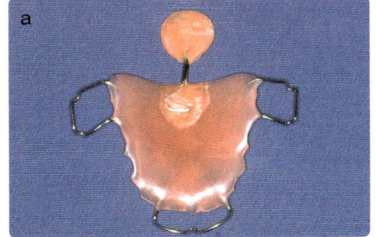
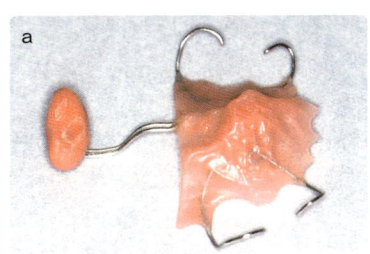
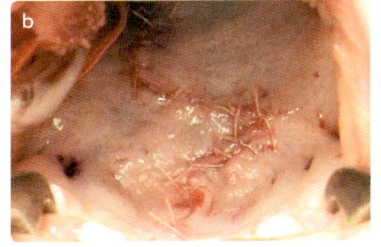
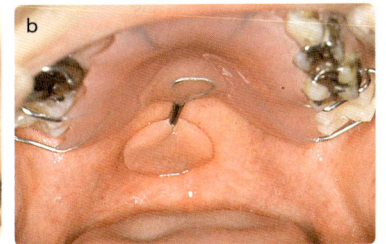
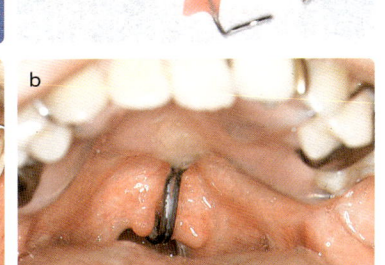

図2-23 ファーロー法
a：切開線．b：縫合終了時．

図2-24 軟口蓋挙上装置
a：装置．b：口腔内装着時．

図2-25 スピーチエイド
a：装置．b：口腔内装着時．

（4）口蓋形成術後の言語管理

　口蓋形成術後は定期的に言語聴覚士による言語管理を行う．口蓋形成術後に約10％の症例で，鼻咽腔閉鎖機能不全が認められ，開鼻声を呈する．また裂型により頻度は異なるが口蓋裂特有の異常構音がみられる．異常構音の出現率は両側唇顎口蓋裂がもっとも多く，片側唇顎口蓋裂，口蓋裂の順である．鼻咽腔閉鎖機能不全が残っていると，ほとんどの症例で異常構音が認められるため，鼻咽腔閉機能を改善する治療を優先する．治療法としては，補綴的治療法としては，補綴的発音補助装置であるスピーチエイド（speech aid），軟口蓋挙上装置（palatal lift prosthesis，PLP）がある（図2-24,25）．また，外科的治療法としては，再口蓋形成術，咽頭弁移植術　がある．異常構音の治療や軽度の鼻咽腔閉鎖機能不全に対しては言語訓練が行われる．

（5）歯列不正・咬合異常に対する治療

　一般に，6歳頃の永久歯が萌出する時期に歯科矯正治療が開始される．唇顎裂・唇顎口蓋裂児では犬歯萌出開始前に顎裂部への二次的腸骨骨髄海

顎裂部への二次的腸骨骨髄海綿骨移植

顎裂部への骨移植には主として自家腸骨から採取した骨髄海綿骨細片を用いるが，下顎オトガイ部の皮質骨を細かく破砕して移植する方法もある．

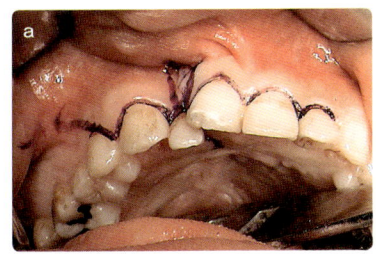
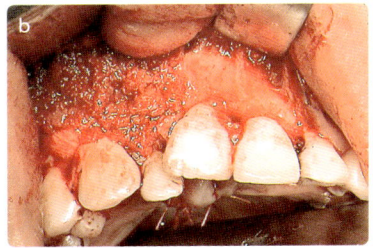
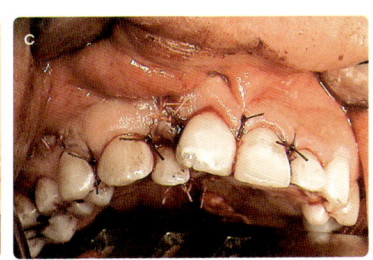

図2-26 顎裂部への腸骨骨髄海綿骨移植
a：切開線．b：骨移植時．c：縫合終了時．

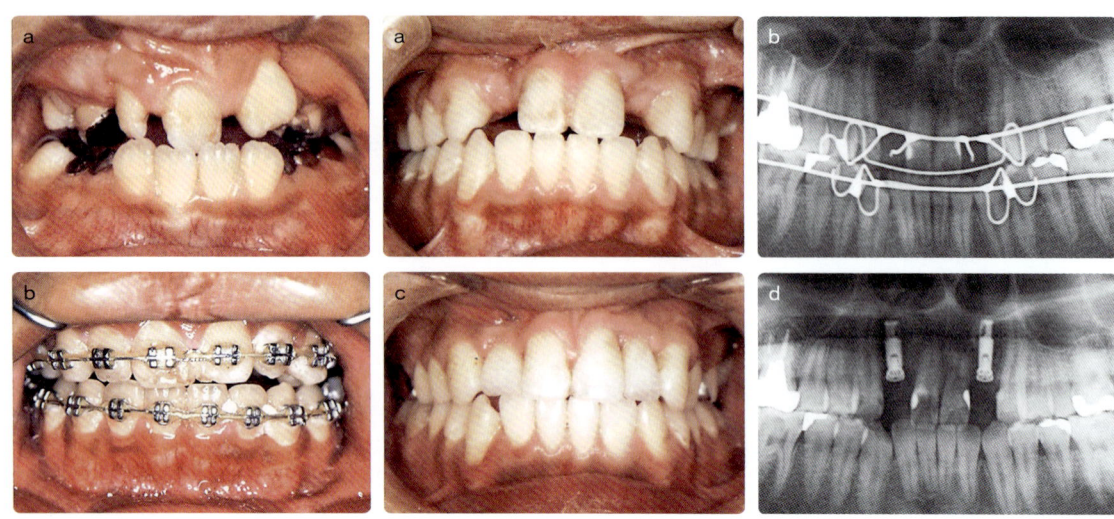

図2-27 顎裂部へ腸骨骨髄海綿骨移植と矯正治療を実施
a：10歳時．b：16歳時．

図2-28 顎裂部への腸骨骨髄海綿骨移植後のインプラント治療
a, b：治療前．c, d：治療後．

綿骨移植が行われる（図2-26）．顎裂部へ骨移植をすると，分離している上顎骨がつながり，顎裂部の鼻口腔瘻を閉鎖し，歯槽形態の改善，骨移植部へ未萌出の犬歯の萌出誘導，歯科矯正治療による隣接歯の顎裂部への誘導，顎裂部への歯の移植やインプラントの埋入などが可能となり，その利点は大きい（図2-27, 28）．手術時期は，一般的には，犬歯萌出前の8～10歳頃であるが，側切歯萌出前の6～7歳で行われる方法も行われている．また，歯科矯正治療を先に行って，矯正治療終了後に骨移植を行う場合や歯科補綴治療あるいはインプラント治療の前処置として行われる場合もある．早期に骨移植を行えば天然歯による歯列形成が可能なものが多く，晩期骨移植の場合でも，ブリッジやインプラント治療により歯列形成を行えるため，以前と比べ可撤式の義歯を使用する頻度は減少した（図2-29）．

歯科矯正治療のみでは対応できない高度の顎変形を伴う患者に対しては，顎発育の完了した18歳以後に顎矯正手術が行われる．手術法としては上顎に対してはルフォー（Le Fort）I型骨切り術，下顎に対しては下顎枝矢状分割術，下顎枝垂直切離術などがある．また，重度の上顎劣成長を示す

Le Fort I型骨切り術
⇒ p.44参照

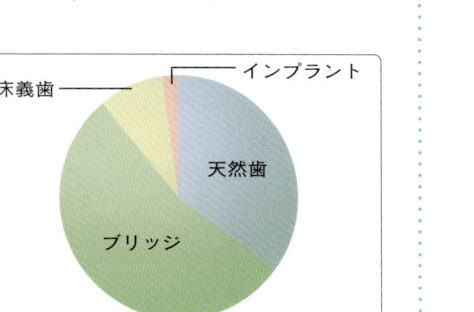

図2-29 唇顎口蓋裂患者43例の治療終了時期の前歯歯列形成の内容（村嶋より）

症例に対しては，骨延長術が行われることもある．
　歯科補綴治療やインプラント治療は，通常，顎発育の完了した18歳以後に行われる．

（6）鼻口唇修正術
　乳児期の初回口唇形成術後に口唇の変形や術後瘢痕が目立つ場合には，就学前に口唇修正術が行われる．鼻の変形や口唇変形に対する最終的な修正術は，顔面の成長発育の完了する18歳以後に行われる．口唇形成術後で上唇の組織量が下唇と比べて極端に少ない場合や，上唇正中部の瘢痕が目立つ場合には，下唇の組織を移植するアッベ法（唇弁反転法）が行われる．また，鼻の変形に対しては耳介軟骨移植も行われる．

（7）その他の治療
　口蓋裂患者は滲出性中耳炎に罹患しやすいため，口蓋形成術前に耳鼻咽喉科医の診察を受け，必要な場合には口蓋形成術の際に処置が行われる．また，先天異常や治療後の審美的，機能的問題などで精神心理面のケアを必要とすることがあり，問題となる場合には，患者本人ならびに家族に対する専門家によるサポートが大切である．

> **アッベ法 Abb method**
> 口唇裂・口蓋裂では上唇の組織欠損部の再建に用いられる．下唇中央部に皮膚・筋層・粘膜を含む全層皮弁を形成し，赤唇部の唇動脈を温存した有茎皮弁とし，皮弁を180度回転して上唇の組織欠損部に移植する方法である．

> **滲出性中耳炎**
> 中耳腔に液体の貯留があるが，耳痛，発熱などの急性炎症症状を欠くもの．鼓膜切開や鼓室チューブ留置などが行われる．

【歯科衛生士としての対応】

☞ 口唇裂・口蓋裂児は，歯列不正や咬合異常，浅い口腔前庭，顎裂部の鼻口腔瘻，高頻度の歯のエナメル質形成不全などがあることより，歯垢が蓄積しやすく，また，通常の口腔清掃では歯垢を除去するのは困難である．そのため，う蝕や歯周病に罹患しやすく，また，歯の喪失率が高いとの報告が多い．

☞ 口唇裂・口蓋裂児の歯科衛生に関しては，つねに歯科衛生過程を念頭に置き，生活環境，食生活，口腔内の状態などに関する十分な情報収集行って歯科衛生診断を行い，それに基づいて作成した歯科衛生ケアプランにそって歯科衛生活動を展開する必要がある．具体的には，乳幼児期においては母親や患児に対して歯科衛生指導やフッ素塗布などの早期う蝕予

表2-2　口唇裂・口蓋裂患者に対する歯科衛生診断と歯科衛生ケアプランの作成（例）

	歯科衛生診断の例	歯科衛生ケアプランの例
1	口腔内の形態異常（歯列不正・咬合異常，浅い口腔前庭，鼻口腔瘻）に関連した歯垢沈着の増加	口腔形態を理解し，口腔形態に対応した歯磨き指導を行い，歯垢除去のセルフケアができるようにする
2	歯科矯正治療装置の装着，補綴的発音補助装置に関連した歯垢沈着の増加	歯科矯正治療装置や補綴的発音補助装置の取り扱い，固定式装置使用の場合の歯磨きの方法を指導しセルフケアができるようにする
3	口腔内の形態や歯科矯正装置に関する知識不足に関連した不十分なプラークコントロール	口腔形態や装置を考慮した歯磨き指導を行う
4	エナメル質形成不全に関連したう蝕易罹患性の可能性	う蝕に罹患しやすいことを教え，フッ素塗布，フッ化物を含む歯磨剤の使用，フッ素洗口を勧めるとともに歯磨き指導を行う
5	知識不足にによるう蝕を誘発しやすい飲食物の摂取	嗜好飲食物を調査し摂取方法についてアドバイスする

防プログラムを実施することが推奨される.
☞口唇裂・口蓋裂児は歯科矯正治療を受けるため,口腔内の状況に対応した歯科衛生指導を行う必要がある(表2-2).
☞手術や歯科矯正治療,歯科補綴治療終了後には,生涯にわたり,歯を保存し,口腔機能を維持できるように,歯科衛生士は口唇裂・口蓋裂診療チームの一員として積極的に関わっていく必要ある.

2-4 その他の口腔・顎・顔面の先天異常

1) ロバン・シークエンス(Robin Sequence)

小下顎症,舌根沈下,口蓋裂を主症状とする疾患である(図2-30).単独で起こることも,他の症候群や異常と合併することもある.シークエンスとは,ある一次的な発生異常の結果生じる一連の多発的二次的奇形の集合をいう.一次的な異常は下顎の発育低下で,その結果,舌が後方に位置して口蓋突起の間から下降せず口蓋の癒合を阻害する.

2) 先天性鼻咽腔閉鎖不全症

明らかな口蓋裂がみられないにもかかわらず,鼻咽腔閉鎖が得られないために開鼻声などの口蓋裂と同様な言語症状を呈する疾患の総称である.カルナン(Calnan)の三徴候(口蓋垂裂,軟口蓋正中の非薄感,硬口蓋後縁のV字型の骨欠損)のうち,2つ以上あるものを粘膜下口蓋裂という(図2-31).

先天性鼻咽腔閉鎖不全症のうち,Calnanの三徴候がないかあっても1つで,表情に乏しい長い顔,平坦な鼻,幅広い鼻橋,細く腫れぼったい眼,下垂した口角などの特徴的な顔貌,精神発達遅滞,心疾患を合併するものは顔面鼻咽腔症候群(velocardiofacial syndrome)と呼ばれ,そのうち,染色体検査で22q11.2の欠失が認められるものは「22q11.2欠失症候群」と呼ばれる.

3) まれな顔面裂

(1) 正中上唇裂(median cleft of upper lip)

真性,仮性があり,真性は両側の内側鼻隆起が正中で癒合しなかったと

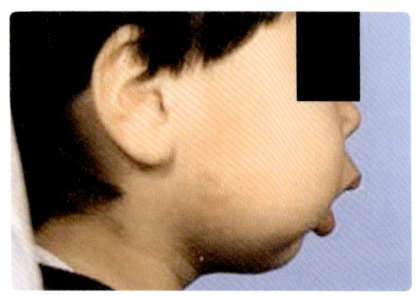

図2-30 ロバン・シークエンスの側貌　　図2-31 粘膜下口蓋裂

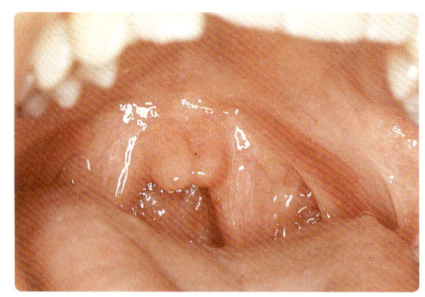

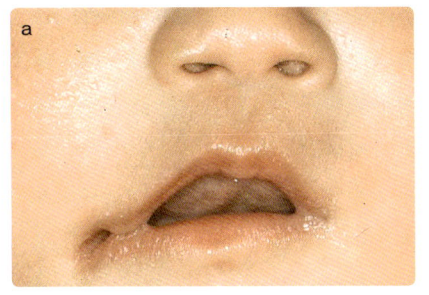

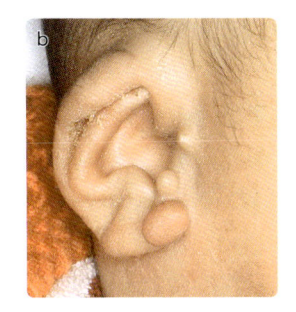

図2-32　横顔裂
a：巨口症．b：小耳症と副耳．

考えられ，眼窩間隔離や鼻裂を伴うことがあるが，脳の異常が認められない．仮性では，上唇正中部からに嗅脳をはじめとする脳に至るまでの発育不全または無形成により発生し，眼窩間距離が狭まり，無嗅脳症や脳実質の低形成を示す．

（2）斜顔裂 oblique facial cleft

上顎隆起とそれに対応する外側鼻隆起との間の癒合不全により生じる．裂は口裂から眼部へ至る．

（3）横顔裂 transverse facial cleft

上顎隆起とそれに対応する下顎隆起との癒合不全により生じる．裂は口角から耳介の方向へ向かう（図2-32）．耳の奇形，上顎・下顎・頬骨の発育不全，咀嚼筋・表情筋の発育不全，などを伴うものもある．第一第二鰓弓症候群，あるいは，Hemifacial microsomia とも呼ばれる．

（4）正中下唇裂 median cleft of lower lip

両側の下顎隆起が正中で完全には癒合しなかったものである．下顎骨正中部にも合併することがある．

2-5　顎変形症

【定義】顎変形症（jaw deformity）は，上顎骨・下顎骨の大きさや形，位置の異常，上下顎関係の異常によって顎顔面の形態的異常と咬合の異常をきたして美的不調和を示すものと定義される．

【原因】①顎骨の発育異常（過成長または劣成長），②唇顎口蓋裂，第一第二鰓弓症候群などの先天奇形に起因する顎骨の劣成長，③顎骨の外傷，腫瘍，炎症などの後遺症としての変形，④口腔悪習癖や睡眠時姿勢などに起因するもの，⑤成長ホルモンの異常に起因するものに大別される．頻度が高いのは，出生時に異常はみられないが成長に伴って症状が顕著となる顎骨の発育異常である．

【症状】顎骨とそれに植立する歯は，口腔と下顔面（顔面下1/3）の骨格をなすため，顎骨の大きさや位置の異常は顔面輪郭と咬合に直接影響し，口腔周囲筋や顔面表情筋および顎関節にも悪影響を及ぼす．また，骨格性

Part I　口腔外科学

不正咬合による咀嚼障害や構音障害の要因となり，う蝕や歯周病のリスクファクターとなるほか，心理的コンプレックスから精神心理的障害を伴うこともある(図2-33)．顎変形症患者の主訴は，「あごが出ている，受け口，あごが曲がっている」などの顔面形態に関する訴えや，「噛み合わせ，歯並びが気になる」といった咬合に関する訴えが多い．しかし，咀嚼や発音などの機能低下や機能障害を第一の主訴とする患者は比較的少なく，患者自身がまったく認識していない場合もある．また，最近では，下顎の後退に伴う気道の狭窄によって睡眠時無呼吸症候群の診断を受けた患者が受診することもある．

【診断】顔面形態と咬合の診察および画像検査(頭部エックス線規格写真，パノラマエックス線写真)を行い，顔面形態や咬合の異常が顎骨の大きさや形，位置の異常によるものであれば顎変形症と診断する．顔面形態の診査は正面顔貌(正貌)における対称性，側面顔貌(側貌)における上・下顎骨の前後的位置，および顔面高さ(長さ)のバランスに視点を置くと理解

> **閉塞性睡眠時無呼吸症候群**
> 睡眠中の筋弛緩により舌根や軟口蓋が気道を閉塞することが原因．睡眠中の無呼吸や低呼吸が1時間に5回以上あり，昼間の強い眠気や集中力の低下，倦怠感(疲労感)や夜間覚醒(夜何度も目が覚める)などの自覚症状がある．下顎後退症や小顎症患者では気道が狭いため，睡眠中の無呼吸を起こしやすい．

> **頭部エックス線規格写真(セファログラム)**
> イヤーロッドを外耳道に挿入して頭部を固定し，フランクフルト平面が床面と平行な位置で，エックス線管－頭部－フィルム間の距離を一定にして撮影されたエックス線写真(図2-34, 35)

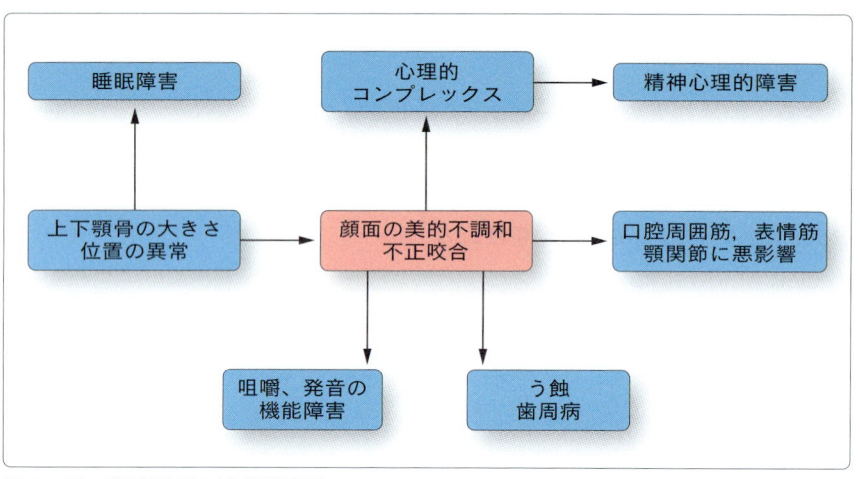

図2-33　顎変形症の症状関連図

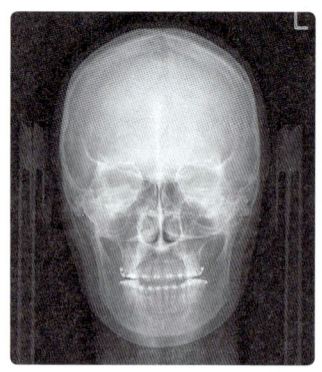

図2-34　正面頭部エックス線規格写真

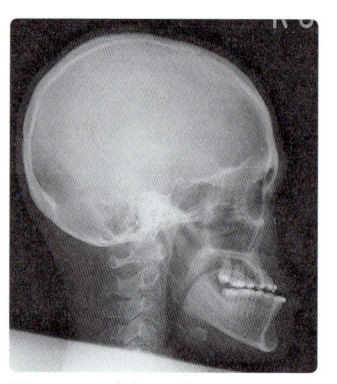

図2-35　側面頭部エックス線規格写真(下顎前突症患者)

表2-3 顔面形態の診断と咬合の診断（〔 〕内は咬合の診断）

①正貌の対称性	②側貌における上・下顎骨の前後的位置
正　常／ 顔面非対称 〔交叉咬合〕	上顎前突症〔上顎前突〕　下顎前突症〔下顎前突〕 上顎後退症〔下顎前突〕　下顎後退症〔上顎前突〕 上下顎の異常が複合したもの 下顎前突症＋上顎後退症〔下顎前突〕 上顎前突症＋下顎後退症〔上顎前突〕 上下顎前突症 上下顎後退症
③顔面高さのバランス	長　顔／短　顔 〔開咬〕/〔過蓋咬合〕

しやすく，顔面形態から表2-3のように分類される．日本人における発現頻度は，下顎前突症がもっとも多く全体の約2/3を占め，上顎前突症，下顎後退症，上顎後退症や顔面非対称はそれぞれ1/10程度の発現頻度である（図2-36, 37）．咬合の診査は，矯正歯科学の不正咬合の診査と同様に行い，上顎に対して下顎が遠心に位置する咬合関係を上顎前突（アングルⅡ級），下顎が近心に位置する咬合関係を下顎前突（アングルⅢ級）という．また，上下の歯列が交叉する咬合状態を交叉咬合といい，とくに前歯部の被蓋関係が反対の状態を反対咬合という．垂直的な咬合異常は開咬あるいは過蓋咬合という（図2-36, 37）．

【治療】顔面形態と咬合の改善ならびに咀嚼や発音などの口腔機能の改善と健全な口腔環境の獲得を目的に，歯科矯正治療と顎矯正手術を組み合わせた外科的矯正治療が適応される．また，症例によっては補綴的治療が必要な症例もある．以下に一般的な治療の流れを示す．

（1）初診

　顔面形態，咬合，顎関節の診査と，歯科用パノラマエックス線写真および頭部エックス線規格写真による画像検査を行い，顎変形症と診断された場合は外科的矯正治療の概要を患者に説明する．精密検査を受けることに同意すれば，矯正歯科医と対診して次の精密検査を行う．

（2）精密検査

　CT検査や顎関節エックス線規格写真検査，上下顎歯列の印象採得，顎模型の作製，顔面規格写真（図2-36～38）および口腔内写真撮影のほか，必要に応じて顎運動検査などを行う．全身的既往歴や合併症がある場合は，血液一般検査，生化学検査，出血性素因の検査，心電図などの全身状態のスクリーニング検査を実施し，医科への診察を依頼する場合もある．

（3）治療方針の決定とインフォームドコンセント

　収集した資料を分析し，患者の主訴や希望を考慮して，口腔外科医と矯正歯科医が合同で治療方針を決定する．術前矯正の目標や抜歯部位，手術方法，治療に伴う合併症や偶発症，術後の顔面形態と咬合の変化，入院治

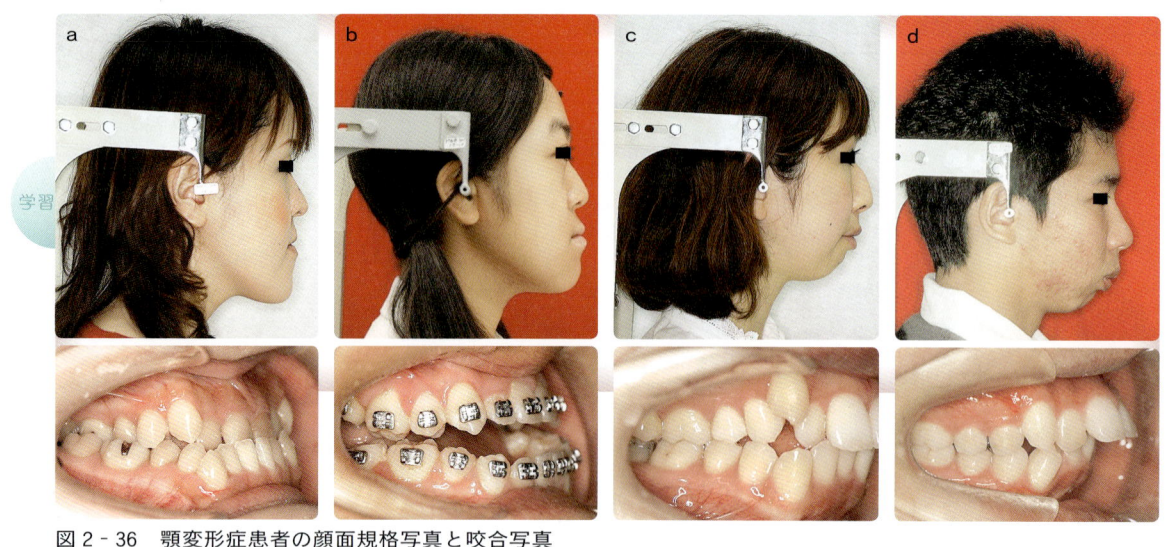

図2-36 顎変形症患者の顔面規格写真と咬合写真
a：下顎前突症．b：下顎前突症・上顎後退症．c：下顎後退症．d：下顎後退症・上顎前突症

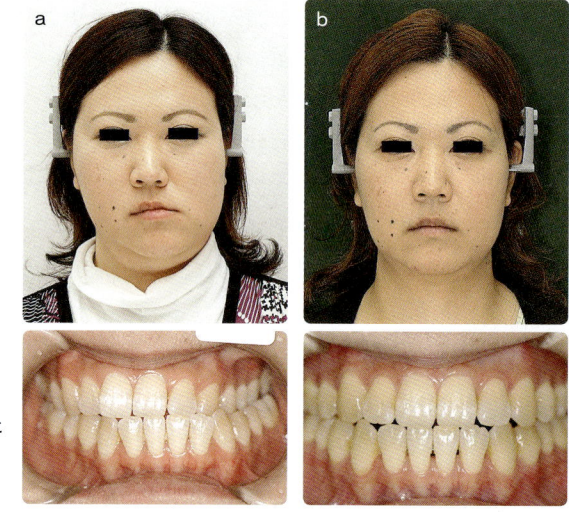

図2-37 顎変形症（顔面非対称）患者の顔面規格写真と咬合写真
a：初診時，b：治療後．

療の時期などについて詳細に説明し，患者の同意が得られれば，次のステップに進む．手術の時期は顎骨の成長がほぼ終了する年齢以降に行われるので，男性では17歳以降，女性では16歳以降に実施するのが一般的である．多くの患者は，治療による顔面形態や咬合の変化に大きな期待や不安を抱いているので，患者の心理面に配慮した慎重な対応が必要である．

（4）術前矯正治療

顎変形症患者の歯列は，上下顎骨の位置関係や大きさの異常を補償するように，歯軸傾斜や位置異常を起こしている（歯牙代償という）．たとえば，下顎前突症では上顎前歯は唇側に傾斜し，下顎前歯は舌側に傾斜している（図2-36のa）．また，近遠心方向への歯軸傾斜（図2-37のa）や頰舌方向

chapter 2　先天異常と発育異常

＜正貌写真＞

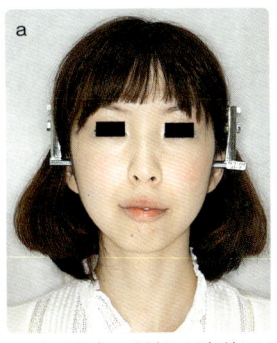

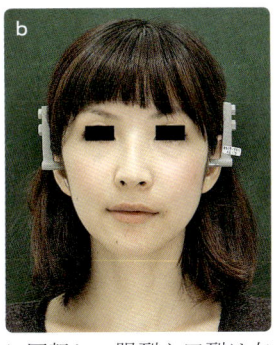

a：初診時の頭部は時計回りに回転し，眼裂と口裂は左下がり傾斜を認める．b：治療終了時には頭部の回転は改善されほぼ左右対称となった．

＜側貌写真＞

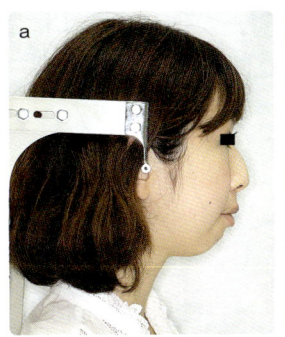

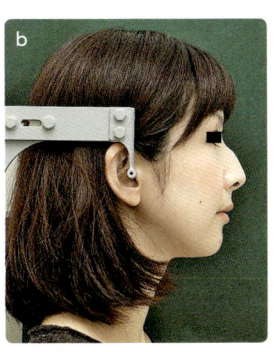

a：初診時は上唇の突出，下顎の後退，下唇・オトガイ筋の緊張および顎下部軟組織の余剰を認めた．b：治療終了時は下唇・オトガイ部の形態は改善され，良好な側貌となった．

＜エックス線写真＞

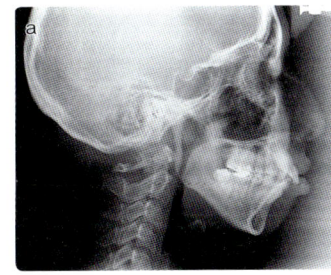

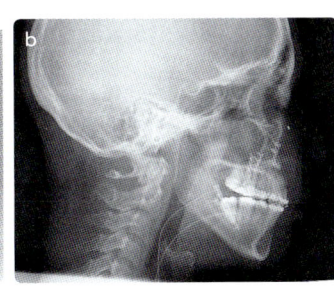

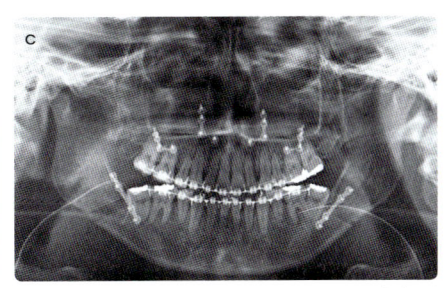

a：初診時は上顎前歯の唇側傾斜，下顎の後退および咽頭部気道陰影の狭窄がみられる．b：術後は上顎の咬合平面傾斜の改善と下顎の前方移動（約8mm）がみられ，気道陰影の幅は2倍以上拡大している．c：骨接合用のチタン製ミニプレートが上顎に4か所，下顎に2か所みられる．

＜咬合写真＞

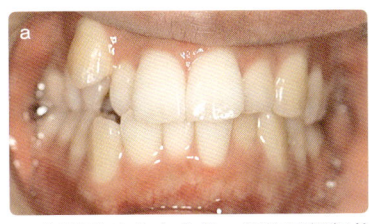

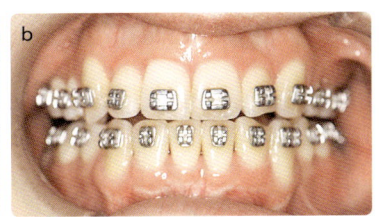

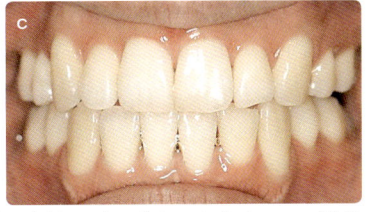

a：初診時は右上犬歯の低位唇側転位，右上側切歯の舌側転位，上下の歯列正中線の不一致がみられた．b：術前矯正終了時．位置異常の改善とレベリングおよび歯牙代償の除去を行った．c：術後矯正終了時．安定した咬合が得られた．

図2-38　顎変形症（顔面非対称・下顎後退症）患者の治療例

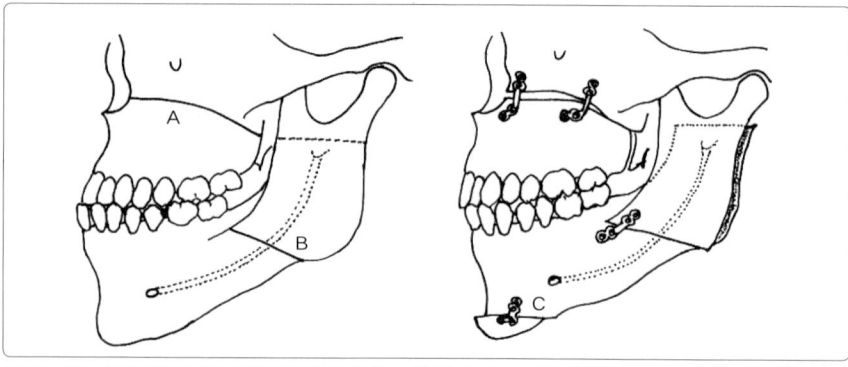

図2-39　顎矯正手術の骨切り線と骨片の移動および骨接合
A：Le Fort I 型骨切り術，B：下顎枝矢状分割術，C：オトガイ形成術．上顎後退と下顎前突の合併症例に上顎の前方移動と下顎の後方移動およびオトガイ形成術を実施し，ミニプレートで骨接合した例．

への転位などを改善せずに顎矯正手術を行うと正常な上下顎の位置関係が得られず，咬合の安定を得ることも困難である．そこで，上下顎それぞれの歯列形態が正常となるようにマルチブラケット装置を用いた術前矯正治療が行われる．治療期間はおよそ1～2年である．

(5) 顎矯正手術

　手術は全身麻酔下に，口腔内の切開創から上顎または下顎あるいは両者の骨切り術を行い，顎骨片を移動し予測した咬合状態と顔面形態となる位置で骨片を固定する．おもな手術法は上顎ではルフォー（Le Fort）I 型骨切り術，下顎では下顎枝矢状分割術または下顎枝垂直骨切り術であり，どちらかを単独で実施するか，両者を同時に行う上下顎移動術が行われる（図2-39～43）．

　手術計画に従って骨片を移動させ，上下の歯列間をワイヤーで結紮し（顎間固定），骨片間をミニプレートや骨ネジなどを用いて固定（骨接合）する．また，オトガイ部形態の非対称や前後的・垂直的形態異常を合併する症例ではオトガイ形成術が併用される．術後は，症例に応じて1週間前後の顎間固定を行い，固定解除後は顎間ゴムによる下顎の誘導と開口練習を指導して退院させる．入院期間はおよそ1～2週間である．

(6) 術後矯正治療

　顎矯正手術によって移動した顎位を維持し，咬合状態をさらに安定させることを目的に行う．治療期間はおよそ6か月～1年である．

(7) 保定

　矯正装置の除去後，咀嚼や会話などの生理的要因により微細な咬合の変化が起こり生理的に順応していくと考えられる．また，治療前に補綴修復治療が施されている場合は，歯冠形態の修正を必要とする症例もある．

顎矯正手術
全身麻酔下で口腔内から顎骨の骨切り術を行い，歯列を含む骨片を頭蓋に対して審美的，機能的にみて正しい位置に移動することによって，咬合の改善と同時に顔貌の調和を図る形成手術である．したがって術前の手術計画が重要で，術前矯正終了後に撮影したセファロやパノラマエックス線写真，CT画像，歯列模型を資料として，手術方法を選択し骨片の移動量や方向などを決定する．また，顔面骨格が変わるので，それを被覆する軟組織（皮膚，筋肉，脂肪組織など）が再配分され，顔貌とりわけ側貌に顕著な変化が現れる．本手術計画においては，術後の側貌変化を十分に考慮することが必須である．

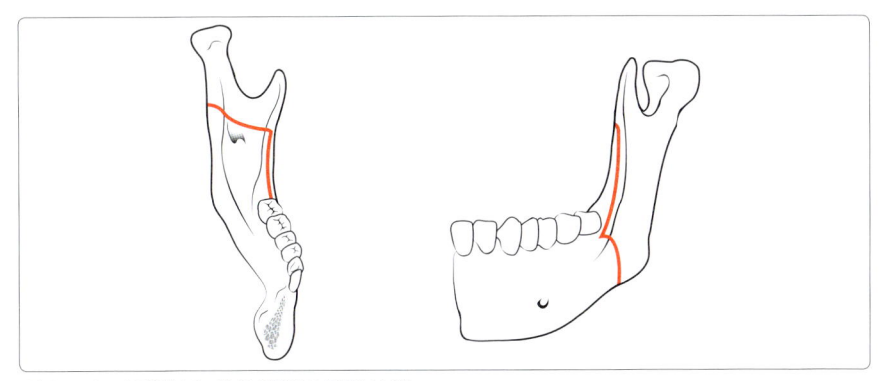

図2-40 下顎枝矢状分割術の骨切り線
左：下顎枝内側面の骨切り線，右：下顎枝前縁と外側面の骨切り線

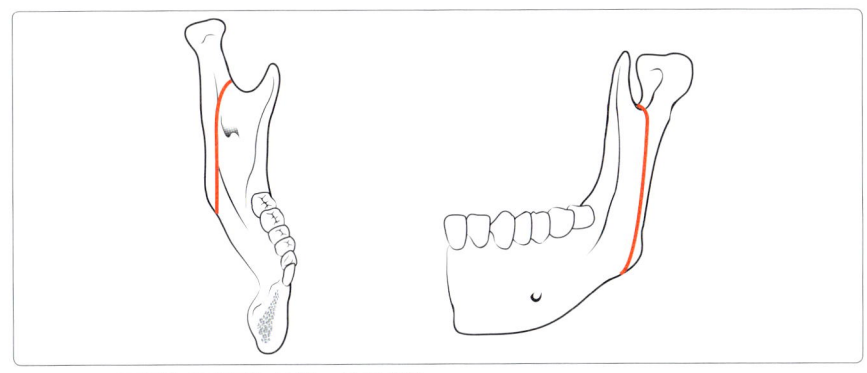

図2-41 下顎枝垂直骨切り術の骨切り線
下顎孔の後方で下顎切痕から下顎枝下縁にかけてほぼ垂直に骨切りを行う．

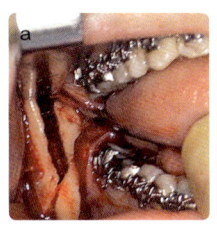

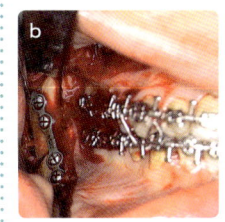

図2-42 右側下顎枝矢状分割術の術中写真
a：分割直後．b：予定した咬合状態で顎間固定を施し，ミニプレートによる骨接合を行った．

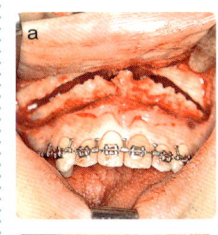

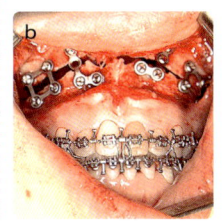

図2-43 Le Fort I型骨切り術の術中写真
a：骨切り後．b：ミニプレートによる骨接合後．

【歯科衛生士としての対応】

☞術前・術後の矯正治療期間中：矯正治療中の患者と同様に，患者の食生活や生活習慣，口腔清掃の方法などの主観的情報と，歯列形態や咬合状態，プラークの付着状態，歯周組織の検査および矯正装置の種類などの客観的情報を収集する．一般に，矯正装置によるカリエスリスクやプラークコントロールの不良などが歯科衛生診断として予想されるが，個々の患者に適した歯科衛生ケアプランを立案し，歯石除去や矯正装置周辺のTBI（タフトブラシ使用）などの歯科衛生介入を実施する．矯正治療期間中を通じてPCR（Plaque Control Record）が20％未満を目標に設定し歯科衛生評価を行い，歯科衛生過程のサイクルを進めていく．

☞周術期の歯科衛生ケア：入院予定日が近づくにつれて患者は期待感や不安感が膨らみ，歯科衛生士に入院治療や手術後の顔貌や咬合に関する質問をすることがある．不明な点は歯科医師に説明を求めることや，患者の心理状態に配慮しながら傾聴，共感の態度を忘れてはならない．

☞手術は経鼻気管内挿管による全身麻酔下に行われる．術中・術直後に口腔細菌が挿管チューブを通じて気管内に流入し誤嚥性肺炎を起こすリス

クを伴うので，術前のプラークコントロールが術後の発熱や呼吸管理に影響することを理解させる．また，口腔内のプラークは手術創傷の二次感染や菌血症の原因となるため，手術前1～2週の頃に歯石除去，歯面研磨，舌の清掃などの専門的ケアがこれらの予防に有効である．

☞術直後は顔面および口腔内の腫脹，疼痛や顎間固定により開口が制限されるため，固有口腔側の清掃はきわめて困難である．食事は流動食を経口摂取させるが，鼻腔経管栄養を行う場合もある．いずれの場合も唾液量が減少し自浄作用が極端に低下するため，歯面や口腔粘膜，縫合糸の断端や矯正装置に多量のプラークが付着しやすい．また，下顎枝矢状分割術後には下歯槽神経およびオトガイ神経領域の知覚異常（麻痺や鈍麻）が発現することがあり，口腔前庭にも食渣が停滞しやすいので注意が必要である．

☞この時期はバイタルサイン，貧血，水分摂取，全身倦怠感，悪心や嘔吐の有無などの全身的評価と，顔面の腫脹や知覚異常，顎間固定や顎間ゴムの有無，手術創傷の状態について歯科衛生アセスメントを実施し，歯科医師と相談しながら歯科衛生ケアプランを立案することが望ましい．患者は疲労しやすい状態にあり，開口制限のため専門的ケアの範囲も制限されるので，それぞれの状態に応じたケアが求められる．また，セルフケアにはジェット水流式口腔洗浄器の使用が推奨されるが，プラークの完全除去はできないので，消毒効果のある含嗽剤（塩化ベンゼトニウム〔ネオステリングリーン®〕，グルコン酸クロルヘキシジン〔コンクールF®〕，ポビドンヨード〔イソジンガーグル®〕など）を用いた含嗽（5回／日）を指導する．

参考文献
<2-1, 2>
1）宮崎正，小浜源郁，手島貞一ほか．我が国における口唇裂口蓋裂の発生率について．日口蓋誌，10(2)：191-195，1985．
2）吉増秀實．天笠光雄．唇裂・口蓋裂．Johns，10(12)：1655-1660，1994．
3）塩田重利，富田喜内．最新口腔外科学 第4版．東京：医歯薬出版，1999．
4）Sadler, TW（著），安田峯生，沢野十蔵（訳）．ラングマン人体発生学 第8版．東京：メディカル・サイエンス・インターナショナル，2001．
5）髙木裕三．歯の先天異常とその治療．小児外科，34(11)：1257-1262，2002．
6）髙戸 毅（監修）．口唇口蓋裂のチーム医療．東京：金原出版，2005．
7）後藤昌昭，古郷幹彦ほか．口唇裂・口蓋裂診療ガイドライン．東京：社団法人日本口腔外科学会，2009．http://jsoms.or.jp/guideline20080804/mg_cpf20080804.pdf．
8）村嶋真由子，三島木 節ほか．唇顎口蓋裂患者の長期観察結果についての検討．日口蓋誌，35：173-185，2010．
9）小林眞司．胎児診断から始まる口唇口蓋裂集学的アプローチ．東京：メジカルビュー，2010．

<2-3>
1) 髙橋庄二郎，黒田敬之，飯塚忠彦(編).顎変形症治療アトラス3．東京：医歯薬出版，2001.
2) 菅原準二，川村　仁.現代外科的矯正治療の理論と実際．東京：東京臨床出版，2000.
3) 久保誼修，白数力也ほか.顎・顔面変形症の顔面形態評価の試み．日本顎変形症学会誌，6：76‐82, 1996.
4) 升井一朗，本田武司ほか.顔面形態分類チャートによる顎顔面形態診断．日本顎変形症学会誌，6：162‐169, 1996.
5) 升井一朗，宇治寿隆ほか.顎変形症の臨床診断に関する全国調査．日本顎変形症学会誌，7：178‐187, 1997.
6) 小林正治，斎藤　力，井上農夫男.本邦における顎変形症治療の実態調査．日本顎変形症学会雑誌，18：237‐250, 2008.
7) 日本口腔ケア学会(編).口腔ケア基礎知識 口腔ケアと誤嚥性肺炎．京都：永末書店，2008.
8) E.M.ウィルキンス著．歯科衛生士の臨床 原著第9版 第Ⅶ編 51口腔顎顔面外科の患者．東京：医歯薬出版，2008；872‐886.
9) 齊藤　力ほか．顎変形症診療ガイドライン http://jsoms.or.jp/guideline20080804/mg_jd20080804.pdf（社）日本口腔外科学会学術委員会診療ガイドライン策定小委員会顎変形症ワーキンググループ．

復習しよう！

1 正中過剰歯について誤っているのはどれか（'01）．
a 円錐歯が多い．
b 下顎に多い．
c 埋伏歯が多い．
d 矮小歯が多い．

2 口蓋裂患者にみられるのはどれか．2つ選べ（'01）．
a 吸啜障害
b 発音障害
c 開口障害
d 味覚障害

3 顎変形症の症状で正しいのはどれか．2つ選べ．
a 哺乳障害
b 構音障害
c 歯数の異常
d 睡眠障害

4 27歳の男性．咀嚼障害を主訴として来院した．中学生のころから噛み合わせの異常と発音障害を自覚していたという．側面頭部エックス線規格写真を別に示す．
予想される発音障害はどれか（'11）．
a カ行
b タ行
c ハ行
d マ行

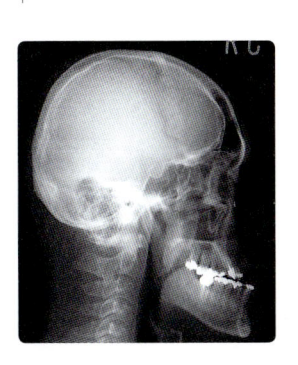

＜解答＞
1：b
2：a, b
3：b, d
4：b

chapter 3 口腔の損傷

学習目標
- □ 損傷の種類を説明できる．
- □ 損傷の定義，症状，診断を説明できる．
- □ 損傷の治療とその手順を説明できる．
- □ 損傷治療における歯科衛生士の役割を説明できる．

3-1 歯の外傷

　歯の外傷とは，外的要因により歯や歯周組織が損傷することである．歯の①打撲，②脱臼および③破折がある．歯の外傷は1～2歳あるいは7～8歳に生じやすい．原因は転倒，衝突，転落などである．乳幼児期の外傷は日常生活の中で発生するが，永久歯の外傷は交通事故，暴行，スポーツなど非日常的な生活背景を持つことが多い．外傷歯の処置は，時間が経つと予後が悪くなるので，できるだけ速やかに行う必要がある．歯の外傷の際は，後述の軟組織の損傷，歯槽骨・顎骨の損傷と頭部などそれ以外の損傷の合併に注意する．小児は骨が柔らかいので，外力により歯は破折するより脱臼しやすい．

1）歯の打撲（外傷性歯根膜炎，振盪）
【定義】異常な動揺や歯の転位を伴わない歯の支持組織への外傷をいう．
【症状】自発痛，咬合痛，打診痛，歯の挺出感などを呈する．根未完成歯での合併症はまれであるが，根完成歯では根尖孔付近で歯の栄養血管が断裂する可能性があり，歯髄壊死が起きることがある．
【診断】視診やエックス線写真検査で異常は認められないが，直前に外傷の経過があり，疼痛（自発痛，打診痛）がある．
【治療】予後の確認のため，1年間は経過を観察する．歯髄壊死が認められたら，歯内治療を行う．

2）歯の脱臼
【定義】外力により歯根膜線維が断裂し，歯が歯槽窩から脱落したり，植立異常を起こしたりすることをいう．歯槽窩から完全に脱落した完全脱臼と支持組織の一部がつながる不完全脱臼がある．脱落の程度により，①挺出，②陥入，③側方脱臼あるいは④脱落するといった状態になる．
【症状】若年者に多く，好発部位は前歯部（とくに上顎）である．不完全脱臼では歯の動揺はあるが，歯根膜からの出血の程度は軽い．エックス線写

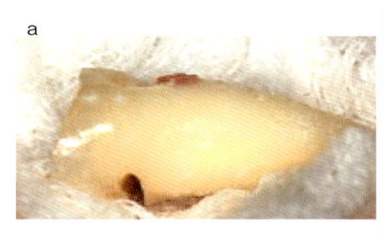

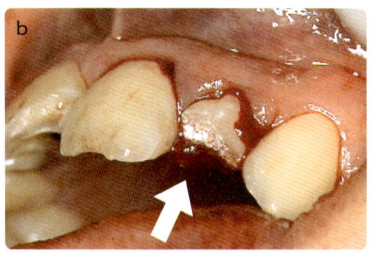

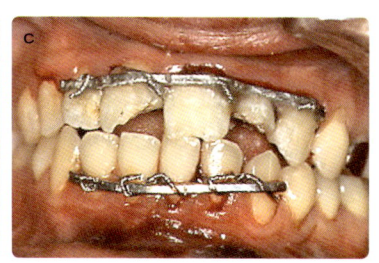

図 3-1 脱臼歯とその整復・固定
a：脱臼歯．b：脱臼歯を整復したところ．c：線副子とワイヤーを用いて脱臼歯を固定したところ．

真検査では歯根膜腔の拡大がみられ，歯髄壊死も起こり得る．完全脱臼では歯根膜が完全に断裂し，陥入の場合を除き，歯は完全に歯槽窩から脱落することが多い．

【診断】不完全脱臼では生理的範囲を超える動揺がある．完全脱臼では視診およびエックス線写真検査で歯が正常な位置から転位している．

【治療】不完全脱臼では徒手整復し咀嚼時痛がある場合以外，固定を必要としないことが多い．完全脱臼では永久歯の場合，できるだけ速やかに歯槽窩へ整復（再植）し，通常は1～2週間程度固定する（図3-1, 2）．受傷状況により固定期間の延長は可能だが，骨性癒着を防止するため，いたずらな長期化は避ける．その際，歯髄生活反応がない場合でも回復することがあるので経過観察する．ただし根完成歯は歯髄が壊死する可能性が高いので，再植後歯内治療を考慮する．また，感染が疑われる場合などは再植しないこともある．乳歯の場合，陥入時は自然再萌出を待つこともあり，脱落時は後続永久歯を考慮して再植しないこともある．

3) 歯の破折

【定義】外力により歯が破折することをいう．破折した位置により①歯冠破折，②歯根破折に分類される．歯冠，歯根両方に及ぶ歯冠・歯根破折もある．歯冠破折は，さらにエナメル質のみの不完全破折（亀裂），露髄を伴わない破折，露髄を伴う破折に細分類される（図3-3）．

【症状】視診で歯冠の欠損が認められることが多い．歯の打撲の症状も伴う．失活歯や露髄を伴わない生活歯の歯冠破折では疼痛があるとは限らないが，露髄を伴う生活歯であれば歯髄からの出血，自発痛，冷熱痛がみられる．

【診断】歯冠破折の場合，不完全破折（亀裂）ではとくに透過光下でエナメル質表面に破折線を認める．露髄を伴わない歯冠破折では歯冠の一部が喪失している．露髄を伴う歯冠破折では，歯冠の喪失とともに歯髄の一部を確認できる．歯根破折の場合，歯冠側破折片と根尖側破折片が分離していれば歯冠が挺出しているように見えたり，歯が動揺したりすることがある．また，エックス線写真検査やCT検査により破折線が認められ

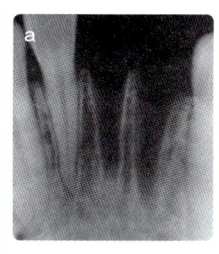

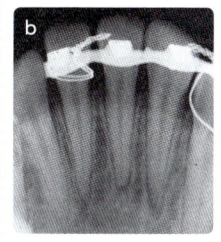

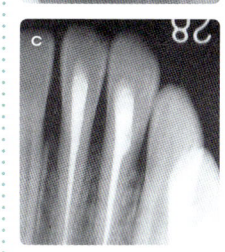

図 3-2 脱臼歯のエックス線写真
a：脱臼直後．b：脱臼歯を整復・固定したところ．c：治癒したところ（歯内治療後）

歯が脱落したとき
脱落歯の保存方法：完全に脱落した歯は，歯の保存液（生理食塩水，牛乳，イオン飲料水も可）に浸して乾燥しないようにし，受診させる．再植歯の予後は，歯根膜組織の状態により大きく影響される．

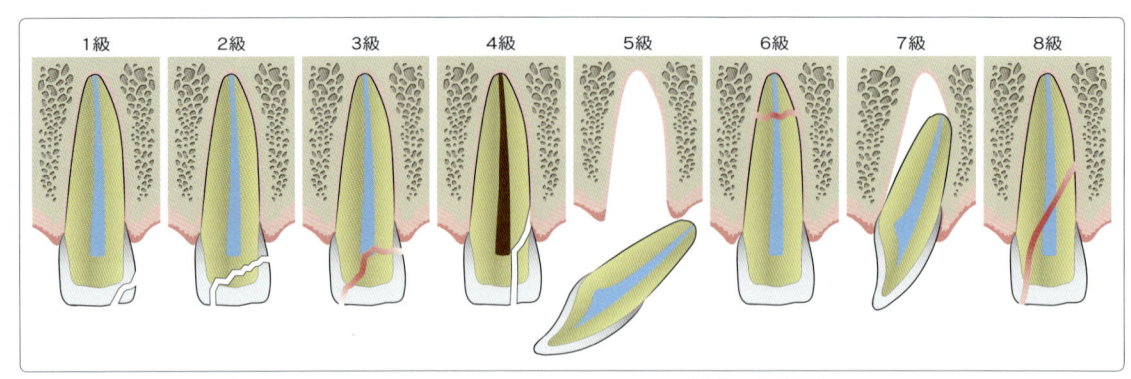

図3-3 エリスの分類（乳歯・永久歯の前歯外傷についてEllis（1970）が提唱した分類）

ることがある．生活歯の場合，歯根破折により自発痛，咬合時痛が認められることが多い．
【治療】歯冠破折の場合，不完全破折（亀裂）や露髄を伴わないものは保存修復を行う．露髄を伴う歯冠破折では歯内治療後に保存修復を行う．歯根破折の場合，歯頸側1/3の破折や歯頸部〜歯根にかけての破折のときは抜歯する．歯根側1/3の破折のときは歯を固定し自然治癒を期待する．歯髄症状が認められたら歯内治療や歯根端切除術を行う．

【歯科衛生士としての対応】
- 成人の場合は本人に，小児の場合は保護者（と本人）に，「硬いものをかじらない」「むやみに外傷歯をさわらない」など当面の外傷歯の安静を指導する．
- 脱臼した場合，脱臼歯の整復・固定の準備（接着性レジン，線副子など）と介助を行う．
- 歯が破折した場合，歯冠保存修復，歯内治療，抜歯などの準備と介助を行う．
- 治療後は疼痛や後出血に対する指導を行う．
- 口腔を清潔に維持するために，受傷部位を刺激せず，かつ十分清潔が保てるような口腔清掃法を指導する．
- 脱臼した場合，「装置を壊さないようにする」「装置‐歯の間の食べ物・歯垢を丁寧に除去する」など，固定装置を装着した状態における口腔清掃法を指導する．
- 「歯の色変わりに注意する」など歯髄壊死の可能性とその注意も伝え，定期的受診を指導する．また，脱臼した場合，歯髄壊死の可能性は打撲より高いことを伝える．
- 保護者には幼児・学童期の受傷率が高いことを啓蒙し，再発を防止する．
- 外傷歯には速やかな処置が必要であることも啓蒙する．

エリスの分類
1級：エナメル質のみの歯の破折．
2級：象牙質まで及ぶ歯の破折．
3級：露髄を伴う歯の破折．
4級：歯髄死に陥った外傷歯．
5級：歯の完全脱臼・脱落．
6級：歯根破折を伴うもの．
7級：亜脱臼，陥入，挺出，外側転位など不完全脱臼．
8級：歯冠から歯根に及ぶ歯の破折．

線副子
顎骨骨折，歯槽骨骨折，歯の脱臼などの際，整復固定を図るために歯列弓に沿って歯に結紮する鋼線の副子．

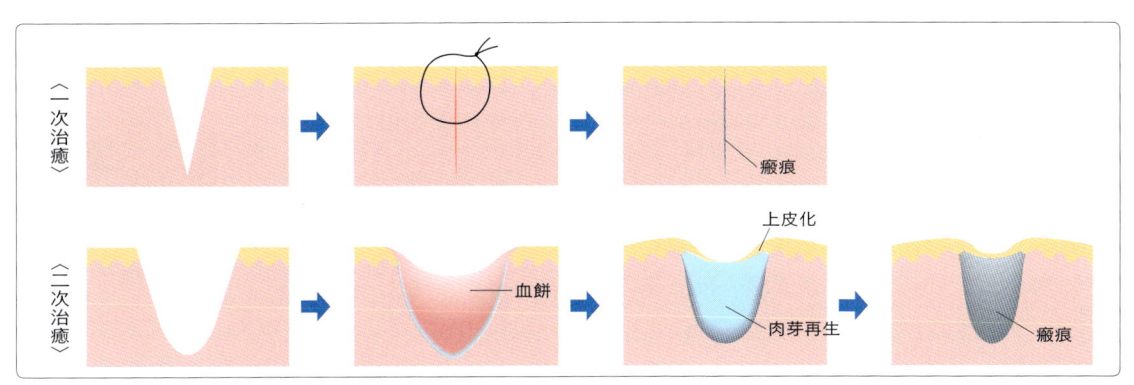

図3-4 軟組織損傷の創傷治癒過程

3-2 軟組織の損傷

　軟組織の損傷は，口唇，頰粘膜，舌などの顎顔面領域の軟組織損傷を指し，①機械的損傷，②温度的損傷，③化学的損傷，④電気的損傷および⑤放射線損傷などに分類される．機能面とともに審美的側面も考慮した治療が必要である．

　軟組織の創傷治癒過程は，①炎症期，②増殖期および③成熟期の3期に分けられる（図3-4）．すなわち，①炎症期：出血部位では，血小板凝集とフィブリン沈着により，受傷直後から生体防御反応としての止血機構が働く．血管透過性亢進により好中球やマクロファージによる異物や壊死物質の貪食が起きる．②増殖期：受傷3日目より肉芽組織が形成される．フィブリンはコラーゲン線維に置換される．創が再生上皮で覆われ始める．③成熟期：受傷2週よりコラーゲン線維は再編成され，創（きず）の収縮が起き瘢痕組織となる．また，経過の順調さにより，一次治癒と二次治癒に分けられる．

1）機械的損傷（図3-5，6）

【定義】交通事故，転倒，打撲，歯科治療時の事故など機械的外力による顎顔面領域の軟組織の損傷をいう．不適な義歯などによる口腔内の褥瘡性潰瘍も機械的損傷の一つといえる．

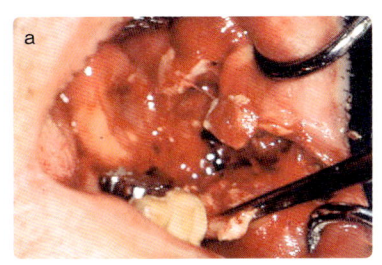

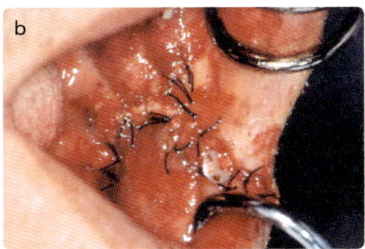

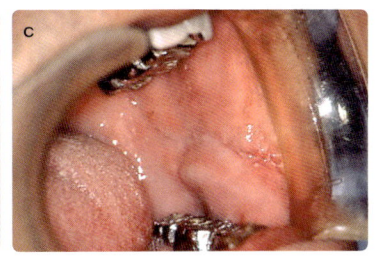

図3-5　機械的損傷（偶発事故による機械的損傷）
a：受傷時．b：縫合したところ．c：治癒したところ．

瘢痕組織
瘢痕組織とは，肉芽組織表面が上皮で覆われたものをいう．肉芽組織が結合組織化するに従い硬化しひきつった状態になる．

一次治癒と二次治癒
一次治癒は創面が密着して癒合し，順調に治癒する過程である．無菌的癒合で，瘢痕は最小限しか残らない．二次治癒は，組織欠損や，壊死組織・異物，細菌感染がある場合に創が開放したままで治癒する過程である．多量の肉芽組織が形成され，長時間経った後に創は閉鎖されるが，大きい瘢痕を残す．

【症状】創，腫脹，疼痛，出血や皮下・粘膜下出血がある．気道周辺の損傷の場合は気道閉塞も起こり得る．顔面神経の損傷で表情筋の運動麻痺や味覚障害，三叉神経の損傷で知覚麻痺を生じる．唾液腺管損傷により唾液排出障害が生じる．

【診断】外力がどのように働いたかを検討し，創の種類(切創，裂創，挫創，刺創など)とその位置を判断する．意識喪失，頭蓋内損傷の有無についても考慮する．異物迷入を疑う場合は画像検査も行い診断する．全身状態を把握し，他の合併損傷の有無を判断する．

【治療】創部は乾燥しないように保護し，出血時はまず止血する．開放性損傷の処置は，生理食塩液により十分な洗浄を行い，縫合する．除去すべき創や異物があればデブリードマンを行う．顔面におけるデブリードマンは審美的側面を考慮して最小限にする．大きな組織欠損に対しては植皮や皮弁による被覆が必要となることもある．創傷治癒には専用の創傷被覆材が有用である．感染が疑われる場合は抗菌剤の使用を考慮するが，消毒薬は用いない．

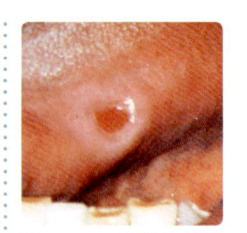

図3-6 機械的損傷（褥瘡性潰瘍）

デブリードマン
挫滅創・感染創の壊死組織，感染組織，異物を除去し健全な創にすること．

【歯科衛生士としての対応】
☞患者の全身状態と受傷状況を把握する．
☞患者やその家族の不安を和らげる
☞診断・治療に必要な器具・材料を準備する(縫合セット⇒chapter12参照)．
☞治療の補助を行う．
☞「全身・外傷部位の安静・清潔の保ち方，服薬の仕方」など治療後の歯科保健指導を行う．
☞「口腔清掃法」「食事の摂り方」など日常生活を維持するための歯科保健指導を行う．

2) 温度的損傷

【定義】熱傷(熱湯，タバコなどによる)，凍傷(寒冷などによる)など高温低温による顎顔面領域の軟組織の損傷をいう．

【症状】熱傷・凍傷などの温度的損傷は，深達度により分類されている(表3-1)．深達度により発赤，腫脹，疼痛，水疱，壊死などの症状が認められる．顔面の熱傷では，瘢痕形成や拘縮によって審美障害や開口障害が生じることもある．口腔粘膜の熱傷では，皮膚の熱傷と同様に腫脹・

表3-1 熱傷・凍傷の深達度による分類

	熱傷	凍傷	障害深達度
Ⅰ度	発赤と腫脹	発赤と腫脹	表皮にとどまる
Ⅱ度	水疱	水疱	表皮より深い真皮まで
Ⅲ度	壊死	壊死	皮膚全層，さらに皮下組織まで

水疱ができる．火事などの際，煙や水蒸気を吸入して口腔のみならず気道の粘膜が腫脹し，気道が狭窄すると窒息する可能性がある．

【診断】創部を確認し，その面積により重症度を判定する．Ⅱ度熱傷が体表面全体の10〜20％以上あると全身管理が必要となる．創の深達度についても診断する．口腔粘膜は目視が可能なので重症度の判定は可能である．熱傷が咽頭・気道に及ぶ場合は，ススの付着，嗄声，ラ音聴取などで重症度を推測する．

【治療】受傷部位が広範な場合は，全身管理が必要である．熱傷の場合，冷却，感染防止，上皮化を図る．治癒に時間がかかるとケロイド，肥厚性瘢痕が生じることもある．浅いⅡ度熱傷では，感染防止のため清潔を保ち，ガーゼ，軟膏，ドレッシング材を用いて保存的に治療する．水疱は，感染がなければ破らない．深いⅡ度熱傷やⅢ度熱傷では皮膚移植も考慮する．口腔粘膜の熱傷も，冷却，感染防止，上皮化を図る．一般に治癒は皮膚熱傷より早い．口腔内への薬剤の塗布は困難なので，必要な場合はスプリントなどの作製により，創の保護・薬剤投与を図る．凍傷の場合，患部が凍結しているときは，40〜42℃の湯内に入れて急速に凍結を解除する．また，安静，浮腫の軽減，感染防止，上皮化を図る．軟膏などを用いて保存的に治療する．壊死部があれば除去し，植皮や皮弁による再建を考慮する．

【歯科衛生士としての対応】
☞受傷から治療後に至る一般的対応手順は，機械的外傷と同様である．
☞小児の熱傷に対しては，受傷前の啓蒙策あるいは再発防止策として，小児(患者)の家族に以下のように注意する．
・高温の液体(熱湯など)を小児の近くに置かない．
・暖房機(ストーブ，温風ヒーターの吹き出し口)，蒸気吹き出し口(ポット，炊飯器)，アイロンなどに注意する．
☞ストッピングや加熱した歯科治療器具による熱傷に注意する．

3）化学的損傷

【定義】強酸，強アルカリ，重金属，有毒ガスなどの化学薬品によって生じる損傷をいう．歯科治療薬にも該当する薬品がある．

【症状】薬品種類・濃度・接触時間の違いより，発赤，腫脹，びらん，水疱，潰瘍，組織壊死などさまざまな症状が認められる．

【診断】創とその位置を確認し，受傷経過より損傷の程度(重症度)を予想・把握する．熱傷よりも，時間とともに皮膚深部へ損傷が進行することが多い．

【治療】汚染着衣・帽子・マスクの除去，損傷部位の洗浄の後，熱傷に準じた外用療法，疼痛・感染対策をとる．

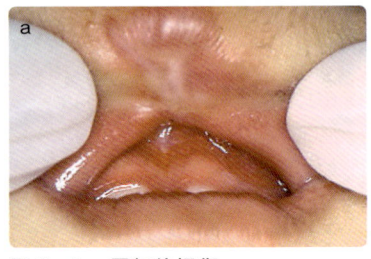

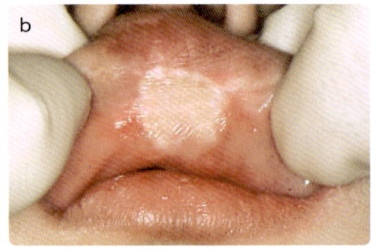

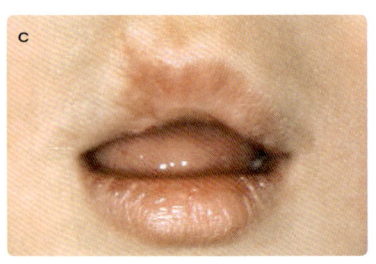

図3-7　電気的損傷
a：受傷後（瘢痕収縮が認められる）．b：植皮直後．c：治癒後．

【歯科衛生士としての対応】
☞受傷から治療後に至る一般的対応手順は，機械的外傷・温度的外傷と同様である．
☞歯科治療薬としてはパラホルムアルデヒド，次亜塩素酸ナトリウム，亜ヒ酸，硝酸銀など保存・管理に注意する．これらの薬剤は配置などにも注意して，治療している部位以外は患者に直接触れさせない．

4）電気的損傷（電撃傷）（図3-7）

【定義】感電による電気的軟組織障害をいう．重篤ではないが，口腔内修復物などの異種金属に起因するガルバニー電流による障害も含まれる．
【症状】電流障害あるいはジュール熱などによる熱傷が生じる．一般の熱傷と異なり，わずかな局所損傷でも不整脈を起こし，体表面の損傷の範囲の程度では重症度を判定できない．また，時間経過により局所の損傷が拡大する．発赤，浮腫，組織壊死などが生じる．後に瘢痕収縮により小口症（開口障害）が生じることもある．
【診断】創とその位置を確認し，受傷経過より損傷の程度（重症度）を予想・把握する．
【治療】体内の通電が疑われれば，全身管理を行う．体表面の熱傷に対しては，一般の熱傷の治療に準じ局所管理を行う．

ガルバニー電流
口腔内に異種金属があると，唾液などが電解質となり，異種金属間に電流が流れること．金属味を感じたり，疼痛・違和感を生じたりする．

【歯科衛生士としての対応】
☞受傷から治療後に至る一般的対応手順は，機械的外傷・温度的外傷・化学的外傷と同様である．
☞受傷前の啓蒙策あるいは再発防止策として，電源のソケットは口に含み電撃傷を起こす可能性があることを小児（患者）の家族に注意・指導する．

5）放射線損傷（図3-8）

【定義】放射線被曝事故あるいは頭頸部悪性腫瘍に対する放射線治療などで生じる電離放射線被曝による障害をいう．
【症状】全身症状としては大量放射線被曝により，悪心，嘔吐，全身倦怠な

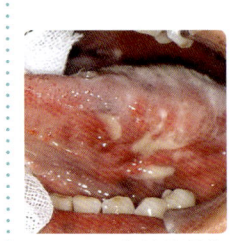

図3-8　放射線損傷
（放射線治療中の口内炎）

表 3-2　口内炎のグレードの分類（がん治療における副作用の判定基準：NCI-CTCAEv3.0の分類）

Grade 0：正常
Grade 1：粘膜の紅斑／わずかな症状で摂食に影響はない．
Grade 2：斑状潰瘍または偽膜／症状があるが，食べやすく加工した食事を摂取し嚥下することはできる．
Grade 3：融合した潰瘍または偽膜；わずかな外傷で出血／症状があり，十分な栄養や水分の経口摂取ができない．
Grade 4：組織の壊死，顕著な自然出血；生命を脅かす／生命を脅かす症状がある．
Grade 5：死亡

どが生じる．局所症状としては，口腔領域では口内炎・皮膚炎，唾液腺障害による口渇，味蕾細胞障害による味覚異常，摂食障害，う蝕，放射線性下顎壊死，開口障害が生じ得る（⇒ chapter 14-2：p.185参照）．

【診断】創とその位置を確認し，放射線被曝量および経過より，口内炎（表3-2），口渇，味覚異常の有無を確認し，損傷の程度（重症度）を予想・把握する．

【治療】大量放射線被曝が疑われれば，全身管理を行う．頭頸部癌放射線治療による口内炎の出現率はほぼ100％なので，歯石除去，歯周病治療，創部洗浄，ブラッシング，うがい，副腎皮質ステロイド薬やリドカインゼリーなどの塗布，セルフケア指導などの口腔ケアを治療前後に計画的に行う．口渇に対しては保湿指導，唾液分泌促進剤投与を行う．味覚障害に対しては食事の工夫を行い，顎骨骨髄炎に対しては抗菌剤投与・局所洗浄を行う．

【歯科衛生士としての対応】
☞被曝放射線量，被曝部位および重症度を把握し，介入計画を立てる．
☞頭頸部癌放射線治療による口内炎は必発であり避けられない．それに対する口腔ケアは効果が大きいため，歯科衛生にとって重要な過程である．放射線治療は計画的に行われるため，口内炎の進行も予測できる．そのため歯科衛生過程においても患者に対応するケアプランを作成し，計画的に対応する．

3-3　歯槽骨骨折（図3-9, 10）

【定義】歯槽骨は歯が植立している骨の部分の臨床的名称で，骨折が歯槽骨の範囲にあるものを歯槽骨（歯槽突起）骨折という．歯や歯肉の損傷との合併が多く，上顎前歯部に多い（骨折とは⇒3-4顎骨骨折：p.56参照）．

【症状】歯の動揺が著しく，歯と骨が同時に動揺する，あるいは隣接歯が同時に動揺する場合は歯槽骨骨折を疑う．エックス線写真検査で，歯槽骨の破折線が認められることもある．口腔粘膜の裂傷，出血，腫脹なども合併することがある．

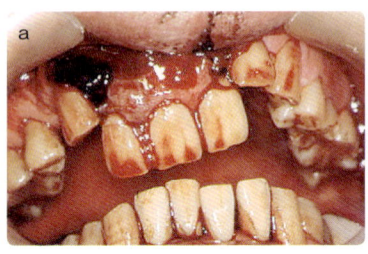

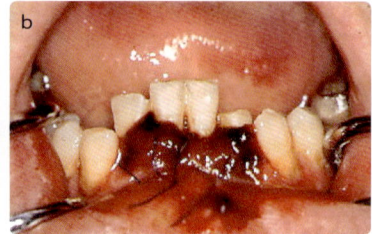

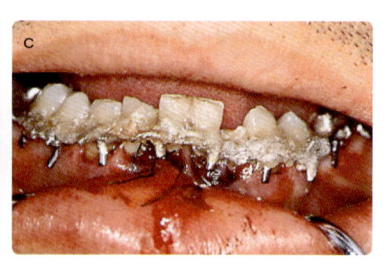

図 3-9　歯槽骨骨折
a：上顎前歯部歯槽骨骨折受傷時．b：下顎前歯部歯槽骨骨折受傷時(軟組織縫合後)．c：同，整復・固定後(線副子，ワイヤー，接着性レジンを用いて固定している)

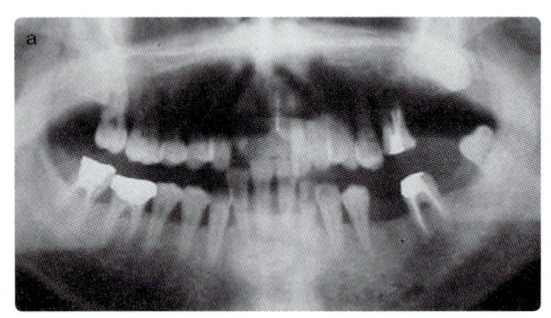

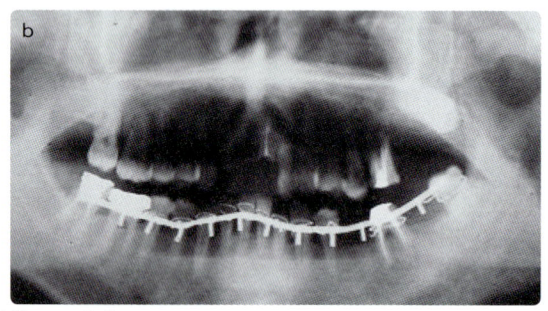

図 3-10　歯槽骨骨折(エックス線写真)．a：受傷時．b：整復・固定後．

【診断】骨折した部位を視診・触診とエックス線写真検査で確認し，診断する．歯の破折の合併についても確認する．

【治療】局所麻酔下で骨片を整復し，歯肉損傷があればこれを縫合する．周囲の残存歯を固定源にして数週間固定を行う．

【歯科衛生士としての対応】
☞患者の受傷状況を把握する．
☞患者やその家族の不安を和らげる．
☞診断・治療に必要な器具・材料を準備する(歯の脱臼に準じるが，必要に応じて顎骨骨折治療に用いる器材の一部と縫合用器材を加える)．
☞治療の補助を行う．
☞「全身・外傷部位の安静・清潔の保ち方」「出血に対する対処法」など治療後の歯科保健指導を行う．
☞「口腔清掃法」「食事のとり方」などについて，再受診の際に歯科保健指導を行う．

3-4　顎骨骨折

1) 骨折

【定義】骨折とは骨の連続性が絶たれることをいう．骨折は，通常炎症期(骨折周囲に腫脹，圧痛のある時期)，修復期(新しい骨＜仮骨＞の形成期)，リモ

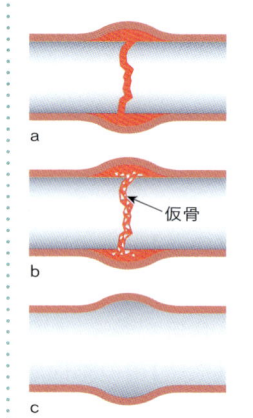

図 3-11　骨折治癒過程
a：炎症期，b：修復期，
c：リモデリング期．

デリング期(骨吸収・骨形成による元の骨の状態への回復期)を経て治癒する(図3-11).治癒に異常経過があると,変形癒合,遷延癒合,骨癒合不全(偽関節),骨髄炎などが生じる.骨折にはさまざまな分類がある.程度による分類(完全骨折,不完全骨折＜若木骨折＞),骨折部と外界の交通による分類(皮下＜単純＞骨折,開放骨折),原因による分類(外傷性骨折,病的骨折),受傷からの時間による分類(新鮮骨折,陳旧骨折),外力の作用部位による分類(直達骨折,介達骨折)などが挙げられる.顎顔面領域の骨折には,①上顎骨骨折,②下顎骨骨折,③頬骨骨折,④眼窩底骨折(吹き抜け骨折),および⑤鼻骨骨折などがある.

【症状】顎骨骨折では頭部損傷を伴うことがあるため注意が必要である.頭痛,嘔気,意識混濁により頭部損傷が疑われるときは脳外科などでの精査を優先する.また,出血性ショックなどの全身症状がある場合はその治療を優先する.神経損傷を合併することがあるので,その有無を確認する.骨折部位には,疼痛(自発痛,運動時痛,圧痛＜マルゲーヌ Malgaigne 圧痛＞),腫脹,咬合異常,顎運動障害,骨片の異常可動性,知覚異常などが認められる.

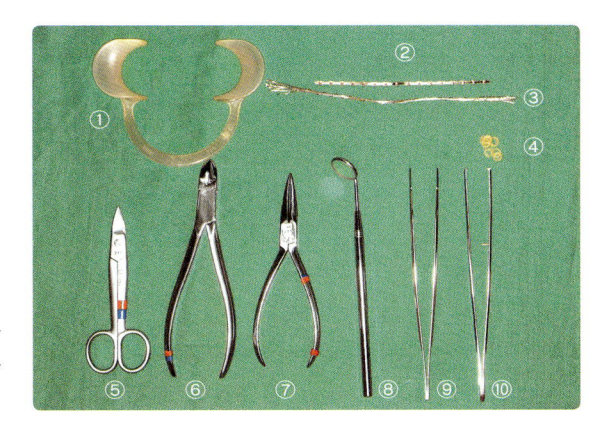

【診断】視診・触診による症状の確認と,エックス線写真検査(CT撮影を含む)での骨折線の確認により診断される.

【治療】頭部損傷・ショックなどに対する治療を優先する.出血に対する止血処置を行う.顎顔面領域損傷に対しては,軟組織に対する治療も併せ行う(⇒軟組織損傷の項を参照).顎骨に対しては,整復と固定を行い,咬合を回復させる.

＜整復と固定＞
　偏位した骨を正しい位置に戻し(整復),その位置にとどめること(固定).
①非観血的整復・固定法:徒手整復,顎間ゴム牽引などで整復し,固定(顎内固定・顎間固定)を行う方法をいう.線副子,顎間固定用スクリューなどを用いて口腔内に固定源を求める口内法(図3-12)と,オトガイ帽などで口腔外に固定源を口外法とがある.固定期間は施設・

偽関節
骨癒合不全のうち関節のように骨折間隙に関節液様の粘液性組織液が認められるものをいう.骨癒合不全全体を指すこともある.

若木骨折
骨の一部に亀裂が生じて曲がるが完全に折れてはいない骨折のこと.年少者の骨は柔らかいので,成人のように完全に骨が折れず,若木が折られるような骨折を起こすことがある.

病的骨折
基礎疾患(感染症,骨の腫瘍など)が原因で起きる骨折.通常では骨折に至らない外力でも骨折することがある.

介達骨折
外力が加わった部位から離れた部位で骨折すること.

マルゲーヌ圧痛
骨折線に一致した限局性圧痛のこと.

図3-12　線副子を用いた固定に使用する器材
①アングルワイダー.②線副子.③結紮用ワイヤー.④顎間牽引用ゴム.⑤金冠バサミ.⑥ワイヤーニッパー.⑦ホウプライヤー.⑧ミラー.⑨歯科用ピンセット.⑩有鈎ピンセット.

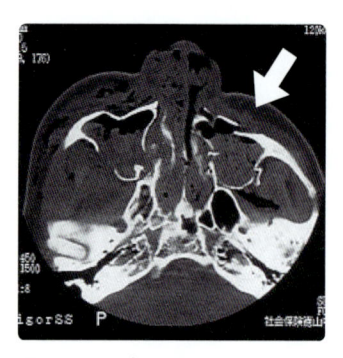

図 3-13 上顎骨骨折（エックス線写真：⇒骨折部）

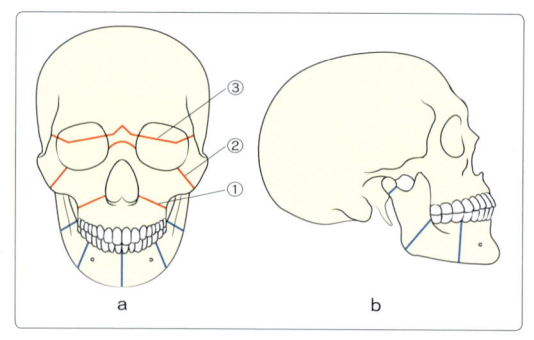

図 3-14 骨折の好発部位．a：正面像，b：側面像．

　　治療法によって異なるが，通常は数週間程度である．若年者は短く，高齢者は長めに行う．
　②観血的整復・固定法：切開により骨折部を露出し，手術的に整復・固定する方法をいう．骨折部を金属プレートや吸収性プレートなどで骨接合する．小骨片のつなぎ合わせなどに金属線による骨縫合が行われることもある．これらの方法は侵襲的ではあるが，顎間固定は必要ないかあるいはその固定期間を 1～2 週間以内短縮できる．

2）上顎骨骨折（図 3-13）

【定義】上顎骨の骨折をいう．
【症状】上顎骨骨折においては上顎骨が頰骨，鼻骨，口蓋骨などと結合しているため，隣接骨とともに骨折することが多い．疼痛，腫脹，変形，出血のほか歯・眼・耳・鼻の症状（歯の破折，鼻出血，耳出血，結膜出血，複視など）などが認められる．
＜分類＞
　上顎骨骨折は解剖学的な構造上から骨折しやすい部位があり，①歯槽突起を水平方向に骨折するもの，②顔面中央をピラミッド型に骨折するもの，③頭蓋との境を横長に骨折するものと部位別に分類されている［ルフォー（Le Fort）の分類：図 3-14］．
【診断】視診・触診による症状の確認と，エックス線写真検査での骨折線の確認により診断される．
【治療】骨折に対して整復，固定を行う．上顎骨骨折の場合，顎顔面のバランスと咬合を考慮し，固定する．

3）下顎骨骨折

【定義】下顎骨の骨折をいう．
【症状】下顎骨は外力を受けやすく，骨折しやすい．オトガイ部，関節突起頸部，下顎角部，骨体部など構造的に弱く外力を受けやすいところで骨

顎内固定・顎間固定
口腔内固定（口内法）は顎内固定と顎間固定に分類される．顎内固定は，抵抗源を同一顎内に求めるもので，顎間固定は抵抗源を反対側の顎に求めるものである．

金属プレート
骨片用の固定装置をいう．片顎にのみ固定点を求め，ねじを用いて骨片を連結する．チタンなどが用いられる．目的・大きさなどに応じて，コンプレッションプレート，架橋プレート，ミニプレート，マイクロプレートなどの種類に分けられる．

吸収性プレート
高分子材料を成形加工し作られた生体内吸収性骨接合材をいう．金属プレートに比較して機械的強度は低いが，骨折治癒後に再手術して取り出す必要はない．

上顎骨折好発部位 Le Fort の分類（図 3-14の上顎赤線部）
① Le Fort Ⅰ型骨折：梨状口外側壁－犬歯窩－上顎洞前壁・側壁－翼口蓋窩に至る上顎骨体部を横断する骨折．
② Le Fort Ⅱ型骨折：鼻骨－上顎骨前頭突起－下眼窩裂－頰骨上顎縫合－翼口蓋窩に至るピラミッド型骨折．顔面中央部が陥凹する（皿型顔貌）．
③ Le Fort Ⅲ型骨折：鼻骨－下眼窩裂－頰骨弓－頰骨側頭縫合を横走する骨折．

chapter 3　口腔の損傷

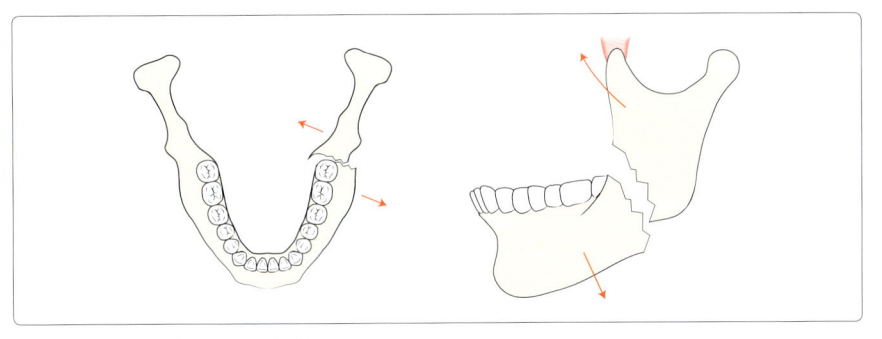

図 3-15　下顎骨における偏位
下顎骨では付着する筋の強い作用で骨折片が著しく偏位しやすく，咬合異常が著明になる．

折が起きやすい（図 3-14）．疼痛，腫脹，咬合異常など上顎骨と同様な症状があるが，下顎骨では付着する筋の強い作用で骨折片が著しく偏位し，咬合異常が著明になる（図 3-15）．関節突起骨折では開口障害も生じる．骨片呼吸なども生じる．

【診断】視診・触診による症状の確認と，エックス線写真検査での骨折線の確認により診断される．

【治療】骨折に対して整復，固定を行う．偏位がない場合は，非観血的に顎内固定や顎間固定などを行う（図 3-16 の a）．通常は観血的に金属プレートなどで固定する（図 3-16 の b～d）．術後も咬合異常と開口障害の有無をチェックする．

下顎骨骨折好発部位（図3-14の下顎青線部）
オトガイ部，関節突起頸部，下顎角部，骨体部の順で骨折が起きやすい．

骨片呼吸
開閉口の際，骨片が開いたり閉じたりするような偏位のこと．下顎正中部の骨折で顕著にみられる．

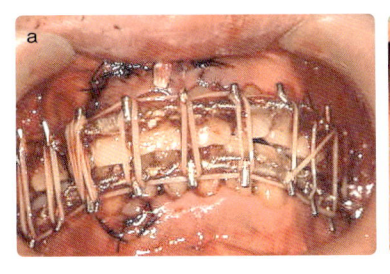

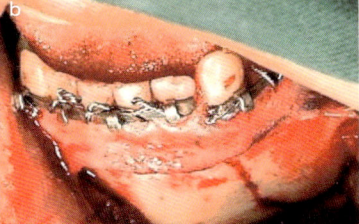

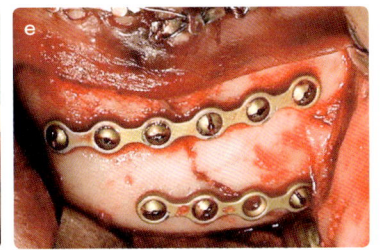

図 3-16　下顎骨骨折
a：非観血的整復・固定法（徒手整復を行い，線副子とワイヤーで顎内固定を行い，ゴム牽引を行っている．顎間固定は行っていない）．
b：観血的整復・固定法．左下顎骨の骨折．
c：左下顎骨の骨折部位のプレート固定．
d：下顎骨骨折プレート固定後のエックス線写真（⇒金属プレート）．

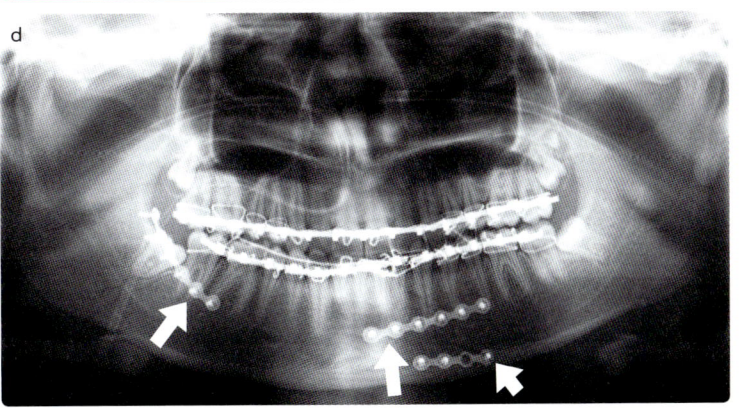

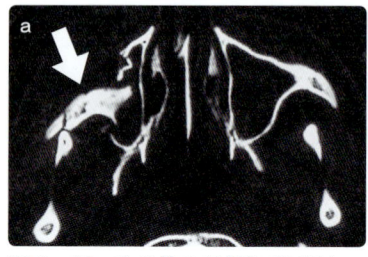

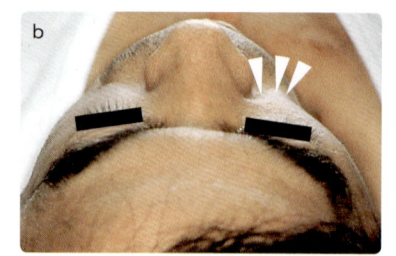

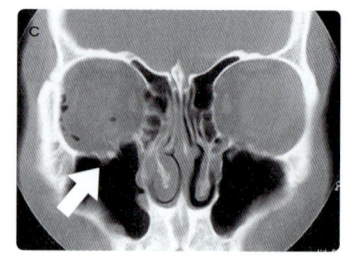

図 3-17　その他の骨折（口腔外科ハンドマニュアル'08, クインテッセンス出版より引用）
a：頬骨骨折（CT写真：⇒骨折部位），b：頬骨骨折における頬骨部の陥没（▷：陥没部），c：眼窩底骨折（⇒骨折部位）．

4）その他の骨折（図 3-17）

【定義】頬骨骨折は頬骨（頬骨体部・頬骨弓を含む）の骨折，眼窩底骨折（吹き抜け骨折）は眼窩の下壁の骨折，鼻骨骨折は鼻骨の骨折をいう．

【症状】疼痛，腫脹，変形，出血といった一般的な骨折の症状のほか，頬骨骨折は複視，鼻出血，顔面変形（とくに頬骨弓骨折では開口障害），眼窩底骨折は複視，眼球運動障害，眼球陥没，鼻出血鼻骨骨折は鼻の変形，鼻出血をみる．

【診断】視診・触診とエックス線写真検査より診断する．

【治療】基本的に整復・固定を行う．頬骨弓だけの骨折の場合は，側頭部毛髪内の切開から鉤で牽引することにより整復することができる．眼窩底骨折の場合は，複視や眼球陥凹が高度な場合は早急に陥入組織の整復を行う．鼻骨骨折の場合は，鉗子で鼻骨を外から挟んで整復し，鼻にガーゼパックし外側からギプスで固定する．

【歯科衛生士としての対応】

☞ 患者の受傷状況を把握し，「（一時的な）意識消失の有無」や「耳出血の既往」などの頭部損傷の合併に注意する．
☞ 患者やその家族の不安を和らげる．
☞ 骨の偏位，顔面の変形や複視の有無を確認する．
☞ 骨折部位に特異的な症状を理解し，患者に説明できるようにする．
☞ 診断・治療に必要な器具・材料を準備する．軟組織損傷があれば縫合用セットも準備する．治療の補助を行う．
☞ 「全身・外傷部位の安静・清潔の保ち方」「出血に対する対処法」など治療後の歯科保健指導を行う．
☞ 「口腔清掃法」「食事のとり方」などについて，歯科保健指導を行う．
☞ 顎間固定中は経管栄養や流動食の経口摂取となる．一般的な外傷と異なり開口できないため，歯の舌側面の清掃が困難である．できるだけ栄養摂取・口腔清掃が行えるよう指導する．

参考文献

1）日本口腔外科学会（編）．外傷診療ガイドライン．2008承認：1-40．
2）日本外傷歯学会（編）．外傷歯治療のガイドライン．2008：1-8．
3）日本口腔外科学会（編）．イラストでみる口腔外科手術第2巻．東京：クインテッセンス出版，2011：195-224．
4）日本口腔外科学会（編）．一般臨床家，口腔外科医のための口腔外科ハンドマニュアル．東京：クインテッセンス出版，2008：101-152．
5）白砂兼光，古郷幹彦（監修）．口腔外科学第3版．東京：医歯薬出版，2010：85-124．
6）佐藤田鶴子（編著）．顎・口腔領域の外傷．東京：南山堂，2007：1-109．

＊本章の図3-1, 2, 5, 6, 7, 8, 9, 10, 13, 16, 17は，九州歯科大学口腔顎顔面外科学講座・冨永和宏先生より提供．

復習しよう！

1 歯槽骨骨折の固定で使用するのはどれか．2つ選べ（'06）．
a 結紮鉗子
b 金属線
c 舌圧子
d 粘膜起子

2 顎骨骨折の好発部位でないのはどれか（'07）．
a 筋突起
b 上顎前歯部歯槽骨
c 関節突起
d オトガイ部

3 歯の外傷で正しいのはどれか．2つ選べ（'09）．
a 打撲は歯根膜炎をきたす．
b 歯槽骨骨折は脱臼を伴う．
c 小児では脱臼より破折が多い．
d 完全脱臼歯は再植の適応とならない．

＜解答＞
1：a，b
2：a
3：a，b

chapter 4　口腔粘膜疾患

学習目標
- □口腔粘膜に限局してみられる口腔粘膜疾患を列挙できる．
- □全身疾患と関連してみられる口腔粘膜疾患を列挙できる．
- □口腔粘膜疾患の病態を把握し，それぞれの症状，治療法を説明できる．
- □口腔粘膜疾患に対する歯科衛生士としての対応を説明できる．

　口腔粘膜疾患には，口腔粘膜に限局して現れる病変のほかに皮膚疾患や全身的疾患の一症状として現れる病変もあり，その成因は複雑で診断に苦慮することも少なくない．そのため近年では医科的知識に基づいて内科的アプローチを行う口腔内科が多施設で開設され，従来の口腔外科とともに口腔粘膜疾患の診断と治療を担うようになっている．

　本章では口腔粘膜疾患をその基本症状である潰瘍，水疱，紅斑とびらん，白斑，色素沈着，口腔乾燥に分類して概説する．さらに舌，口唇に発症する代表的な病変についても概説を加えた．歯科衛生士はこれらの口腔粘膜疾患を十分理解したうえで対応しなければならない．

4-1　潰瘍を主徴とする疾患

1）アフタ（aphtha）

　アフタとは口腔粘膜に発生する境界明瞭で類円形の有痛性小潰瘍のことである．周囲に紅暈（こううん）と表面に偽膜を有するのが特徴で，接触痛が著明であるが1週間程度で自然治癒する．

（1）再発性アフタ（図4-1）

【定義】アフタの再発を繰り返す疾患で慢性再発性アフタとも呼ばれ，口腔粘膜疾患に中でもっとも発生頻度が高い．口唇，舌，頰粘膜に好発する．原因は不明であるが，誘因として疲労，ストレス，ビタミン不足，女性の性周期などが考えられている．

【症状】前駆症状に乏しく，口腔粘膜に直径が5mm未満の浅い小潰瘍が1～数個出現し，1～2週間で瘢痕を残さずに自然治癒する．時には直径が10mmを超え深い潰瘍を生じるアフタもあり，治癒には1か月以上を要する症例もみられる．

【診断】現病歴と視診にて診断は容易であるが，ウイルス性疾患との鑑別を要する．

【治療】自然治癒することが多いが，局所的に副腎皮質ステロイド薬含有の軟膏，貼付薬を使用すると症状の軽減が図れ，治癒も早い．またビタミ

紅暈
発疹の周囲に生じる紅斑のこと．

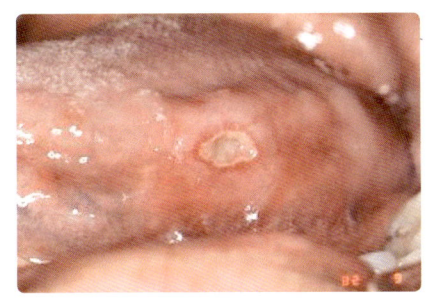

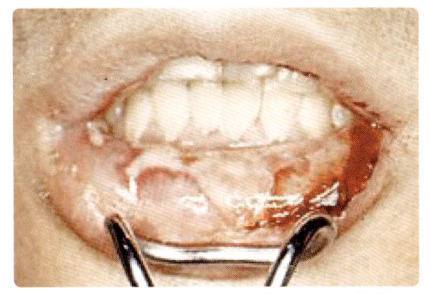

図4-1　舌縁部にみられる再発性アフタ

図4-2　ベーチェット病の口唇粘膜にみられるアフタ

ンB群，ビタミンCの投与を行う．

(2) ベーチェット病(Behçet病)

【定義】口腔粘膜の再発性アフタ，皮膚症状，眼症状，外陰部潰瘍を主症状とする難治性の自己免疫疾患である．20～30歳代の男性に好発し，小児や老人期には少ない．原因は不明であるが連鎖球菌由来のタンパク質に対する自己免疫反応説が有力視されている．

【症状】以下の4症状を特徴とする．

① 口腔粘膜の再発性アフタ(図4-2)：本症で必発の病変であり初発症状として現れる．
② 皮膚症状：結節性紅斑が多く現れ，増悪，寛解を繰り返す．針を刺した部位が赤く腫れ上がる(針反応)．
③ 眼の虹彩網様体炎あるいは網膜ぶどう膜炎：他の症状より遅れて出現し，再発性で徐々に視力低下をきたす．
④ 外陰部潰瘍：男性では陰囊，女性では大小陰唇，腟壁に有痛性の潰瘍が出現する．

【診断】上記の4症状と針反応のうち2つがあればベーチェット病と診断される．

【治療】再発性アフタに対しては副腎皮質ステロイド薬含有軟膏や貼付薬を使用する．全身的には副腎皮質ステロイドや免疫抑制剤が用いられるが，寛解と再燃を繰り返す．

(3) ベドナーアフタ(Bednar aphtha)

【定義】乳児の口蓋にみられる浅い外傷性潰瘍のことで，授乳時に硬い乳首で摩擦された場合や，ガーゼなどによる機械的刺激によって生じる．

【治療】多くは自然消失するが，抗菌薬含有軟膏の塗布も有効である．

2) 口内炎

(1) 褥瘡性潰瘍(図4-3)

【定義】歯，義歯，歯冠修復物などによる圧迫や摩擦などの機械的刺激が繰り返されることで生じる潰瘍のことをいう．経過が長い場合には潰瘍の

自己免疫疾患

通常自己の正常成分に対しては反応しないが，何らかの機転で自己に対する免疫反応が生じ，それによって引き起こされる疾患群を自己免疫疾患という．口腔粘膜疾患ではベーチェット病や天疱瘡，類天疱瘡(後述)がこれに該当する．

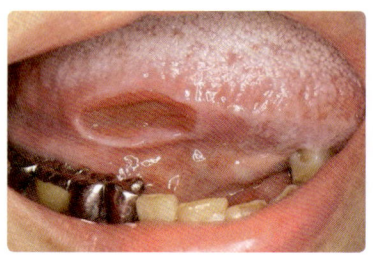

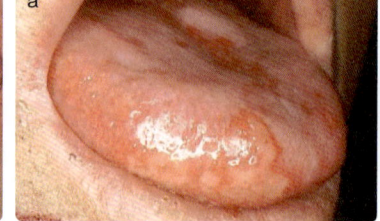

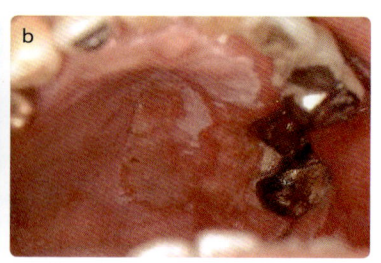

図4-3 歯の持続的な刺激によって舌に発症した褥瘡性潰瘍

図4-4 放射線性口内炎．a：舌．b：口蓋．

周囲に硬結を触知することもあり，口腔癌との鑑別が必要となる．
【症状】刺激物の形態と一致して潰瘍が形成され，疼痛を伴うことが多い．う蝕歯辺縁，不適合な義歯や歯冠補綴装置，歯科矯正装置，歯列不正の歯などによる持続的な刺激が原因となる．
【治療】原因となる刺激を除去して治癒した場合に確定診断となる．原因を除去しても治癒しない場合は，すみやかに病理組織検査を行ってがん性潰瘍と鑑別する．

(2) 放射線性口内炎（図4-4）
【定義】口腔癌に対する放射線治療に伴って生じる口腔粘膜の炎症で，照射量の増加に伴って粘膜の紅斑からびらん，潰瘍形成に至る．
【症状】強い接触痛，灼熱感があり，放射線治療の終盤には義歯の使用も困難になり，多くの症例で食事摂取困難に陥る．
【治療】口内炎が重篤になり，全身状態が悪化すれば放射線治療を中止し，粘膜の回復を図る．その間の疼痛と経口摂取困難に対しては局所麻酔剤含有のゼリーや経管栄養で対応する．

(3) リガ・フェーデ病（Riga-Fede病）（図4-5）
【定義】乳幼児の哺乳時に出産歯や新生歯の先端と舌下面や舌小帯が摩擦することで生じる潰瘍性病変のことで，類円形の潰瘍を認める．長期化すると線維性肉芽組織の増殖がみられることがある．
【治療】原因歯の抜去か摩擦している歯の鋭縁部を削合する．

【歯科衛生士としての対応】
☞アフタ，口内炎については二次感染予防のための含嗽と口腔清掃を指導する．アフタの患者ではベーチェット病の可能性を念頭に置いて慎重に問診を行う必要がある．
☞褥瘡性潰瘍はがんとの鑑別が重要である．
☞放射線性口内炎に対しては近年，さまざまな専門的口腔ケアの手法が開発されており，それぞれの治療段階に応じた口腔ケアを選択することが重要である．また，放射線治療後の口腔乾燥にも対処しなければならない．

壊死性潰瘍性口内炎
本症は壊死に陥った歯肉に細菌感染が加わり，壊死を伴う潰瘍が口腔全体に拡大した口内炎のことで，抵抗力の減弱した成人にみられることが多いが，近年は発症がきわめて少なくなっている．抗菌薬と栄養管理で改善を図るが，その間の専門的口腔ケアが不可欠である．

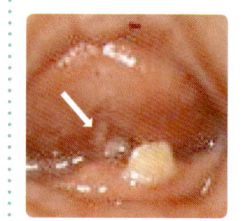

図4-5 リガ・フェーデ病（⇒舌下面の潰瘍）

chapter 4　口腔粘膜疾患

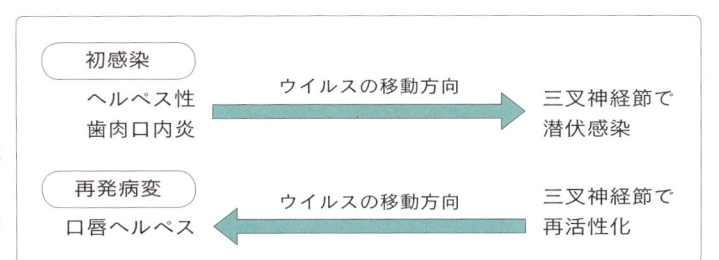

図4-6　単純ヘルペスウイルス(HSV)感染の特徴

```
初感染
ヘルペス性   ウイルスの移動方向 →   三叉神経節で
歯肉口内炎                         潜伏感染

再発病変
口唇ヘルペス ← ウイルスの移動方向   三叉神経節で
                                  再活性化
```

HSV
1型(HSV-1)と2型(HSV-2)に分けられるが，口腔に感染するのはほとんど1型である．

4-2　水疱形成を主徴とする疾患

　口腔粘膜に水疱を形成する疾患の多くはウイルス性であるが，皮膚と口腔粘膜に水疱とびらんを生じる自己免疫疾患も存在する．

1）ウイルス性疾患
（1）単純ヘルペスウイルス感染症

　単純ヘルペスウイルス（HSV：Herpes Simplex Virus）の感染で発症するウイルス性疾患で，特徴は初感染病変が治癒してもウイルスが三叉神経節や脊髄後根神経節に移行して潜伏感染状態となり，種々の誘因によって再活性化して口唇に再発病変（口唇ヘルペス）を生じることである（図4-6）．

①ヘルペス性歯肉口内炎（疱疹性口内炎）（図4-7）
【定義】HSV-1の初感染後3〜7日後に発症する歯肉口内炎のことで，6歳以下の小児期に好発する．1〜2週間で抗体が形成され自然に治癒する．
【症状】発熱，倦怠感などの感冒様症状が出現した後に歯肉，口唇粘膜，舌，口蓋の粘膜に小水疱が出現する．水疱はすぐに破れてびらんや小潰瘍になる．また口腔粘膜の広範な発赤を伴うこともあり，強い疼痛のために食事摂取困難になる．HSV-1は乳幼児期に初感染し，ほとんどの場合は不顕性感染となるが，近年，HSV-1の感染経験のない成人が増加傾向に

ヘルペス性ひょう疽
患者の唾液を介して歯科医療従事者の指や幼児の指にウイルスが伝播し，発症したものをいう（図4-8）．

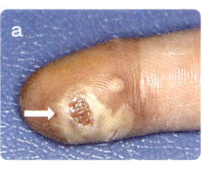

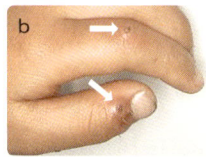

図4-8　ヘルペス性ひょう疽
a：患者の唾液から伝播して歯科医師の示指に発症．b：指しゃぶりによって患者本人（幼児）の指に発症．

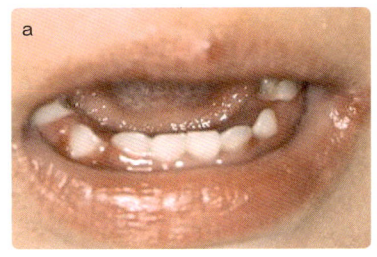

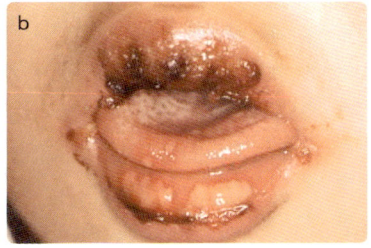

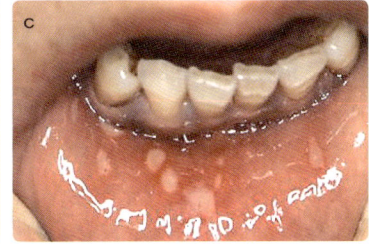

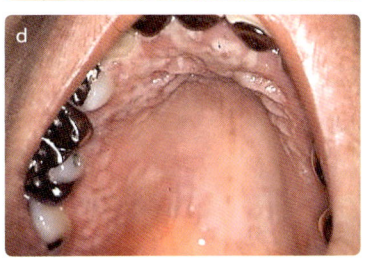

図4-7　ヘルペス性歯肉口内炎（疱疹性歯肉口内炎）
a：歯肉の発赤．b，c：口唇の潰瘍，びらん．d：口蓋粘膜のびらん．

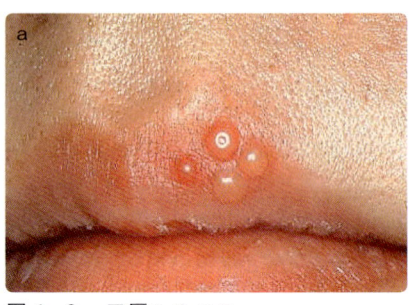

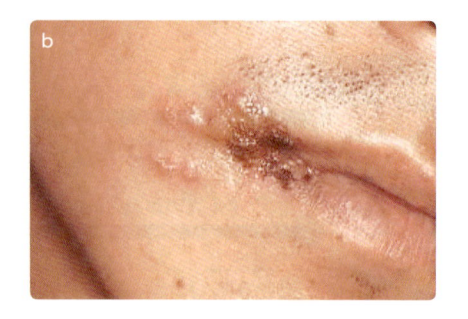

図4-9 口唇ヘルペス
a：小水疱の形成．b：小水疱が破れてびらんを形成．

あり，成人での初感染例もみられるようになってきた．
【診断】ウイルスの分離，抗原検出，DNA検出，抗体測定法などで確定する．
【治療】抗ウイルス薬であるアシクロビルをできるだけ早期から投与する（経口，点滴静注，軟膏塗布）．また対症療法として水分や栄養補給を行い，経口摂取が困難な場合には局所麻酔剤含有ゼリーを使用して食事摂取を支援する．

②口唇ヘルペス（口唇疱疹）（図4-9）
【定義】HSV-1の再活性化によって口唇およびその周囲皮膚に小水疱を形成する疾患である．成人で多く，紫外線暴露，発熱，疲労，歯科治療や手術などが再発の誘因となる．
【症状】前駆症状として赤唇部周囲の皮膚に掻痒感や灼熱感がみられ，数時間後に赤唇と皮膚との移行部に小水疱が形成される．水疱はすぐに破れてびらんとなり痂皮を形成して1週間程度で治癒する．
【診断】再発を繰り返している症例では診断は容易である．また再発を証明するためには抗HSV-1抗体検査が有用である．
【治療】アシクロビル軟膏を塗布するが，できるだけ早い時期（前駆症状）での塗布開始がより有効である．

（2）帯状疱疹（図4-10）
【定義】小児期に発症する水痘（水疱瘡）は水痘・帯状疱疹ウイルス（VZV：varicella-zoster virus）の感染症の初感染病変である．水痘が消褪した後もVZVは体内に残り，脳神経節（三叉神経節，顔面神経節）や脊髄神経節に潜伏する（潜伏感染）．その後VZVは宿主の免疫低下，栄養不良，過労，感冒，外傷などの誘因によって再活性化され，神経支配領域の皮膚，口腔粘膜に水疱を形成する．
【症状】水疱が形成される数日前から発症部位に疼痛を認め，その後神経支配領域に一致して片側性に帯状に水疱が出現する．皮膚の水疱は自壊してびらんとなり痂皮，瘢痕形成の経過をたどる．口腔粘膜の水疱はすぐに破れてびらんとなる．三叉神経の場合は第2・3枝に多く罹患し激しい疼痛がみられ，顔面神経に罹患すると顔面神経麻痺や味覚障害が現れ

不顕性感染
細菌やウイルスなど病原体の感染を受けたにもかかわらず，感染症状を発症していない状態をいう．一般に感染しても必ず発症するとはいえず，大部分がこの不顕性感染となる．

帯状疱疹
通常は3〜4週間で自然治癒するが，高齢者では皮疹が治癒した後も長期間にわたって罹患部に強い痛みが残存・持続することがあり，これを帯状疱疹後神経痛（PHN：postherpetic neuralgia）と呼ぶ．疼痛に対しては非ステロイド性抗炎症薬，副腎皮質ステロイド薬を併用し，PHNに対しては神経ブロック，三環系抗うつ薬，抗痙攣薬を用いることもある．

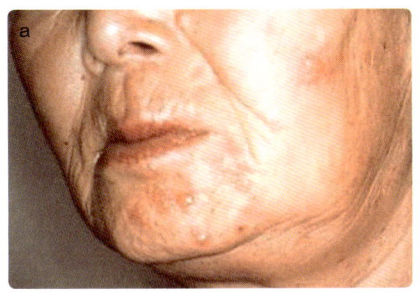

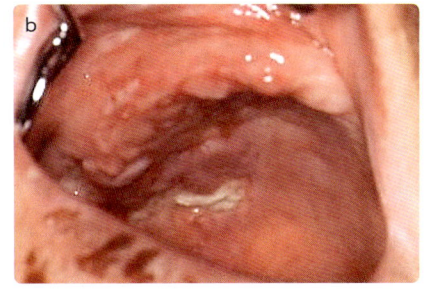

図4-10　帯状疱疹（左側三叉神経第2枝と第3枝に罹患した症例）

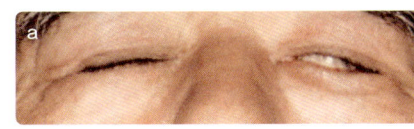

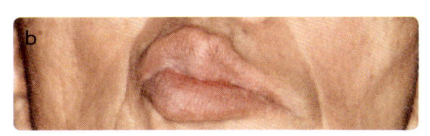

図4-11　ラムゼーハント症候群における左側顔面神経麻痺
a：Bell現象．b：口笛不能．

る．とくに外耳道や耳介周囲の水疱，顔面神経麻痺，耳鳴，難聴，めまいなどの内耳症状を示すものをラムゼーハント（Ramsay Hunt）症候群という（図4-11）．

【治療】自然治癒することが多いが，早期に抗ウイルス薬（アシクロビル）を投与することによって治癒までの期間が短縮され，PHNの発現も抑制できるといわれている．疼痛に対しては非ステロイド性抗炎症薬，副腎皮質ステロイド薬を併用する．本症の発症誘因として過労，栄養不良などがあることから積極的な栄養補給，安静に努めることが重要である．

（3）ヘルパンギーナ（herpangina）（図4-12）

【定義】コクサッキーウイルスAによる感染症で，夏に流行し，乳児，小児に多く発症する．

【症状】潜伏期間は3〜5日で，突然の高熱（38〜40℃）で発症し，軟口蓋を中心として口狭部の口腔粘膜に発赤，多数の小水疱が出現し，小水疱はすぐに破れてびらん，潰瘍となる．経過は短く2〜3日で解熱し，1週間程度で自然治癒する．

【治療】一般的に症状は軽度で自然治癒を待つが，疼痛と発熱に対しては非ステロイド系抗炎症薬を使用する．

（4）手足口病

【定義】エンテロウイルス71とコクサッキーウイルスA16が原因で発症するウイルス感染症で口腔粘膜，手掌，足蹠の発疹と小水疱を特徴とする．夏に流行し好発年齢は4歳以下で小児に集団で発症することもある．

【症状】4〜6日潜伏期ののちに発症し，発熱など軽度の感冒様症状のあと，口腔粘膜，手掌，足蹠に周囲に紅斑を伴う小水疱が出現する．口腔の小水疱はすぐに破れて潰瘍となる．

【治療】軽症例が多く，7〜10日で自然治癒する．

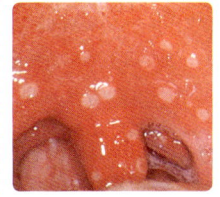

図4-12　ヘルパンギーナ（軟口蓋のびらんと潰瘍）

（5）麻疹
【定義】麻疹ウイルス感染によって全身に発疹をきたすウイルス性疾患である．はしかとも呼ばれる．10〜14日の潜伏期ののちに発症し，カタル期，発疹期，回復期を経て治癒する．
【症状】皮膚に発疹が現れる1〜4日前（カタル期）に両側頬粘膜に1〜3mm程度で周囲に発赤を伴う灰白色の斑点が集簇的に出現する．この斑点をコプリック斑と呼ぶ．その発現率は90％以上で診断に有用となる．
【治療】1歳過ぎの早期の麻疹ワクチン接種が推奨されている．

（6）後天性免疫不全症候群（AIDS：acquired immunodeficiency syndrome）
【定義】ヒト免疫不全ウイルス（HIV：human immunodeficiency virus）の感染により免疫低下をきたす疾患で，後天性免疫不全症候群またはAIDS（エイズ）と称している．HIVがヘルパーT細胞（T4細胞）上のCD4タンパクと結合して細胞内に侵入しウイルス増殖とT4細胞の破壊を引き起こし，その結果として重篤な免疫不全状態へ陥る．
【症状】カリニ肺炎，日和見感染，カポジ肉腫などさまざまな症状があり，発症後は1年以内に約50％が死亡するとされている．カリニ肺炎はAIDSの初発症状といわれており，口腔症状も比較的早期に出現する．口腔症状としては口腔カンジダ症（図4-13），難治性潰瘍，水疱，毛状白板症，口腔乾燥などがあり，口蓋や歯肉にはカポジ肉腫が発症する．
【治療】個々の症状・体質に合わせて複数の抗HIV薬を組み合わせて投与する治療法（HAART療法：Highly Active Anti-Retroviral Therapy）が主流であり，これによってウイルスの増殖を抑え，AIDSの発症を防ぐことが可能になっている．口腔症状に対しては対症療法にて対応する．

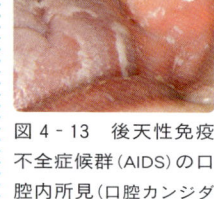

図4-13 後天性免疫不全症候群（AIDS）の口腔内所見（口腔カンジダ症）

2）自己免疫疾患

（1）天疱瘡（図4-14）・類天疱瘡
【定義】表皮や口腔粘膜の上皮細胞相互間の結合が失われ，上皮内に水疱が形成される自己免疫疾患で，尋常性天疱瘡，増殖性天疱瘡，落葉状天疱瘡，紅斑性天疱瘡の4型に分類され，このうち尋常性天疱瘡がもっとも多い．類天疱瘡は水疱性類天疱瘡と粘膜類天疱瘡に分けられ，口腔では後者の頻度が高い．

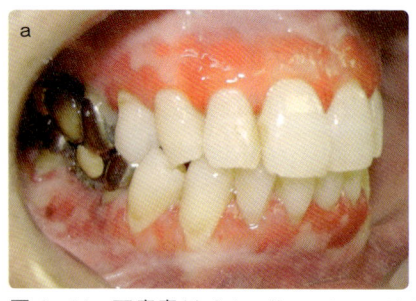

図4-14 天疱瘡（歯肉と口蓋のびらん，潰瘍）

【症状】前駆症状がなく，突然に粘膜，皮膚に水疱が出現する．水疱は破れやすく，口腔粘膜では易出血性のびらん，潰瘍となる．尋常性天疱瘡ではほぼ全例で口腔病変がみられる．病変周囲の正常な皮膚をこすると上皮が剥離あるいは水疱を形成する．また粘膜上皮も容易に剥がれ出血性びらんとなる．この現象を「ニコルスキー現象」という．

【診断】病理組織学的所見と蛍光抗体法による自己抗体の検出によって診断する．

【治療】副腎皮質ステロイド薬，免疫抑制剤，抗菌薬の投与，栄養補給などが行われる．口腔内の疼痛が強いときは局所麻酔剤含有のゼリーを使用する．

【歯科衛生士としての対応】

☞ 口唇ヘルペスの小水疱の内溶液にはウイルスが多量に含まれており，歯科医療従事者が感染媒体とならないように配慮しなければならない．

☞ 帯状疱疹患者では疼痛によって口腔内の衛生状態が不良になるため，疼痛に配慮した専門的口腔ケアを必要とする．また疼痛による経口摂取制限がある場合には多職種との連携（歯科衛生士，薬剤師，栄養士など）による適切な食事指導も重要である．

☞ AIDS患者においてはいたずらに感染を恐れないよう対応する．抗ウイルス薬によってコントロールされている患者については標準予防策（スタンダードプリコーション⇒chapter12：p.163参照）を遵守することで感染の拡大を防ぐことが可能である．また適切な口腔清掃と専門的口腔ケアは症状を軽減するだけでなく，病変の進展も抑制できることを認識して歯科衛生ケアプロセスを遂行する．

☞ 天疱瘡，類天疱瘡の患者では歯科用のエアや探針でも容易に表皮が剥がれ，水疱を形成するので専門的口腔ケアを行う際には十分な配慮が必要である．

4-3 紅斑・びらんを主徴とする疾患

1）紅板症（図4-15）

【定義】紅色肥厚症とも呼ばれビロード状の紅斑として生じる肥厚性病変で，癌化率が40～50％と高く，白板症とともに前癌病変の一つに挙げられる．初診時にはすでに初期がんになっている症例も少なくない．50～60歳代に好発する．

【症状】均一に紅色を示す境界明瞭なビロード状の斑状病変で，早期浸潤がんや上皮内がんとの鑑別を要す．舌，頬粘膜，口蓋に多くみられる．

【治療】高率に癌化することを念頭に置いて，病変が小さい場合は切除生検，それ以外は周囲健常組織を含めた外科的切除を行う．また長期間にわたる経過観察は必要である．

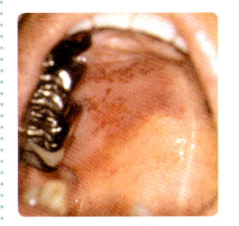

図4-15 口蓋にみられる紅板症

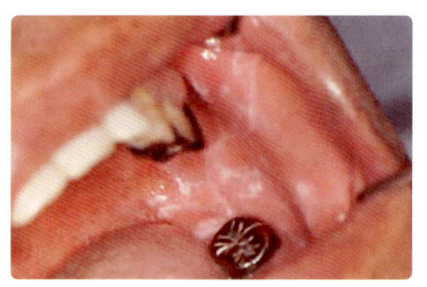

図 4-16　口腔扁平苔癬（頬粘膜）　　　図 4-17　多形滲出性紅斑

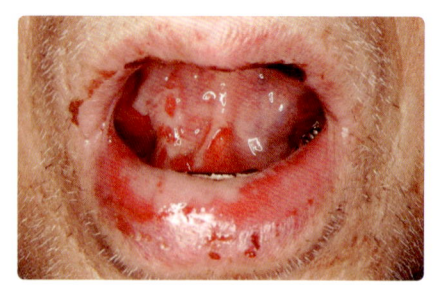

2）扁平苔癬（図 4-16）

【定義】口腔粘膜の角化異常を伴う慢性炎症性粘膜疾患で，口腔粘膜のほかに外陰部，食道，皮膚にもみられる．原因は不明であるが薬物や歯科金属アレルギー，C 型肝炎ウイルス感染，内分泌異常，精神的ストレスなどが考えられており，中高年の女性に多い．まれに悪性化するとの報告もあることから前癌状態の病変に含まれる．

【症状】好発部位は頬粘膜で，線状から網目状，レース状，環状を呈するもの，発赤，びらんを伴うものもある．肉眼的所見から網状型，委縮型，びらん型の 3 型に大別する分類や，そのうえに潰瘍型，丘型，水疱型，白斑型を加える分類もある．刺激痛，灼熱感があり，多くは慢性の経過をたどる．

【診断】白板症，カンジダ症との鑑別のため，病理組織検査を行い，確定する．

【治療】自然治癒しにくい難治性疾患であり，局所的には副腎皮質ステロイド薬含有軟膏を塗布する．悪性化の報告もあることから長期的な経過観察が必要である．

3）多形滲出性紅斑（図 4-17）

【定義】皮膚や粘膜に紅斑，びらん，水疱を生じる急性非化膿性炎症性病変である．病因は不明であるが，単純ヘルペスウイルス，マイコプラズマなどの微生物，サルファ薬，非ステロイド性抗炎症薬，抗菌薬などの薬剤，食品などに対するアレルギー反応が有力視されている．

【症状】症状が皮膚あるいは口腔粘膜に限局する軽症型と全身症状を伴う重症型に分類される．軽症型では口腔粘膜に紅斑，水疱，びらんが出現し，重症型では高熱，関節痛，頭痛，胃腸障害に加えて眼，口唇，鼻，外陰部の粘膜にも紅斑，水疱，びらんが出現する．皮膚反応，粘膜症状，眼症状や重篤な全身症状を伴うものをスティーブンス・ジョンソン症候群（SJS：Stevens-Johnson syndrome）と呼び，びらん面積が全身の 30％を超える進展症例を中毒性表皮壊死症（toxic epidermal necrolysis：TEN）と呼ぶ．

【治療】主な治療は原因の除去であり，あわせて副腎皮質ステロイド薬の全身投与を行う．通常数週間で治癒する．

薬疹

投与された薬剤が抗原となって皮膚や粘膜に病変を発現するもので，鎮痛薬，抗菌薬，局所麻酔薬，抗がん薬などの頻度が高い．同一薬剤によってつねに同一部位に紅斑が出現するものを固定薬疹という．原因となる薬剤の中止と抗ヒスタミン薬の投与（全身，局所）を行う．症状の程度により皮膚科受診を勧める（図 4-18）．

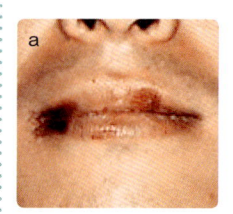

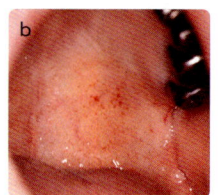

図 4-18　薬疹
a：口唇部．b：口蓋粘膜．

【歯科衛生士としての対応】
☞紅板症，口腔扁平苔癬では悪性化を念頭に置いて早期に病理組織診断を行い，長期間に経過観察を継続することが重要である．

4-4 白斑を主徴とする疾患

1）白板症（leukoplakia）（図4-19）

【定義】口腔粘膜に生じた摩擦によって除去できない白色の板状あるいは斑状の角化性病変である．紅板症と同様に前癌病変の一つとされており，50〜70歳の男性に多く，好発部位は頰粘膜，舌，口底，口蓋である．

【症状】境界明瞭な疣状または扁平な無痛性の白斑として現れる．潰瘍やびらんが混在する場合は口腔扁平上皮癌に進展する確率が高い．原因は明らかではないが，局所的刺激として喫煙，アルコール飲料，刺激性食品，歯の鋭縁部の持続刺激，全身的には貧血，ビタミン不足，低アルブミン血症などが挙げられる．

【診断】細胞診，生検，切除生検を行い病理組織学的に確定診断を得る．上皮異形成の程度が重要で，高度，中等度，軽度に分類され，高度上皮異形成を示す白板症の癌化率は高い．扁平苔癬，慢性肥厚性口腔カンジダ症，扁平上皮癌との鑑別が必要である．

【治療】生検での病理組織診断にて中等度〜高度異形成と診断された場合には病変部を全切除する．病変が小さい場合は切除生検を行う．たとえ悪性所見がなくても継続的な経過観察が必要である．

2）口腔カンジダ症（図4-20）

【定義】カンジダ菌の感染による真菌症で，とくに*Candida albicans*よって生じることが多い．基礎疾患（悪性腫瘍，血液疾患，糖尿病，腎疾患など）を背景とする宿主の抵抗性が減弱した場合の日和見感染，あるいは，抗菌薬やステロイド薬の長期投与による菌交代現象としても発症する．

【症状】口腔粘膜や口角に白色から乳白色の不規則な白苔が孤立性または多発性に付着し，帯状斑紋状に拡大する．症状の悪化に伴いびらんになり，やがて有痛性，難治性，浅在性のアフタ様潰瘍を形成する．

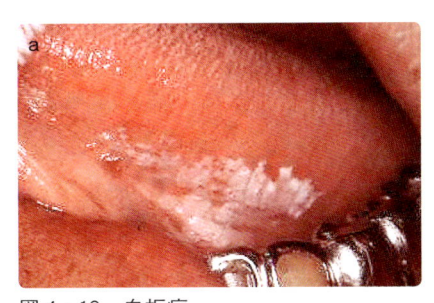

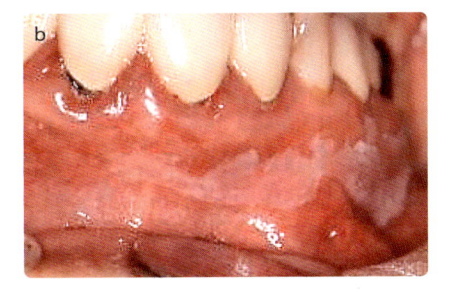

図4-19　白板症
a：舌下面．b：歯肉．

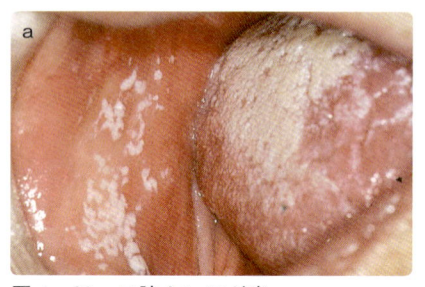

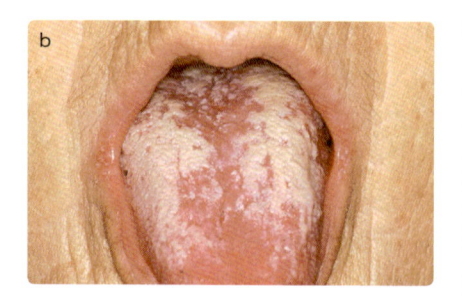

図4-20 口腔カンジダ症
a：頰粘膜．b：舌．

口腔カンジダ症の分類
①偽膜性カンジダ症
点状の白斑が帯状に進展し，ガーゼでこすると容易に剥離できる．時には剥離しがたい偽膜形成例もあり，無理に剥離すると出血をきたし，びらん，潰瘍となる．
②萎縮性カンジダ症
義歯性口内炎ともよばれ，義歯床粘膜に生じ，多くは無症状である．
③肥厚性カンジダ症
時に上皮層の肥厚型として現れ，白色被膜が粘膜表層に固着して角化が亢進する．
④カンジダ性口角炎
口角部の粘膜と皮膚に生じた亀裂にカンジダ菌が増殖したもので，高齢者に多い．

【診断】白苔部の塗抹標本で酵母様の仮性菌糸が認められるか，組織切片標本の角化上皮層に分岐状を呈する菌が証明されればカンジダ症と診断する．また培養による菌種同定も診断の有効な手段となる．
【治療】抗真菌薬（ミコナゾール，アンホテリシンBなど）の軟膏塗布や含漱が有効であり，あわせて口腔衛生状態の改善と体力の回復が重要である．

【歯科衛生士としての対応】
☞白板症は前癌病変であることを念頭において長期的な経過観察を行い，経過察中は病変の変化，進展に十分な注意を払うことが重要である．
☞口腔カンジダ症は要介護高齢者施設で高頻度に遭遇する粘膜疾患であり，専門的口腔ケアを含めた歯科衛生士の積極的な介入が必要である．

4-5 色素沈着を主徴とする疾患

1）生理的色素沈着（図4-21）
【定義】病的意義のない色素斑および色素沈着のことで，加齢に伴ってメラニン生成が増加し，口腔粘膜上皮の基底細胞や粘膜下結合組織に沈着することで生じる．基底細胞に沈着することで生じる．中高年以降に多く出現する．とくに治療の必要はないが，全身疾患に伴う色素沈着（後述）との鑑別が重要である．

2）色素性母斑（図4-22）
【定義】母斑細胞が増殖することで生じた黒褐色の色素斑あるいは結節で，女性にやや多い．
【症状】類円形で黒褐色の境界明瞭な斑状の色素斑あるは隆起性病変として現れる．皮膚に多く（ほくろ），口腔粘膜に発現するのはまれである．
【診断】悪性黒色腫（次項）との鑑別が重要で，半円形で軽度隆起した黒褐色病変は注意を要する．
【治療】悪性化あるいは他の疾患との鑑別を考慮して切除を行い，病理組織検査にて確定する．

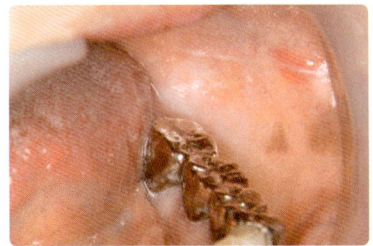

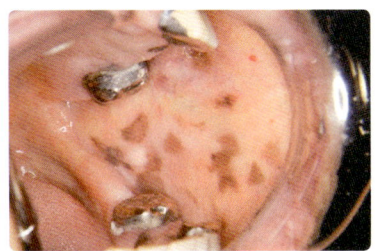

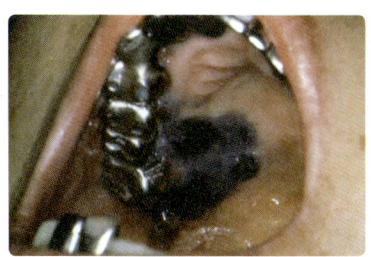

図4-21 頰粘膜にみられた生理的色素沈着

図4-22 色素性母斑

図4-23 悪性黒色腫

3）悪性黒色腫（図4-23）

【定義】メラニン産生能を有する色素産生細胞（メラノサイト）に由来する悪性腫瘍で，悪性黒色腫全体の1/3が皮膚に発生し，発生頻度は白人で高い傾向にある．逆に日本人の口腔粘膜での発生頻度は白人よりも高く，悪性黒色腫全体の約10％といわれている．

【症状】口腔内では硬口蓋と上顎歯肉部に好発する．黒色を帯びた腫瘤として現れ，腫瘤の周囲には黒褐色の色素苔と呼ばれる前駆病変がある．さらにその外方を淡褐色の色素斑（衛星病変とも呼ばれる）が取り囲んでいる．まれにメラニン産生のない無色性悪性黒色腫も存在するので注意を要する．口腔にみられる悪性黒色腫は発見が比較的遅くなる傾向にあり，浸潤型も多いことから早期にリンパ節転移が起こる．予後もきわめて不良で皮膚原発悪性黒色腫の5年生存率が43.5％であるのに対し，口腔粘膜原発では20％以下となる．

【診断】一般に生検は腫瘍細胞を播腫する可能性があるため禁忌とされているが，それ以外の方法で確定診断が得られない場合は治療体制を整えて生検を行う．

【治療】可及的に腫瘍の辺縁部と基底部を含めて摘出する．さらに症例に応じて化学療法や免疫療法，放射線療法を併用する．

4）充填物，補綴物による色素沈着（図4-24）

【定義】充填物，補綴物を除去する際の歯科用金属粉の飛沫あるいは金属の溶出によって歯肉周囲粘膜に特有の着色が起こる．

【症状】重金属が体内に取り込まれた場合には黒褐色顆粒として細胞内に沈着し，鉛，蒼鉛は歯肉縁部に線状に沈着する．アマルガムが埋入した場合をとくにアマルガム刺青と呼ぶ．

【診断】メラニン色素沈着との鑑別が必要であり，重金属と関係した職業や服用薬剤，歯科治療歴も調査する．

【治療】審美的に問題があれば切除する．

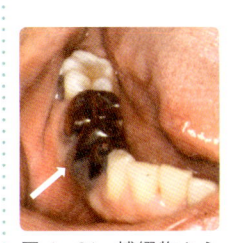

図4-24 補綴物からの金属の溶出による色素沈着

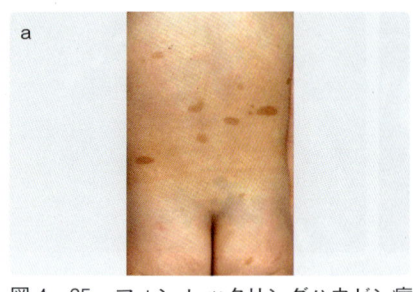

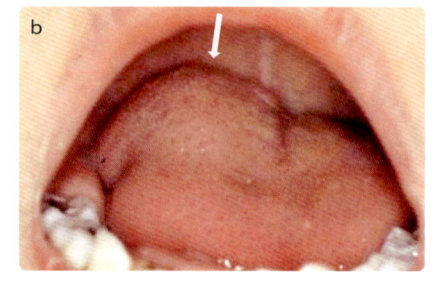

図 4-25　フォン レックリングハウゼン病
a：皮膚のカフェオレ斑．b：舌に発症した神経線維腫（⇒）．

5）全身疾患に伴う色素沈着

（1）アジソン病（Addison 病）

【定義】副腎皮質の病変によって副腎が破壊され，ステロイドホルモンが必要量以下に減少することで発症する．

【症状】易疲労，無気力症，体重減少から始まり，やがて口唇，歯肉，頰粘膜に黒褐色の斑点あるいは斑紋状の色素沈着を生じる．

【診断】組織学的に表皮基底細胞内に多量のメラニン顆粒が存在し，血中コルチゾールの低下，血中 ACTH の上昇がみられる．

【治療】原因疾患の治療が優先される．口腔の色素沈着は原疾患の処置によって好転するのでとくに処置の必要はない．

（2）フォン レックリングハウゼン病（von Recklinghausen 病）（図 4-25）

【定義】皮膚のカフェオレ斑と多発性神経線維腫を主徴とする常染色体優性遺伝性疾患で，小児期までにみられることが多い．

【症状】皮膚の色素斑が体幹にみられ，口腔では舌，口唇粘膜，口蓋，歯肉などに神経線維腫が単発あるいは多発性に生じる．増大すると歯列不正，咬合異常，巨舌症をきたす．

【治療】根治的治療はなく，機能障害や審美的に問題が生じた場合には切除する．

【歯科衛生士としての対応】
☞ 生理的色素沈着の原因として喫煙があることを念頭に置いて積極的な禁煙指導を行う．
☞ 悪性黒色腫は早期に全身に転移をきたす予後不良の悪性疾患であり，生理的色素沈着や色素性母斑との鑑別が重要となる．

4-6　口腔乾燥

1）シェーグレン症候群（Sjögren 症候群）

【定義】口腔，眼の乾燥を主徴とし，唾液腺や涙腺などの外分泌腺が特異的に障害される自己免疫疾患の一つで，30〜50歳の女性に好発する．

全身疾患に伴う色素沈着としてはその他にもポイッツ・イェーガー症候群（Peutz-Jeghers症候群：口腔粘膜，手指，足指に多発性の色素斑と胃腸粘膜の多発性のポリープを生じる疾患）（図 4-26）やマッキューン・オルブライト症候群（McCune-Albright 症候群：多発性線維性骨異形成症，皮膚の色素沈着および女児の性的早熟を三徴候とする疾患）などがある．

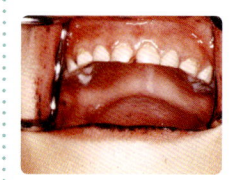

図 4-26　ポイッツ・イェーガー症候群（口唇部の多発性色素斑）

図4-27 シェーグレン症候群(舌の乳頭萎縮)

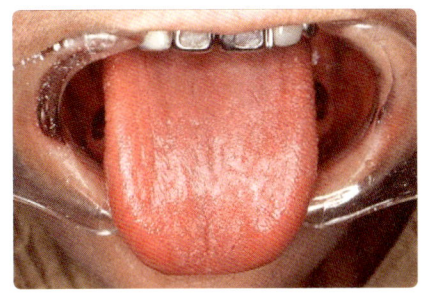

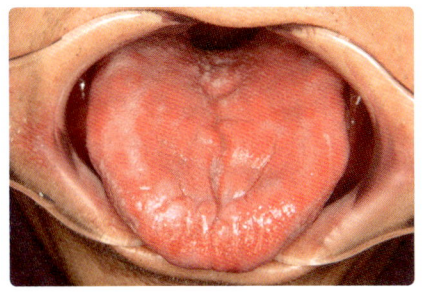

図4-28 放射線治療後口腔乾燥

【症状】口腔症状として口腔乾燥，口渇がみられ，それに伴って会話，咀嚼，嚥下機能の障害をきたす．口腔粘膜は乾燥し，舌は乳頭萎縮によって平滑となり疼痛や味覚障害が生じることもある(図4-27)．また口角のひび割れや口角炎も随伴する．眼の症状として乾燥による異物感，易疲労感，発赤，かゆみ，灼熱感などがみられる(⇒chapter 9 唾液腺疾患を参照)．

2) 放射線治療後口腔乾燥(図4-28)
【定義】頭頸部領域のがんに対して放射線治療が行われる際に照射野にある小唾液腺，大唾液腺が障害を受け，唾液分泌量が減少して口腔乾燥をきたす．
【症状】口腔乾燥症に加えて放射線性口内炎も発症しているので口内の疼痛が著明になり，会話や食事摂取困難をきたす．
【治療】口腔乾燥症に対しては水分補給と含漱剤の使用，唾液分泌を促進させる食べ物を勧める．また人工唾液(サリベート®)やヒアルロン酸含有スプレーなど各種口内保湿剤を併用する．また唾液分泌を促進する内服薬として塩酸セビメリン(サリグレン®)，塩酸ピロカルピン(サラジェン®)，植物アルカロイド(セファランチン®)などが用いられる．

3) その他の口腔乾燥症(ドライマウス)
口腔乾燥の原因は多彩であり，発熱，発汗，下痢，嘔吐，糖尿病，尿崩症など脱水の結果として口腔乾燥を生じる．また降圧利尿薬，抗ヒスタミン薬，向精神薬，抗腫瘍薬など長期に投与されている薬剤の副作用として現れるものを薬剤性口腔乾燥，抑うつ状態，ストレス，精神緊張，興奮などによりものを心因性口腔乾燥と呼ぶ．いずれも対処療法が主体となる．

【歯科衛生士としての対応】
☞口腔乾燥症患者は口腔が不潔になりやすく，口腔粘膜炎も生じやすいので歯科衛生士による専門的な口腔ケアが必要である．
☞摂食嚥下障害を伴う症例では看護師や栄養士との連携を図り，チームによる栄養指導が重要となる．

4-7 舌の病変

1）地図状舌（図4-29）
【定義】舌背部に地図状の斑紋を呈する病変で，小児や若い女性に多い．
【症状】中央部が鮮紅色で，周囲を帯状の白色病変が取り囲み，形態を変化させながら拡大融合していく．全体の経過は数か月から数年に及ぶ．多くは無症状であるが時に刺激痛や味覚障害を認める．
【治療】自覚症状がなければ放置するが，刺激痛のあるときは対症的にトローチ投与，含嗽を勧める．

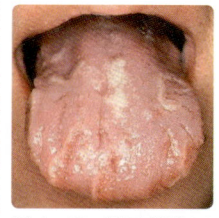

図4-29 地図状舌（舌背部の地図状斑紋）

2）溝状舌（図4-30）
【定義】舌背の表面に多数の溝がみられる状態をいう．皺状舌ともいわれ，年齢とともに溝が顕著になり，老年期でもっとも多い．舌の慢性炎症やビタミン欠乏によって起こるともいわれている．
【症状】溝周囲は健常粘膜で被覆されているが，溝内に食物残渣が溜まると炎症を起こして疼痛が出現する．
【診断】時にダウン症候群の部分症状としてみられることもある．
【治療】とくに治療の必要はないが炎症を伴う場合は含嗽と舌清掃を行う．

図4-30 溝状舌

3）正中菱形舌炎（図4-31）
【定義】舌背の中央部に分界溝の前方部に菱形ないしは楕円形の赤みを帯びた斑としてみられる．原因としてこれまでは胎生期において通常萎縮する不対結節（無対結節）が残存することによって生じるとされてきたが，小児に発生が少ないことから，真菌（*Candida albicans*）によるものであるとの説もある．中年以降の男性に多くみられる．
【症状】分界溝の前方に菱形を呈する境界明瞭な赤色斑もしくは結節としてみられ，同部の舌乳頭は欠如している．
【診断】臨床所見で容易に診断できるが真菌症や白板症との鑑別を要する．
【治療】とくに治療の必要はないが，細菌検査を行いカンジダ菌が検出されれば口腔カンジダ症に対する治療を優先する．

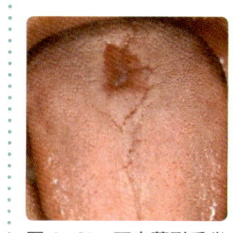

図4-31 正中菱形舌炎

4）黒毛舌（図4-32）
【定義】舌背中央部を中心として糸状乳頭と伸長と黒色の色素沈着をきたし，毛髪様にみえる病変である．抗菌薬の内服やトローチによる口腔内細菌叢の菌交代現象が原因と考えられている．
【症状】自覚症状に乏しいが，乳頭間に真菌，細菌が増殖すると疼痛や味覚障害の原因となる．
【治療】原因となる投薬を中止し，含嗽にて口腔内の清潔を保つ．

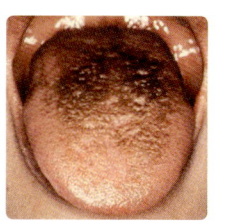

図4-32 黒毛舌

5）舌扁桃肥大（図4-33）

【定義】舌根部の表面に多数存在する疣状の隆起の集まりを舌扁桃といい，これが肥大して半円形にもりあがったものを舌扁桃肥大という．

【症状】舌扁桃はリンパ組織の集合体で，肥大すると発赤を伴い，咽頭，喉頭部の異物感を認めることもある．

【診断】比較的硬い腫瘤になると舌癌との鑑別が必要になる．

【治療】炎症があれば抗菌薬を投与し機械的刺激が強い場合には除去する．

図4-33 舌扁桃肥大（⇒）

6）ハンター舌炎（Hunter舌炎）

【定義】悪性貧血の粘膜症状としてみられる舌炎をいう．悪性貧血はビタミンB_{12}の吸収不全によって生じる大球性貧血で，悪性貧血の75％に舌の症状がみられるといわれている．

【症状】舌粘膜の糸状乳頭が委縮することで舌表面が平滑になり，炎症を伴うと灼熱感，味覚異常を生ずる．舌以外の口腔粘膜にも委縮や発赤を認める．

【診断】血液検査で大球性貧血と血清葉酸値，血清ビタミンB_{12}値の低下を認める．

【治療】ビタミンB_{12}の非経口投与（経口投与はその吸収に必要な因子が欠如しているため無効），葉酸，鉄剤，ビタミンB_6の投与が有効である．

7）プランマー・ビンソン症候群（Plummer-Vinson症候群）（図4-34）

【定義】鉄欠乏性貧血に舌炎，スプーン爪，嚥下障害，胃炎を伴うもので，女性に多い．鉄分の摂取不足や吸収障害により体内鉄量が不足し，血色素合成が低下する．

【症状】舌の糸状乳頭が消失して平滑舌となり，灼熱感と接触痛を伴う．その他の口腔粘膜にも移植を認め，口角炎を起こす．消化管潰瘍からの出血，妊娠，月経過多などによる慢性出血による鉄分消失が原因となる．

【診断】血液検査で小球性低色素性貧血，血清鉄の減少，不飽和鉄結合能の上昇がみられる．

【治療】原因疾患の治療とともに鉄剤投与が不可欠である．

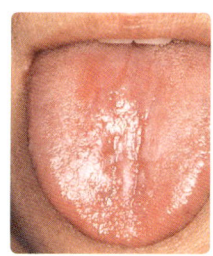

図4-34 プランマー・ビンソン症候群（舌乳頭消失による平滑舌）

【歯科衛生士としての対応】

☞ 地図状舌は舌表面での微生物の増殖による刺激ともいわれており，溝状舌や黒毛舌も慢性炎症の原因となることから歯科衛生士による専門的口腔ケアと舌ブラシによる舌表面の清掃が重要となる．

☞ 舌扁桃肥大において舌癌との鑑別を要する場合には，患者に十分な説明を行う．

☞ ハンター舌炎患者は食欲不振，胃部不快感，悪心を伴うことから食べやすい食事を指導する．

☞プランマー・ビンソン症候群は鉄欠乏性貧血の随伴症状であることを念頭に置いて，食事指導と口腔内清掃指導を積極的に行う．

4-8 口唇の病変

1）肉芽腫性口唇炎 (図4-35)

【定義】肉芽腫性炎症によって口唇のびまん性腫脹をきたす疾患である．

【症状】一般に若い人に多くみられ，下唇に好発する．口唇に弾力に富む無痛性腫脹をきたす以外に自覚症状はなく，再発を繰り返すことが多い．

【診断】原因は不明であるが，扁桃腺などの慢性炎症に関連した感染アレルギーなどが考えられる．数日に及ぶ腫脹として出現し，時には発熱をみることもある．約半数の症例で所属リンパ節の腫脹を認める．血管神経性浮腫，血管腫，リンパ管腫との鑑別が必要である．また本疾患に舌の腫脹，再発性顔面神経麻痺を合併したものをメルカーソン・ローゼンタール（Melkersson-Rosental）症候群という．

【治療】歯性感染などの慢性炎症性病巣があればこれを除去する．副腎皮質ステロイドが奏効することもある．

2）接触性口唇炎 (図4-36)

【定義】ヨードや水銀性の薬剤，口紅などの化粧品，ウルシ，果実，ヤマイモなどが口唇に接触することによって生ずるアレルギーである．

【症状】口唇に掻痒感，軽度の浮腫，発赤がみられ，進行すると水疱になり，やがてびらん，潰瘍となる．

【治療】治療の第一選択は原因となる刺激物を絶つことである．対症療法として副腎皮質ステロイド薬含有軟膏の塗布を行う．

3）クインケ(Quinke)浮腫 (図4-37)

【定義】皮膚，粘膜に突然起こる局所性の浮腫性腫脹である．血管神経性浮腫あるいは血管性浮腫とも呼ばれ，アレルギーとの関連が示唆されている．

【症状】眼瞼，頰，口唇に好発し，咽頭，喉頭で発症すると呼吸困難を招く．自覚症状として軽い掻痒感，灼熱感を伴う浮腫が発現し，数時間から数日で消退する．リンパ組織の豊富な部位に発症しやすいともいわれている．

【診断】臨床症状で診断が可能であるが，類似疾患である遺伝性血管神経浮腫（HANE）は生命にかかわることから，その鑑別には迅速な対応が必要となる．

【治療】抗ヒスタミン薬，抗プラスミン薬を用いる．重症では副腎皮質ステロイド投与を行う．

遺伝性血管神経性浮腫（HANE：hereditary angioneurotic edema）
常染色体優性遺伝による遺伝性の血管浮腫で，10歳前後で発症する．浮腫が顔面，四肢，上気道など広範に発症し，喉頭浮腫の場合は気道閉塞にて死亡する危険性がある．呼吸困難がある場合には早急な気道確保が必要である．抜歯が引き金になることもあるので慎重な既往歴，家族歴の聴取が重要である．

図4-35 肉芽腫性口唇炎(口唇のびまん性の腫脹)

図4-36 接触性口唇炎

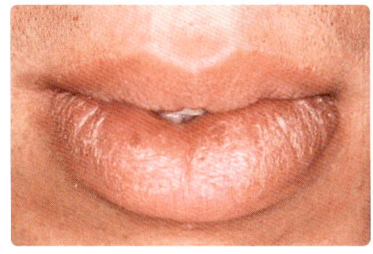

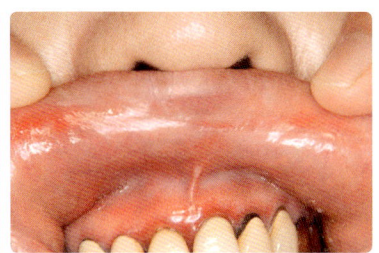

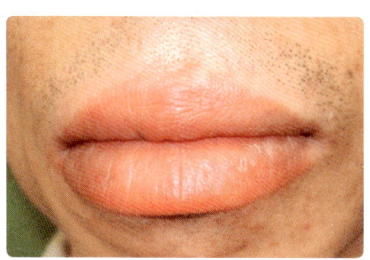

図4-37 クインケ浮腫

4-9 その他の異常

1) フォーダイス(Fordyce)斑(図4-38)

【定義・症状】頰粘膜や口唇粘膜に好発する異所性皮脂腺をいう．黄白色で粟粒大の斑点としてみられ，男性に多く，加齢とともに増加するといわれる．男性に多い．視診で確認でき，病的な意味はなく，治療も必要としない．

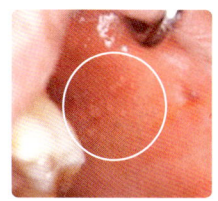

図4-38 フォーダイス斑(頰粘膜にみられる粟粒大の斑点)

復習しよう！

1 ウイルス感染による口腔粘膜疾患はどれか．2つ選べ．
a 類天疱瘡
b 手足口病
c 黒毛舌
d ヘルパンギーナ

2 前癌病変とされる病変はどれか．
a 紅板症
b 口腔カンジダ症
c 褥瘡性潰瘍
d 疱疹性口内炎

3 乳児にみられる疾患として正しいのはどれか．
a フォーダイス斑
b リガ・フェーデ病
c 白板症
d ベーチェット病

4 真菌の感染による口腔粘膜病変はどれか．
a 疱疹性口内炎
b 帯状疱疹
c 手足口病
d 口腔カンジダ症

5 悪性貧血でみられるのはどれか．
a 地図状舌
b 黒毛舌
c ハンター舌炎
d 溝状舌

6 次の症状を特徴とする自己免疫疾患はどれか．
再発性アフタ・結節性紅斑虹彩網様体炎・外陰部潰瘍
a 天疱瘡
b 類天疱瘡
c ベーチェット病
d シェーグレン症候群

〈解答〉
1：b, d
2：a
3：b
4：d
5：c
6：c

chapter 5　炎症

学習目標

- □ 歯性炎症について説明できる.
- □ 顎骨および顎骨周囲の炎症について説明できる.
- □ 顎口腔領域の特異性炎について説明できる.
- □ 顎口腔領域の炎症患者に対する歯科衛生士の対応を説明できる.

5-1　歯槽部の炎症

1）歯肉膿瘍（図5-1, 2）

【定義】歯肉粘膜下または骨膜下に膿が貯留した状態．辺縁性歯周炎に起因することが多い．辺縁性歯周炎が悪化し，歯周ポケットが5～8mmになると，歯頸部周囲の軟組織が歯に緊密に接するようになり，ポケットの口がふさがる．その結果，細菌がポケットの深部で増殖し，この部位へ膿汁が滲出し，膿瘍（歯周膿瘍）を形成する．この膿瘍を覆う組織を膨らませるようになったものが，歯肉膿瘍である．

【症状】原因歯周囲の歯肉に数ミリ径の腫脹，発赤を生じる．同部の自発痛や圧痛は著明でない．歯頸部から自然に排膿せず，治療を受けなかった場合には，歯肉瘻を形成し粘膜面に排膿する．歯周膿瘍の段階では，原因歯に打診痛を認める．

【診断】視診および歯周ポケット内にプローブを挿入することで，容易に診断できる．

膿瘍
限局性の化膿性炎症により，局所の組織が融解し，膿で満たされた状態．膿は黄白色の液体で，主として細菌，好中球と融解した組織からなる．

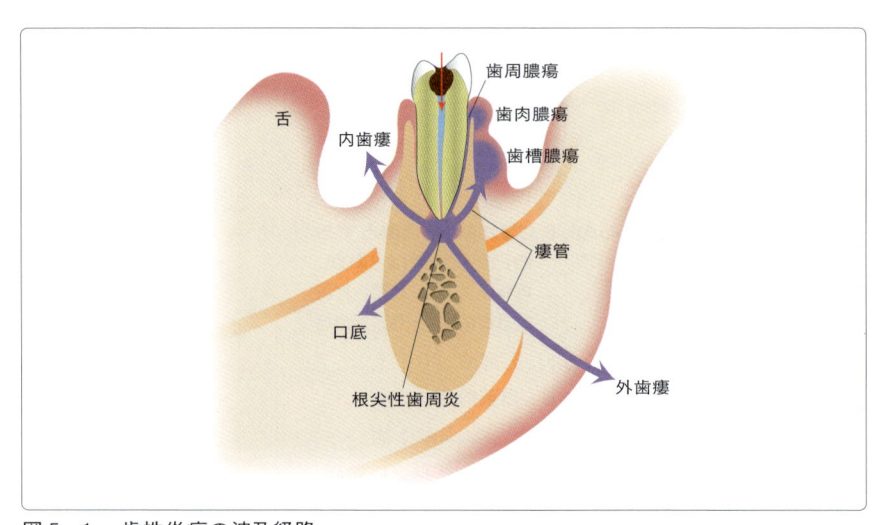

図5-1　歯性炎症の波及経路

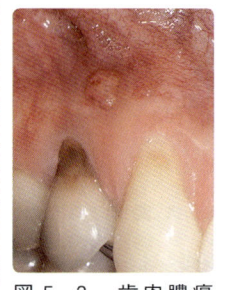

図5-2　歯肉膿瘍
（日本鋼管福山病院・河口浩之先生より提供）

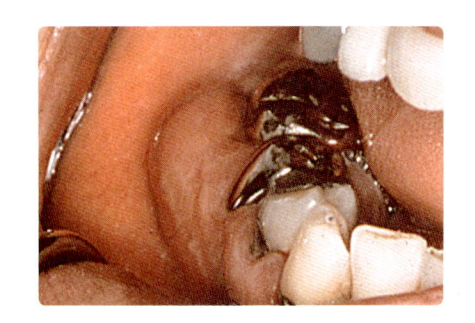

図 5-3　歯槽膿瘍

【治療】原因歯に沿ってプローブを注意深くポケット内に挿入することにより，通常排膿する．しかし，辺縁性歯周炎が改善しても，ポケットが浅くならない場合には再発する．正常な歯肉の形態が回復されない場合には，原因歯の抜歯を要することがある．

2）歯槽膿瘍（図 5-3）

【定義】歯槽粘膜部の骨膜下または粘膜下に膿が貯留した状態で，急性または慢性の根尖性歯周炎につづいて起こる場合が多い．根尖性歯周炎は，通常う蝕が原因となって歯髄が感染した後に生じるが，それ以外にも，歯の外傷後の歯髄壊死につづいて，また，歯内療法における器械的な操作や化学薬品の使用により根尖組織を刺激した場合に生じる．根尖性歯周炎が隣接する歯槽骨骨髄腔へ進展した後に，皮質骨を吸収破壊し，歯槽部の骨膜下に膿を貯留するようになった状態以降を，歯槽膿瘍と呼ぶ．

【症状】歯槽粘膜に腫脹，発赤，圧痛を認める．骨膜下に貯留した膿が骨膜を破り粘膜下に達した場合には，明らかな波動を認めるようになり，疼痛は軽減する．急性根尖性歯周炎では歯は痛み，歯槽窩から少し挺出し，咬合痛や打診痛が著しい．炎症が根尖部に限局している限りは，所属リンパ節の炎症や発熱は認められるものの，重篤な全身症状は示さないが，骨髄腔へ進展した後は症状が悪化する．

【診断】臨床症状（歯槽粘膜の腫脹，発赤，圧痛，波動）および経過から，診断は容易である．エックス線検査で失活歯であることと，打診痛を認めることなどから，原因歯を特定する．

【治療】抗菌薬の投与に加えて，膿瘍切開や歯髄腔の開放により消炎する．切開で排膿がみられた際は，ドレーンを留置する．消炎後に原因歯の治療が適切に行われなければ，炎症が慢性化する．原因歯を抜歯する場合が多いが，根管治療を行い経過観察する場合もある．

3）歯冠周囲炎

【定義】一部あるいは大部分が軟組織で覆われた埋伏歯歯冠周囲の炎症で，ほとんどが細菌の増殖により生じる．下顎の智歯周囲炎が代表例である．画像診断と視診で完全埋伏歯に見えても，どこかで口腔と交通している．

清掃不良や免疫能の低下が関係している場合が多いが，上顎の歯で下顎智歯を覆う粘膜を咬むことにより生じる場合もある．

【症状】埋伏歯周囲の粘膜に腫脹，発赤，圧痛を認め，自発痛を伴うことが多い．進行すると所属リンパ節の腫脹，圧痛，および患歯周囲からの排膿がみられる．下顎の智歯周囲炎では炎症が周囲組織へ進展し，開口障害や頰部腫脹，嚥下痛を認めることも多い．慢性化すると，歯冠周囲の骨吸収を認めるようになる．

【診断】エックス線検査で埋伏歯の存在を確認するとともに，囊胞性疾患を否定する必要がある．患部粘膜の腫脹，発赤，圧痛と，埋伏歯と口腔との交通を確認する．慢性炎および慢性炎の急性化症例では，歯冠周囲の骨吸収像が本症を強く示唆する．

【治療】急性期には，局所洗浄，抗菌薬・消炎鎮痛薬・含嗽薬の投与を行い，患者には安静を指示する．消炎後には，根本的治療を行う．正常歯列への誘導が期待できない歯は抜歯する．下顎の埋伏智歯を覆う粘膜を上顎の歯が刺激している症例では，下顎智歯の歯肉弁を切除したり，刺激源である上顎の歯を抜歯することもある．

4）ドライソケット

【定義】抜歯窩に血餅が形成されなかったり，血餅が脱落することにより，抜歯窩（ソケット）の骨面が露出し乾燥したように見える状態で，本質的には歯槽骨炎である．感染を伴う例は少ない．下顎埋伏智歯抜歯後の発症頻度がもっとも高い．歯の分割や骨の削除にタービンやエンジンを使用することにより，埋伏歯周囲の骨に高熱が作用し骨壊死を生じた場合が多い．タービンやエンジンを使用しない場合でも，ノミなどによる骨の削除に起因した抜歯窩の治癒遅延や，創部粘膜の閉鎖不全により血餅が骨面から脱落することにより生じる．また，慢性炎症により緻密性骨炎が認められる歯の抜歯でも，血餅が十分に形成されずに本症を生じることがある．

【症状】抜歯窩骨面の露出を特徴とする．抜歯後数日で激しい自発痛や冷刺激痛を認めるようになる．腐敗臭もみられるが，通常膿汁はみられない．抜歯窩の治癒は遅延する．

【診断】抜歯後の症状と抜歯窩の骨露出により，診断は容易である．

【治療】除痛に努めて治癒を待つ．露出した骨面への刺激を軽減するために，抜歯窩に薬剤付きガーゼを填入する．薬剤としては，①感染予防の観点から抗菌薬・消毒薬，②消炎目的で抗炎症薬，③除痛目的で麻酔薬（キシロカインゼリー®）や各種の軟膏などが用いられる．昔は，抜歯窩の搔匙が推奨されたが，現在では保存療法が第一選択である．

抜歯後疼痛
⇒ p.168参照

5）歯槽骨炎

【定義】歯槽骨部を中心とした炎症である．主に根尖性歯周炎につづいて発症するが，辺縁性歯周炎から生じる場合もある．また，前項で説明したドライソケットも，歯槽骨炎の一型である．急性と慢性があるが，全身および局所の状態により，両者は互いに移行する．

（1）急性歯槽骨炎

【症状】先行する根尖性歯周炎や辺縁性歯周炎の症状（患歯の挺出，動揺，咬合痛，打診痛）を示す．自発痛は，先行する疾患よりも強くなる．患部を覆う粘膜に腫脹，発赤，圧痛を認めるようになる．エックス線検査で，先行した疾患に起因する歯根膜腔の拡大や骨吸収がみられる．発熱（37～38℃）や所属リンパ節の腫脹，圧痛を認める．

【診断】根尖性歯周炎や顎骨骨髄炎とは，症状の重篤度で鑑別するのが一般的である．

【治療】抗菌薬の全身投与と原因歯に対する治療（歯内療法，局所洗浄など）を行う．消炎後の処置は，歯槽膿瘍の場合と同様である．

（2）慢性歯槽骨炎

【症状】急性炎鎮静後に，原因歯に対する治療が適切に行われなかった場合がほとんどである．急性炎と比較して口腔内症状は軽減する．顎下リンパ節の腫脹，硬結，軽度の圧痛を認める．エックス線検査では，原因の疾患（根尖性または辺縁性歯周炎）に起因する変化に加えて，歯槽硬線の消失や歯槽骨の吸収，硬化像がみられる．

【診断】症状の経過とエックス線像から診断する．

【治療】症状の強弱により，適宜，抗菌薬を投与する．ほとんどの症例が，原因歯の放置によるものであるため，根本的な治療（抜歯や歯内療法など）を行うことが重要である．

5-2 顎骨の炎症

1）顎骨炎

（1）骨膜炎

【定義】骨膜を中心とした炎症で，急性と慢性がある．ほとんどの症例は，う蝕につづく根尖性炎症が骨髄へ進展した後に，皮質骨を吸収し，骨膜にまで炎症が達することにより生じる．まれには，歯周ポケット周囲の炎症が直接骨膜に達する場合もある．特殊な例としては，抜歯時に骨膜を剥離した症例で，術後に骨膜炎や骨膜下膿瘍を生じる場合がある．

①急性骨膜炎

【症状】罹患部のびまん性の腫脹，圧痛，熱感を認める．自発痛は強い．所属リンパ節の腫脹，圧痛を認める．エックス線像では，原因疾患（根尖性または辺縁性歯周炎など）に起因する変化がみられる．

【診断】罹患部粘膜の圧痛を特徴とする．多くの場合歯槽骨骨髄炎につづい

て起こるので,両者の鑑別は難しい.

【治療】抗菌薬の投与が主となる.骨膜下膿瘍を形成し排膿を期待できる場合は切開する.消炎後に原因歯に対する根本治療(抜歯や歯内療法)を行う.

②慢性骨膜炎

【症状】急性炎と比較すると,いずれの症状も軽い.所属リンパ節の硬結を認める.

【診断】症状とその経過から診断する.

【治療】原因歯に対する根本治療(抜歯や歯内療法)を行う.

③仮骨性骨膜炎(ガレーの骨髄炎)

【定義】顎骨の慢性炎症(主に骨髄炎)により骨膜が刺激され,骨膜下に骨の新生をきたす疾患で,ガレー(Garré)骨髄炎とも呼ばれる.25歳以下の若年者に多い.

【症状】歯や顎の痛みを自覚し,顎の表面に骨性の腫脹を認める.エックス線像で,皮質骨の外側に限局した骨の新生を認めるのを特徴とする.

【診断】顎骨の骨性の腫脹とエックス線像から診断する.

【治療】原因歯の抜歯など,感染源の除去が必要である.

(2) 骨髄炎(図5-4,5)

骨髄を中心とした炎症であり,経過により急性と慢性に,炎症の広がりにより限局性とびまん性に分類される.

①急性骨髄炎

【定義】乳幼児では上顎に,成人では下顎に好発する.根尖性の急性炎が骨髄に進展して,または,根尖性の慢性炎が急性化して骨髄に進展した結果生じることが多い.骨折に続いて,また,歯内から漏れ出た歯髄失活薬が顎骨に達して発症する場合もある.

以下では,発症頻度の高い下顎骨骨髄炎について述べる.

【症状】典型例では,初期(2~7日),進行期(1~3週),腐骨形成期(3~10週),腐骨分離期(3か月~1年)に分けられる.最近では抗菌薬が早期に投与されるため,典型的な経過を示す例は少ない.

初期:急性の根尖性炎症に起因する場合は,原因歯の拍動痛,打診痛,咬合痛を認める.痛みの程度は,根尖性歯周炎に比較して強い.

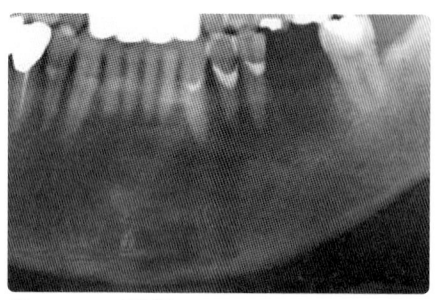

図5-4 骨髄炎(パノラマエックス線写真)

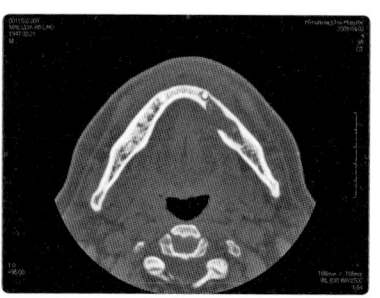

図5-5 骨髄炎(CT写真)

腐骨

骨髄炎,放射線性骨壊死・骨髄炎,ビスフォスフォネート関連顎骨壊死などで生じる失活した骨で,細菌感染を伴う場合が多い.

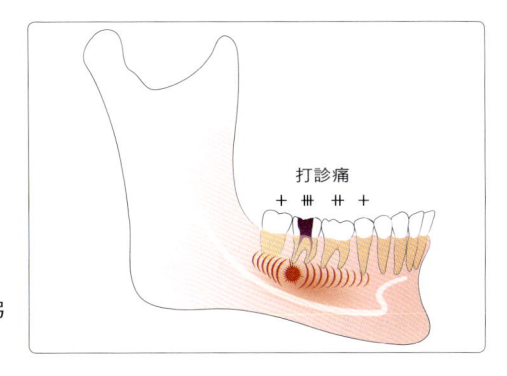

図5-6 下顎骨骨髄炎の広がりと弓倉氏症状

　進行期：発熱，食思不振，倦怠感などの訴えがある．血液検査値（白血球数，CRPなど）の悪化を認める．原因歯と隣接歯の動揺，患部粘膜の発赤，所属リンパ節の腫脹，圧痛を認める．弓倉氏症状や，ワンサン(Vincent)症状を示すようになる（図5-6）．発症2週目以降には，エックス線検査で，骨梁の不明瞭化や骨消失像が認められるようになる．

　腐骨形成期：全身および局所の症状は改善するものの，骨組織が壊死に陥り腐骨を形成し，腐敗臭を認めるようになる．エックス線検査で腐骨の形成を確認できる．

　腐骨分離期：排膿を認めるものの，他の炎症症状は著明に改善する．エックス線検査で腐骨の分離を確認できる．

【診断】エックス線検査で確認できるまでは，症状の重篤度で診断する場合が多い．弓倉氏症状やワンサン症状があれば骨髄炎と診断してほぼ間違いない．

【治療】抗菌薬の投与が中心である．進行期では，抗菌薬を点滴で静脈投与する．可能なら炎症部を局所洗浄する．膿瘍形成が認められたら，積極的に切開排膿処置を行う．消炎後は，原因歯の抜歯を行う．腐骨が分離されたら，周囲の不良肉芽組織とともに除去する．

②慢性骨髄炎
　慢性化膿性骨髄炎と慢性硬化性骨髄炎に分類される．

a．慢性化膿性骨髄炎

【定義】細菌感染による慢性の骨髄炎で，多くは急性骨髄炎から移行したものである．急性骨髄炎が軽快した後，原因に対する根本治療が行われずに，慢性炎になる例がほとんどである．はじめから慢性炎の場合もある．

【症状】急性骨髄炎の症状(疼痛，発熱，白血球増多症)と類似するが，その程度は軽い．原因歯の動揺や接触痛も軽減し，咬合も可能になる．慢性期と急性期を交互に繰り返すことが多い．口腔内外に瘻孔を形成し，排膿を認めることがある．エックス線画像では，骨吸収像と骨硬化像の両方がみられる．

【診断】症状の経過と画像診断による．

弓倉氏症状
炎症により知覚が過敏となるため，原因歯に近在する歯に打診痛を認める．

ワンサン症状
下歯槽神経の知覚過敏・鈍麻や錯知覚．

歯瘻
歯性化膿性病変と口腔粘膜あるいは皮膚との間に形成された交通路である．病巣から開口部までを瘻管，開口部を瘻孔と呼ぶ．口腔粘膜に開口したものを内歯瘻，皮膚に開口したものを外歯瘻と呼ぶ．

【治療】急性と同様に，抗菌薬の投与と外科療法が中心である．炎症の範囲を確実に把握して，根本的な治療を行うことが重要である．適切な治療が行われないと，炎症が持続する．

b．慢性硬化性骨髄炎（図5-7）

【定義】骨の硬化を特徴とする慢性骨髄炎であり，組織の抵抗性が強い場合や，軽度な炎症が持続した場合にみられる．エックス線所見から，巣状とびまん性に分類される．

【症状】炎症が急性化した場合を除くと，ほとんど症状を認めない．エックス線検査で，炎症巣の周囲（巣状）や境界不明瞭（びまん性）に骨の硬化像を認める．

【診断】症状の経過と画像診断による．CT検査が有効である．

【治療】薬物療法で完治しない場合は，外科療法（炎症巣の掻爬，皮質骨の除去，杯形成，抗菌薬の還流，顎骨切除など）が行われる．

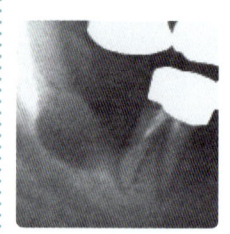

図5-7 慢性巣状硬化性骨髄炎

2）放射線性骨壊死と放射線性骨髄炎

【定義】骨が大量の放射線を吸収して失活した状態，および壊死骨に細菌が感染し骨髄炎になった状態を指す．臨床的には，癌の放射線治療により生じる場合がほとんどである．細菌感染の原因としては，感染性歯髄炎，歯根膜炎や，抜歯，粘膜壊死による骨露出などがある．

【症状】骨壊死段階では，画像検査以外に著明な所見は認められないが，骨髄炎に移行すると激しい痛みを伴うようになる．その後，骨露出部からの排膿や腐骨形成がみられる．通常の骨髄炎と同様に，腐骨が分離されると症状（とくに疼痛）は軽減する．骨の活性が低下しているので，炎症が速く広範囲に進展し治癒も遅い．

【診断】放射線照射の既往に加えて，骨壊死の画像所見や前述の骨髄炎症状により診断する．

【治療】骨壊死段階では治療の必要はない．基本的に非放射線性の場合と同様であるが，骨の活性や治癒力が低下していることを考慮して治療を行う必要がある．

3）ビスフォスフォネート製剤関連顎骨壊死

【定義】骨粗鬆症や癌の骨転移の治療に用いられたビスフォスフォネート（BP）に起因して生じる顎骨壊死で，BRONJ（Bisphosphonate-Related Osteonecrosis of the Jaw）と略されることが多い．近年は，BP以外の骨修飾因子（Bone Modifying Agents）の投与でも，BRONJと同様の顎骨壊死を生じることが知られるようになった．

【症状】初期では自覚症状を認めないが，骨露出が生じ，感染を伴うようになると疼痛，軟組織の腫脹，排膿を認めるようになる．歯槽骨の吸収が進行すると，歯の弛緩・動揺が生じる．

ビスフォスフォネート製剤関連顎骨壊死
⇒ p.160参照

【診断】米国口腔顎顔面外科学会は，以下の3条件を満たす場合を BRONJ と定義している．
　①BP 系薬剤による治療を現在受けているか，治療の既往があること．
　②顎顔面領域に壊死骨の露出が認められ，8週間以上持続していること．
　③顎骨に放射線治療の既往がないこと．

【治療】いったん発症すると治療に難渋するので，予防に努める．

（1）BP 系薬剤投与予定患者

　抜歯，歯周治療，根管治療，義歯調整などの治療を済ませた後に，BP 系薬剤の投与を開始する．インプラントの治療は時期をみながら慎重に対応する．

（2）BP 系経口薬投与患者

　米国口腔顎顔面外科学会は，以下のように提言している．
　①BP 系薬剤の投与期間が3年未満でコルチコステロイドを併用している場合，または，BP 系薬剤の投与期間が3年以上の場合：可能なら，少なくとも歯科処置3か月前に BP 系薬剤の投薬を中止し，処置部の骨が治癒傾向を示すまでは投薬を再開しない．
　②BP 系薬剤の投与期間が3年未満で，他にリスクファクターがない場合：歯科処置の延期・中止や BP 系薬剤中止の必要はない．

（3）BP 系注射薬投与患者

　①BP 系薬剤の投与中に侵襲的歯科治療が必要になった場合：可能なら，処置部が治癒するまで BP 系薬剤の投与を延期する．
　②BP 系薬剤の投与中に BRONJ が発症した場合：
　・癌では，癌の治療を担当する医師が，歯科医師や口腔外科医，患者と相談のうえ，BP 系薬剤投与の利点と欠点について総合的に判断し，継続するか否かを決める．
　・癌に伴う高カルシウム血症や骨痛，病的骨折がある場合は，癌の治療を担当する医師と歯科医師，口腔外科医との緊密な連携を必要とする．

（4）BRONJ の治療

　現時点では，保存的療法が推奨されている．米国口腔顎顔面外科学会は，以下のように提言している．
　Stage 1（無症状で感染を伴わない骨露出，骨壊死）では，抗菌性含嗽薬によるうがいと3か月ごとの経過観察，患者教育．
　Stage 2（感染を伴う骨露出，骨壊死，疼痛，粘膜の発赤）では，抗菌性含嗽薬によるうがいと抗菌薬の投与，鎮痛，軟組織への刺激を軽減するための壊死骨を含む表層組織の除去．
　Stage 3（疼痛，感染を伴う骨露出，骨壊死で，病的骨折，外歯瘻，または下顎下縁に至る骨融解を伴うもの）では，Stage 2で示した治療法に加えて，感染と疼痛を長期に軽減するための表層組織の除去と顎骨切除．

5-3 顎骨周囲組織の炎症

1）頸部リンパ節炎

【定義】顎口腔領域を中心とした炎症の起炎菌，毒素などがリンパ管を通って頸部の所属リンパ節に達することによって起こる炎症である．ウイルス性リンパ節炎では，リンパ節に指向性があるウイルスがそこで増殖することにより，リンパ節の腫大が起こる．

【症状】急性では，リンパ節の腫脹，圧痛，自発痛が著明である．慢性では，圧痛，自発痛は軽減するが，硬結を触知するようになる．小児のウイルス性顎口腔感染症では，頸部リンパ節が多数触知され，発熱を伴うことが多い．

【診断】通常，触診で診断するが，精査したい場合には，超音波検査を行う．悪性リンパ腫など，他のリンパ節病変との鑑別が重要である．

【治療】細菌性の場合は抗菌薬を投与し，ウイルス性の場合は抗ウイルス薬の投与，または対症療法で経過を見る．リンパ節炎の原因疾患に対する治療を行う．

2）口底炎（図5-8, 9）

【定義】舌下隙，オトガイ下隙，顎下隙に生じた炎症で，歯・歯周組織または唾液腺（顎下腺，舌下線）の炎症に続いて起こる場合がほとんどである．

【症状】舌下三角部（顎舌骨筋と舌下粘膜の間）の炎症では，口底に症状が現れ，舌下粘膜の発赤，腫脹を認める．悪化すると口底の粘膜が挙上され，二重舌様を呈する．舌の運動障害，流涎がみられる．顎下三角・オトガイ下三角（顎舌骨筋と深頸筋膜との間）の炎症では，頸部の腫脹，発赤，嚥下障害を認める．口底が挙上し腫れがひどくなると気道狭窄を招き，呼吸困難が生じる．さらに炎症が下方に進展すると，縦隔に達する場合もある．

【診断】臨床症状とCTやMRIによる画像検査により診断する．

【治療】抗菌薬の投与が中心になる．重症例には点滴による静脈投与が必要．排膿が確実に期待される場合には，積極的に膿瘍切開を行う．症状の項で述べた重篤な状態に移行しないように，迅速確実に消炎し，原因を除去する．

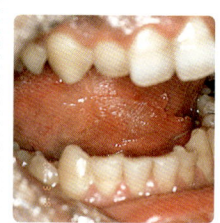

図5-8 唾石に起因した口底炎

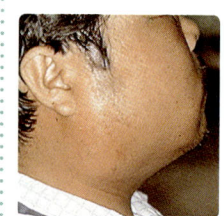

図5-9 顎下隙・咀嚼筋隙の炎症

3）蜂窩織炎

【定義】疎性結合織におけるびまん性進行性の急性化膿性炎症を蜂窩織炎という．主たる炎症の部位により，口底蜂窩織炎，頸部蜂窩織炎，頬部蜂窩織炎などと呼ばれる．

【症状】口底蜂窩織炎（口底炎）では，舌下型では，舌の挙上により二重舌を呈する．嚥下痛，開口障害，構音障害がみられる．顎下型では，顎下部の腫脹，嚥下痛，開口障害がある．オトガイ下型ではオトガイ下部の腫脹，発赤があり，二重オトガイを呈する．顎下隙，翼突下顎隙に波及す

る．頸部蜂窩織炎では，頸部の腫脹，発赤があり，経口摂取困難，呼吸障害がみられる．頸部組織隙は，縦隔に通じているので，進行すると縦隔炎になる．頬部蜂窩織炎では，頬部の腫脹，発赤，口唇，眼瞼，側頭部，顎下部の浮腫，咬筋に炎症が及ぶと開口障害がみられる．進行すると耳下腺，側頭下窩，翼口蓋窩へ波及する．

【診断】臨床症状とCTやMRIによる画像検査により診断する．
【治療】抗菌薬を投与する重症例には点滴による静脈投与を行う．排膿が確実に期待される場合には，積極的に膿瘍切開を行い，排膿路を確保するためドレーンを留置する．消炎後，原因歯があれば抜歯などの処置を行う．

4）上顎洞炎（図5-10）

上顎洞に発生する炎症で急性と慢性がある．原因としては，細菌・真菌・ウイルス感染，アレルギーがある．歯が原因である場合を，とくに歯性上顎洞炎と呼ぶ．

（1）急性（歯性）上顎洞炎

【定義】急性上顎洞炎は，急性根尖膿瘍や上顎洞に突出した慢性根尖性炎の急性転化により起こる場合が多い．上顎大臼歯の抜歯による上顎洞穿孔後に発症することもある．
【症状】頬・上顎洞部の自発痛，腫脹，圧痛を認める．疼痛が歯や耳に放散する場合もある．膿汁が鼻腔に流入し，悪臭を感じる場合がある．発熱，倦怠感を認める．
【診断】臨床症状に加えて，ウォーターズ（Waters）法エックス線検査やパノラマエックス線検査の所見から診断する．近年は，CTで炎症の範囲を詳細に診断できるようになった．
【治療】抗菌薬で消炎後に，原因歯の治療（抜歯など）を行う．これらの治療を受けても慢性に移行する場合がある．

> **筋膜隙**
> 顎下腺や下顎骨，咀嚼筋などの組織と筋膜の間に生じる隙間のことで，疎性結合織が占める．この隙を介して化膿性炎症が進展，拡大していく．

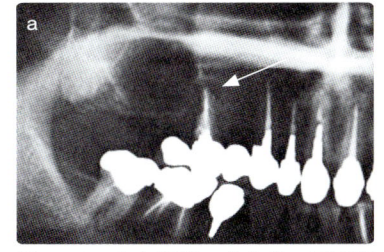

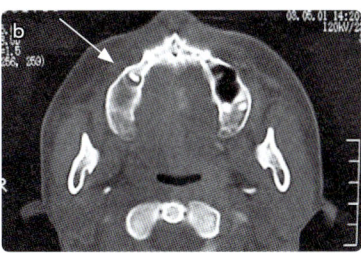

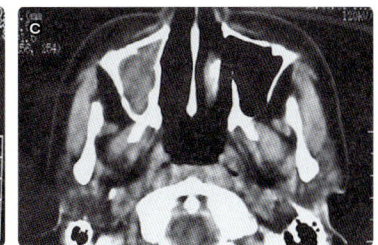

図5-10 右上顎第二小臼歯が原因歯の歯性上顎洞炎
a：右上顎第二小臼歯に根尖病巣が認められる．
b：CTでは右上顎洞内に第二小臼歯根尖が突出している．
c：右上顎洞は炎症性組織で満たされている．

（2）慢性（歯性）上顎洞炎
【定義】急性炎が沈静化された後に原因が除去されなかった場合や，はじめから慢性の経過をたどる場合がある．
【症状】臨床症状はほとんどない．時に鈍痛や鼻閉感を認める．鼻腔への排膿と悪臭を認めることがある．
【診断】急性の場合と同じ．
【治療】抗菌薬の長期投与によっても完治しない場合は，上顎洞根治（または根本）手術が行われる．原因歯の治療を行う．

5）特異性炎

特徴的な組織像から原因を推定できる炎症を特異性炎と呼ぶ．原因により，細菌感染症（結核，放線菌症，ハンセン病など），真菌症（カンジダ症など），スピロヘータ疾患（梅毒など），ウイルス性疾患（ネコひっかき病など），その他（サルコイドーシスなど）に分類される．

（1）放線菌症
【定義】口腔に常在する *Actinomyces israelii* が主な原因菌である．*A. israelii* の感染力は弱いので，非特異性炎が先行した後に本症が発生する．
【症状】下顎体や顎角部の軟組織に好発する．病巣が広がるに伴いびまん性に腫脹し，しばしば多房性膿瘍を形成する．膿瘍周囲では肉芽組織の増殖を認め，周辺部から線維化が起こり，本疾患に特徴的な板状硬結を示すようになる．顎骨（とくに下顎）の放線菌症もまれではないが，抗菌薬の普及した現在では，根尖部に限局した軽症例が主である．症状は，通常の根尖炎と同様である．
【診断】放線菌塊の検出や放線菌の分離培養により確定される．
【治療】ペニシリンの長期大量投与を中心として，テトラサイクリンやストレプトマイシンが併用される．

（2）結核
【定義】ヒト型結核菌によって起こる感染症である．通常，空気感染で伝播し，主に細気管支より末梢に初感染巣を形成する．口腔に生じる結核のほとんどは，他部位の結核病巣から管内性，血行性，リンパ行性に生じた二次結核である．
【症状】歯肉，舌，頰，口蓋，ワルダイエル咽頭輪などに，浅く下掘れ状で，辺縁不規則で鋭利な潰瘍を形成する．肺結核では，咳，痰，微熱，全身倦怠感を特徴とする．
【診断】病巣や喀痰から塗抹標本や細菌培養で結核菌を検出するか，病理組織学的検査で確定診断する．補助診断としてツベルクリン反応検査があるが，本検査はBCG接種の影響を受けるので，クオンティTB-2G検査を行うことが多い．肺結核の診断には，胸部エックス線検査が有用である．
【治療】抗結核薬で治療する．合併症がなければ，6〜9か月で治癒する．

るいれき（腺病）
抵抗力が低下した患者では，肺あるいは口腔の結核病巣から，リンパ行性あるいは血行性に頸部リンパ節に感染し，るいれき（腺病）と呼ばれる頸部リンパ節結核を生じることがある．

（3）梅毒

【定義】梅毒トレポネーマによる性感染症（STD）である．ほとんどの例が，梅毒トレポネーマを含む潰瘍への接触による後天性梅毒である．血行性感染や経胎盤性感染もある．先天性梅毒は，生後2～3か月で発症する新生児梅毒と，7歳頃から青春期に発症する晩発性先天梅毒に分類される．

【症状】新生児梅毒の口腔症状としては類天疱瘡様の粘膜疹がある．晩発性先天梅毒ではハッチンソンの三徴候，上顎の劣成長，高口蓋，舌炎，鞍鼻，パローの溝などがみられる．

後天性梅毒は3期に分けられる．

第1期：感染後3週間で，菌の侵入部位である口唇などに初期硬結を認める．

第2期：感染後3か月頃から，病原菌が全身に血行性に移行することから，発熱，倦怠感，体重減少，リンパ節の腫脹，関節痛などの全身症状を認めるようになる．同時期に，口腔内では粘膜斑（乳白斑）を生じる．菌が少なくなると粘膜斑が消失し，第二潜伏期に入る．

第3期：感染力はほとんどなく，良性の第3期梅毒，心臓血管梅毒，神経梅毒に分類される．

【診断】確定診断には病原体の検出が必要であるが，病原体数の多い1期，2期以外では困難である．臨床上は，症状と血清反応から診断する．

【治療】ペニシンGの大量投与を基本とする．

6）菌血症・敗血症

（1）菌血症

【定義】本来無菌である血液から細菌が検出される状態．一般には，血液中に侵入した細菌は，免疫能により数十分以内に死滅する．

【症状】一時的な菌血症では，通常，症状は出ない．

【診断】血液培養で菌の検出が必要であるが，検出困難な場合が多い．抗菌薬が投与されていると，検出はより難しい．

【治療】手術や歯科治療後に生じる菌血症に対して，通常治療の必要はない．しかし，心臓弁膜症などの心疾患があったり，免疫能が低下している場合には，抗菌薬を治療前に投与する．

（2）敗血症

【定義】感染によって引き起こされた全身性炎症反応症候群である．従来は，感染巣や血管カテーテルから細菌が血中に侵入することにより，重篤な症状を発症する症候群と定義されていた．

【症状】悪寒，戦慄，高熱，嘔吐，下痢，脱力感，意識障害などがみられる．敗血症ショックに移行する例が多い．播種性血管内凝固症候群（DIC）を合併すると血栓を生じるため，多臓器が障害されるとともに，血小板や

ハッチンソンの三徴候
ハッチンソンの歯，内耳性難聴，実質性角膜炎の3つをいう．

ゴム腫（結節性梅毒疹）
今日ではほとんどみられなくなったが，口腔（主に口蓋）をはじめ種々の部位に生じ，増大した後に瘢痕を形成する．

梅毒血清反応
抗カルジオリピン抗体をみるワッセルマン反応やガラス板法と，抗トレポネーマ抗体の測定法としてTPHAがある．

凝固因子の消費により出血傾向を認めるようになる.

【診断】以前は血液からの菌の検出を重要視していたが, 緊急時には困難な場合も多いため, 最近では以下の項目中2項目以上を満たすことが基準になった. ①体温＞38℃または＜36℃, ②心拍数＞90/分, ③呼吸数＞20/分または $PaCO_2$ ＜32torr, 白血球＞12,000/μl, ＜4,000/μlまたは未熟型白血球＞10％.

【治療】まず, 抗菌薬を投与する前に, 血液などの検体を採取し細菌培養検査を行う. 原因菌が同定されるまでは, 広域スペクトラムの抗菌薬を投与する. 細菌培養検査の結果が出たら, 狭域スペクトラムの抗菌薬に変更する. 抗菌薬の投与で症状が改善しない場合には, グロブリン製剤を投与することもある. 基本的には, ICUなどで, 全身状態を管理しながら治療する. 全身状態の改善がみられた後には, 必ず原因を除去する.

7) 歯性病巣感染

【定義】歯性感染により慢性限局性炎症があり, この原病巣から直接関連のない臓器に二次疾患が引き起こされることを, 歯性病巣感染という.

【症状】原病巣としては, 感染歯髄・根管, 根尖病巣, 辺縁性歯周炎, 抜歯後感染創, 感染性囊胞などがあり, 各症状を示す. 二次疾患としては, 循環器疾患(心内膜炎, 心筋炎), リウマチ疾患(関節, 心臓などのリウマチ), 泌尿器疾患(腎臓炎, 腎盂炎)などがあり, 各症状を示す.

【診断】原病巣を除去することにより二次疾患が消退することで診断は確定するが, 治療前の診断は難しい.

【治療】他の治療で二次疾患の改善がみられない場合に, 原因候補の一つを除外する目的で, 歯科治療を施す場合が多い. 歯髄処置, 根管治療など, 侵襲性の低い歯科治療から実施し, 症状の推移をみるのが一般的である.

【歯科衛生士としての対応】

＜顎口腔領域の炎症の予防のために＞

☞歯性炎症を発症しないように, 日頃からう蝕, 歯周病の治療を勧め, 歯科衛生処置を行う.

☞放射線治療, ビスフォスフォネート製剤投与を予定している患者では, 治療開始前に歯科治療や歯科衛生処置を済ませるように勧める.

☞免疫能が低下している患者や感染性心内膜炎にかかりやすい患者を, 医療面接でスクリーニングする.

☞抜歯予定患者に対しては, 抜歯前にドライソケット発症の可能性について説明し, 術中に, タービンやエンジンの冷却水が切削用のバーやポイントに適切にあたるように十分配慮し, 患部の歯槽骨に過剰な熱が加わらないように診療補助を行う.

＜顎口腔領域の炎症発症後の対応＞
☞開口障害，腫脹，疼痛のためにセルフケアができない患者に対して，専門的口腔ケアを行う．
☞歯性炎症発症後は，消炎療法後に，再発防止のために原因歯の処置を勧め，歯科衛生処置を行う．
☞ドライソケット発症後は，患部への刺激物（冷水など）を摂らないように指導する．
☞骨髄炎を発症した後は治療と平行して定期的に歯科衛生管理を実施する．
☞放射線治療中，治療後，ビスフォスフォネート製剤投与中の患者に対しては，担当の医師，歯科医師と相談しながら可能な範囲で定期的な歯科衛生管理を実施する．
☞結核や梅毒などの感染症の場合は，院内感染予防対策を徹底するとともに，歯科衛生管理の内容を医師，歯科医師と相談し実施する．

参考文献

1）杉山　勝．第5章　顎口腔の炎症（白砂兼光，古郷幹彦：口腔外科学，第3版）．東京：医歯薬出版，2010：125‐162.
2）歯科医学大事典編集委員会．歯科医学大事典　縮刷版．東京：医歯薬出版，1989.
3）石川梧朗，秋吉正豊．口腔病理学Ⅰ．京都：永末書店，1984.
4）石川梧朗．口腔病理学Ⅱ．京都：永末書店，1984.
5）Shafer WG, Hine MK, Levy BM. A Textbook of Oral Pathology (3rd ed.). Philadelphia: W. B. Saunders Company, 1974.

復習しよう！

1　下顎骨智歯周囲炎の特徴はどれか．
a　智歯の近心に半月状のエックス線骨不透過像を認める．
b　高齢者に多い．
c　不完全埋伏歯に多い．
d　開口障害は生じない．

2　ドライソケットの特徴でないのはどれか．
a　患部の疼痛
b　抜歯窩の骨面露出
c　智歯抜歯後に好発する
d　術後出血

3　顎骨壊死と関係のある薬剤はどれか．
a　シクロスポリン
b　ビスフォスフォネート
c　ペニシリン
d　フェニトイン

＜解答＞
1：c
2：d
3：b

chapter 6 嚢胞

学習目標
- □ 嚢胞の特徴が説明できる．
- □ う蝕・根尖性歯周炎に続発する嚢胞の特徴と治療法がわかる．
- □ 歯原性嚢胞の特徴と治療法を説明できる．
- □ 非歯原性嚢胞の特徴と治療法を説明できる．
- □ 歯科衛生士として患者に術後のメインテナンスを説明できる．

6-1 嚢胞

1) 嚢胞の定義

嚢胞とは，組織中に病的にできた空洞を持つ袋状の病変である（図6-1）．嚢胞は嚢胞腔と嚢胞壁からなる．

嚢胞腔は嚢胞内の病的な空間で，流動体または半流動体の内容物を有する．嚢胞腔を取り囲む嚢胞壁は，線維性結合組織の被膜からなる．嚢胞壁の内側（嚢胞腔側）には，歯原性上皮，重層扁平上皮，角化上皮による裏装（裏装上皮）がみられる（図6-2）．

類皮嚢胞や類表皮嚢胞など，嚢胞壁の中には，毛根や皮脂腺などの皮膚付属器官を持つ場合もある．また，裏装上皮のみられないものは，嚢胞状病変（偽嚢胞）という．

2) 嚢胞の症状

膨隆性の緩慢な発育をすることが多く，無痛性，無症状で経過することが多い．

顎骨中で発育した嚢胞では，圧迫された骨皮質の菲薄化（図6-3のA）により，圧迫した際に羊皮紙様感を触知する．また，嚢胞は内容物が流動体であるため，骨の外に進展すると波動の触知をすることもある．

嚢胞
嚢胞の90%は，口腔顎顔面領域に発生する．全身的には，卵巣，腎臓，肝臓，膵臓などにも発生する．

羊皮紙
羊などの皮をなめしてつくった獣皮．書写や製本の材料として，紙が普及する以前に使用された．厚みと弾力のある硬さがあるため，押すとぺこぺこした感じがする．

波動
水を満たした風船のように，閉鎖された腔内に液体が満たされているとき，一方に圧力をかけると，その振動が内部を伝わって，他の部位でも振動を触知する．充実性の腫瘍では波動は触知できない．

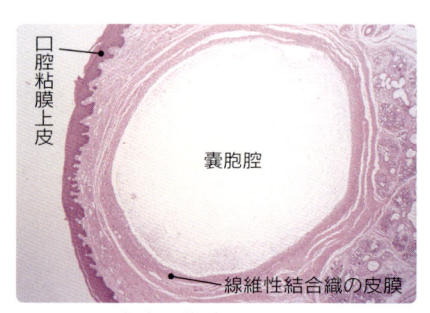

図6-1 嚢胞の構造

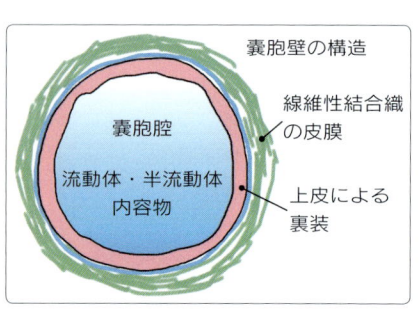

図6-2 嚢胞の模式図

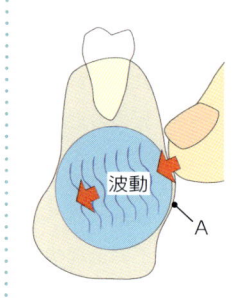

図6-3 波動の図

表 6-1 嚢胞の分類（1992年 WHO の分類を一部改変）

		名称	部位	好発部位（図6-5）	エックス線所見
炎症性	歯原性	歯根嚢胞	顎骨内	根尖部（失活歯）	透過像
	非歯原性	術後性上顎嚢胞	顎骨内	上顎洞内	不透過像
発育性	歯原性	含歯性嚢胞（濾胞性歯嚢胞）	顎骨内	下顎臼歯部に多い（埋伏智歯含む）	透過像
		原始性嚢胞	顎骨内	下顎臼歯部に多い	透過像
		萌出嚢胞（歯肉嚢胞）	顎骨内	埋伏歯冠など	透過像
	非歯原性	球状上顎嚢胞	顎骨内	上顎側切歯犬歯間	透過像
		鼻口蓋管嚢胞	顎骨内	口蓋正中部（切歯管内）	透過像
		鼻歯槽嚢胞	軟組織	鼻腔底	
		鰓嚢胞（側頸嚢胞）	軟組織	側頸部	
		甲状舌管嚢胞（正中頸嚢胞）	軟組織	オトガイ部～頸部の正中	
		類皮嚢胞・類表皮嚢胞	軟組織	口底部に多い（まれに顎骨中にも発生する）	
嚢胞状病変（偽嚢胞）		粘液嚢胞（粘液瘤）	軟組織	口唇	
		ガマ腫	軟組織	口底部	
		ブランダン・ヌーン嚢胞	軟組織	舌下面	
		単純性骨嚢胞	顎骨内	下顎骨に多い	透過像

嚢胞の分類

歯原性腫瘍は2005年 WHO 新分類が行われたが，嚢胞の分類は更新がない．現在は，歯原性角化嚢胞は再発も多いために，角化嚢胞性歯原性腫瘍として，石灰化歯原性嚢胞は，石灰化嚢胞性歯原性腫瘍として，それぞれ腫瘍に分類されている．

図 6-4 歯原性腫瘍
歯胚のエナメル器，退縮エナメル上皮などの歯原性上皮由来のものを歯原性という．嚢胞としては発育性嚢胞など，腫瘍としてはエナメル上皮腫などを生じる．

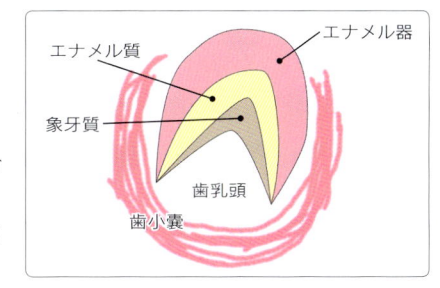

3）嚢胞の分類

嚢胞は，発生の原因，発育の状況などから分類される（表6-1）．発生の由来からは，歯や歯胚を由来とする歯原性嚢胞（図6-4）と，それ以外の由来の非歯原性嚢胞に分類される．発育状況からは，炎症性嚢胞と，発生学的な要因による発育性嚢胞に分類される．また，裏装上皮を持たないものは，嚢胞状病変（偽嚢胞）として，分けられる．

4）嚢胞の診断

嚢胞の診断のためには，エックス線写真撮影，CT，MR，超音波エコーなどの画像診断のほか，穿刺吸引などによる内容物の確認などが行われる．確定診断のためには，生検，摘出物の病理組織検査が必要となる．

Part I 口腔外科学

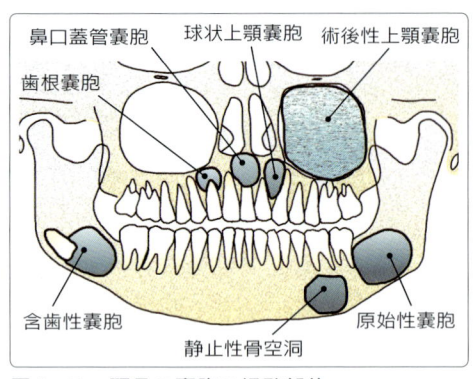

図6-5 顎骨の囊胞の好発部位

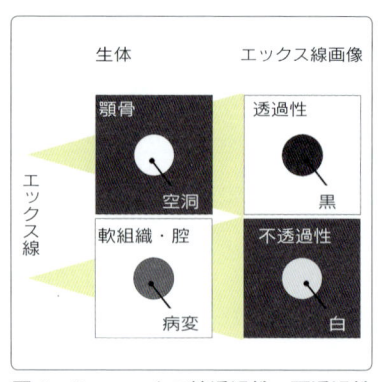

図6-6 エックス線透過性・不透過性

エックス線所見

骨・歯・金属などはエックス線を吸収するため白く，軟組織や空洞はエックス線が透過するため黒く描画される．そのため，エックス線透過性病変，不透過性病変という表現を使用する（図6-6）．エックス線透過像は，顎骨中の骨吸収性病変は，白い中に黒く描出，エックス線不透過像は，軟組織中の硬組織，空洞部に膿などが白く描出される．

● 6-2 顎骨の囊胞（図6-5）

1）炎症性囊胞

（1）歯根囊胞

【定義】失活歯の根尖部に生じる歯原性囊胞である．う蝕，歯髄炎を経て，慢性根尖性歯周炎，歯根肉芽腫に続発して発症する．根尖孔から顎骨内に漏出した，壊死歯髄などの異物による慢性的な刺激による，根尖部の反応と考えられる．発生部位は，失活歯の根尖部であるが，まれに側枝などが原因となり発生する場合もある．

【症状】症状は，咬合時の違和感，鈍痛などを訴える．病変が発育した場合には，根尖部の腫脹，皮質骨の吸収，歯の動揺などの症状を呈する．また，感染などにより膿瘍を形成，排膿などをみる場合もある．

【診断】エックス線所見では，歯根に連続した，単胞性の境界明瞭な類円形の透過像として観察される（図6-7）．原因歯には，歯髄に達するう蝕，不完全な根管治療などを観察する．病理組織学的には根尖に連続した非角化扁平上皮に裏装された囊胞で（図6-8），囊胞腔にはコレステリン結晶などの析出をみる場合がある（図6-9，10）．

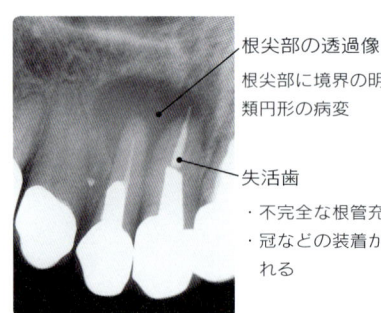

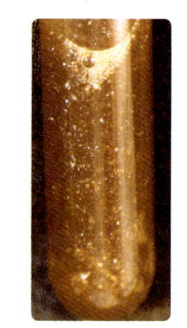

図6-9

コレステリン結晶

血液中にあるコレステロールが，囊胞腔内に析出し，結晶となったものである．図6-9は穿刺・吸引した囊胞内容物．茶褐色の内溶液中にきらきらと輝いている結晶がコレステリン．歯根囊胞をはじめ種々の囊胞内容物から観察される．ほかにも，コレステリン結晶は，動脈硬化症の動脈中膜にも沈着する．

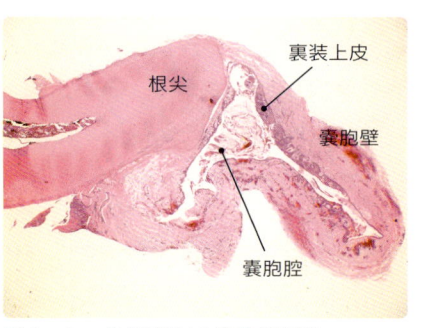

図6-7 歯根囊胞のエックス線像

図6-8 歯根囊胞の病理組織像

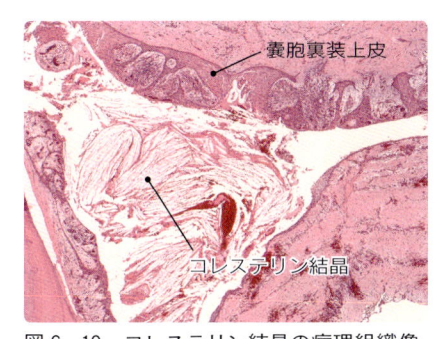

図6-10　コレステリン結晶の病理組織像
囊胞腔内に針状にコレステリンが析出(標本作成中に溶け白い空洞として見える).

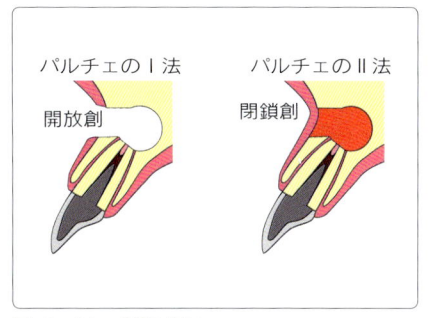

図6-11　開窓療法

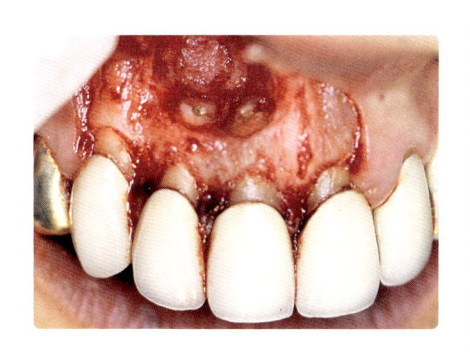

図6-12　歯根尖切除術

パルチェPartschの分類(図6-11)
パルチェのⅠ法(開窓療法・腹腔形成法)：囊胞壁の一部を除去し，内容液などの排出路を確保する方法．囊胞壁の骨の増生とともに，二次治癒をする．
パルチェのⅡ法(閉鎖法・全摘出法)：囊胞を全摘出した後に，切開部を完全に抱合閉鎖する方法．創部の器質化により骨化する．

歯根尖切除術
⇒ p.170参照

残留囊胞
歯根囊胞のある歯を抜歯した後にできる囊胞である．残留した歯根囊胞が残って，再発をしたものである．

【治療】
①囊胞摘出術・歯根尖切除術(歯根端切除術)
　根管治療で治癒しない場合には，外科的治療が必要となる(図6-12)．口腔外科では，抜歯・埋伏歯抜歯に次いで頻度の多い外科処置である．また，全部被覆冠の装着や，支台築造などが行われており，通常の根管充填が困難な場合には，逆根管充填を行い，根尖部を緊密に封鎖する．
②抜歯
　根が短いなど，保存不可能な場合は抜歯を行う．この際，残留囊胞を予防するために，根尖部の囊胞を一塊として摘出する必要がある．

(2)術後性上顎囊胞
【定義】副鼻腔炎(上顎洞炎)の手術(上顎洞根治手術)後に，上顎洞内に発生する囊胞．
【症状】無症状で経過し，発育も緩慢なため，発症・発見まで，術後数十年を経過することも多い．症状は鼻閉感・頭痛・頭重感，頬部の違和感・咬合時の違和感などを訴えるが多く，頬側の骨の圧迫や吸収がある場合には，頬部の腫脹なども認める．炎症を併発する場合も多い．肉眼的には，頬部の腫脹，口腔内では歯肉頬移行部の腫脹を認める．炎症を併発した場合には，排膿などをみることもある．
【診断】エックス線写真，CTなどの画像診断を行う．通常，上顎洞は半月裂孔(自然孔)で上鼻道と連続し，空気で満たされているためにエックス

図 6-13 ウォーターズ(Waters)法
通常は空気で満たされている上顎洞が囊胞により不透過性になり白く描出された．

患側：通常は空気で満たされている上顎洞が，囊胞により不透過性になり白く描出された

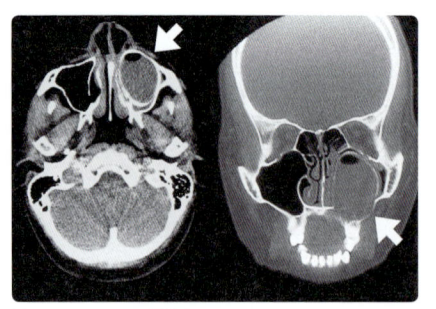

健側

図 6-14 CT所見

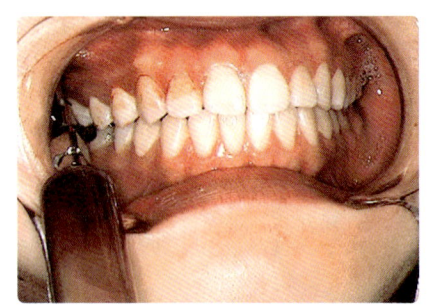

図 6-15 穿刺吸引検査
右上顎の術後性上顎囊胞．囊胞性疾患であることを確認するため，浸潤麻酔後，皮質骨吸収部から穿刺をしている．

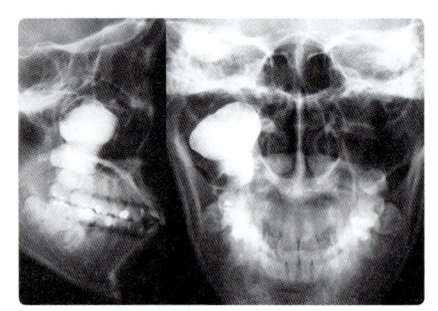

図 6-16 造影検査
囊胞であることを証明するために，囊胞腔に造影剤を注入し，エックス線撮影をする．

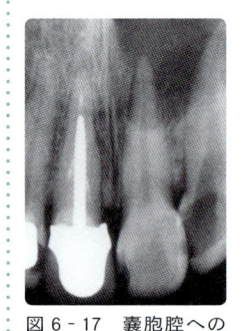

図 6-17 囊胞腔への根尖の露出
囊胞腔に歯根が露出している場合には，根管治療と歯根尖手術が必要な場合もある．

線は透過し黒く描出される．この空洞が囊胞などの内容物で満たされるため，不透過像として観察される(図6-13, 14)．骨は圧迫されて膨隆し，菲薄化する．腫瘍との鑑別が重要であるが，内容液の存在から囊胞であることを確認するため穿刺吸引(図6-15)や上顎洞の造影(図6-16)などを行うこともある．病理組織学的には裏装上皮は線毛円柱上皮，非角化重層扁平上皮，腺上皮などが混在し，粘液産生細胞である杯細胞なども出現する．

【治療】治療は，上顎洞根治手術に準じた囊胞摘出術を施行する．一般的には，骨の菲薄な犬歯窩より開洞するコールドウェル・ラック(Caldwell-Luc)法が行われ，下鼻道に対孔形成を行う．また，根尖が上顎洞底に近接，あるいは露出していることも多く，囊胞腔に接している歯の抜髄・根管治療後，歯根尖切除術の必要なこともある(図6-17)．

2）歯原性囊胞
(1) 萌出囊胞
【定義】顎骨中から歯肉にかけて生じる歯原性の発育囊胞．歯堤の残遺上皮に由来するとされる．萌出前，交換期の乳歯の下の萌出途上の歯胚の歯冠などにみられる場合も多い．小臼歯付近に好発する．

歯周囊胞
歯の側方に形成された囊胞．炎症性の由来，歯堤の残遺由来のものもある．とくに，下顎智歯遠心に生じるものをホフラート囊胞という．

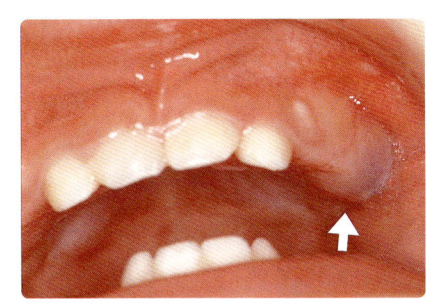

図6-18 萌出嚢胞の口腔内写真

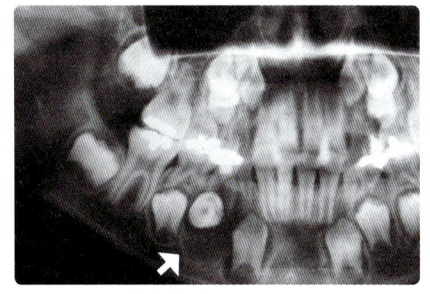

図6-19 萌出嚢胞のパノラマエックス線写真

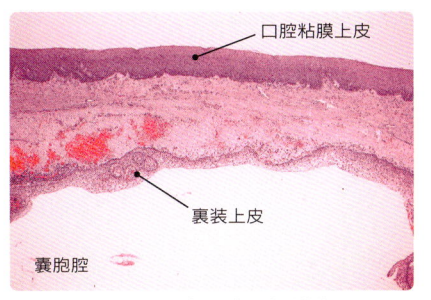

図6-20 萌出嚢胞の病理組織像

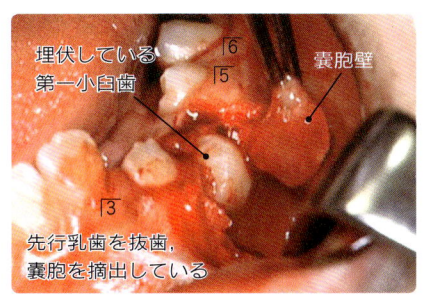

図6-21 開窓療法

開窓療法
嚢胞壁の一部を取り除いて，開法創にすること．比較的大きな嚢胞の場合，外科的な侵襲が大きくなるため，術後の変形や機能障害などを考えて適応する．顎骨成長期の小児，萌出嚢胞，ガマ腫などで用いられることが多い．萌出嚢胞などでは，永久歯の萌出を誘導するため，開窓療法を行うことがある．

【症状】無症状であることが多い．先行歯のない場合には，比較的境界明瞭な顎堤の膨隆として観察される．大きな嚢胞では，表面の粘膜が菲薄化し，嚢胞内容物が青く透過して見える（図6-18）．また，乳歯の晩期残存や，永久歯の萌出遅延などを訴えて来院することも多い．

【診断】エックス線写真では，埋伏した歯冠周囲に境界明瞭な，類円形の透過像を認める（図6-19）．病理組織学的には，嚢胞壁は，エナメル器由来の非角化扁平上皮からなる（図6-20）．

【治療】一般的には，萌出とともに消失することが多いので，経過を観察する．永久歯の萌出が困難な場合には，乳歯の抜歯とともに，嚢胞の開窓療法（図6-21），歯の誘導などを行うこともある．

＜参考＞上皮真珠（セルレス上皮真珠・エプスタイン真珠）
　乳児の乳歯萌出前の歯肉に生じる乳白色で球状の病変．歯胚の歯堤の残存が由来とされる．自然に消滅する（図6-22）．

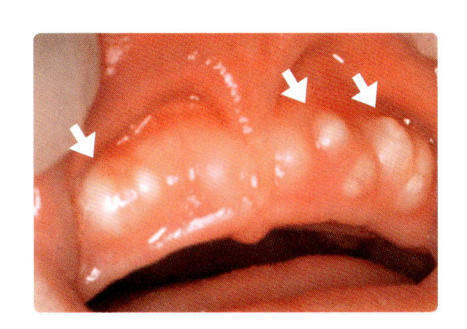

図6-22 エプスタイン真珠の病態写真

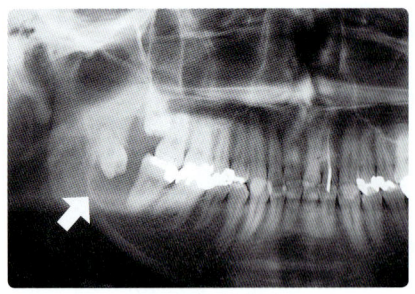

図 6-23　下顎の含歯性嚢胞
埋伏した智歯の歯冠の周囲に境界明瞭で，類円形の透過像が見える．

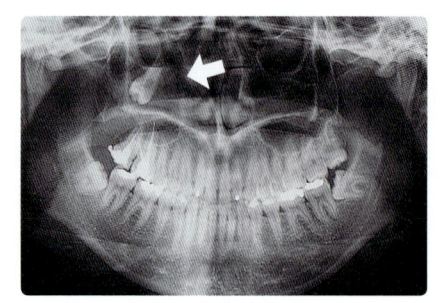

図 6-24　上顎の含歯性嚢胞
上顎洞内に埋伏を伴った嚢胞が認められる．

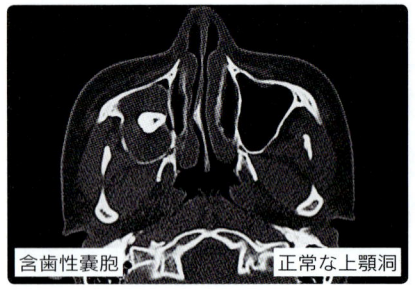

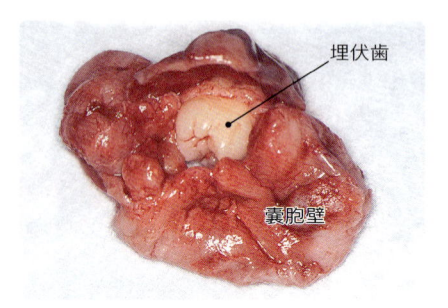

図 6-25　CT の水平断
左：埋伏歯を認める．上顎洞に病変があると CT・レントゲンでは白く見える（不透過像）．右：上顎洞は通常は内容物はないので CT・レントゲンでは黒く写る（透過像）．

図 6-26　摘出物

（2）含歯性嚢胞

【定義】歯原性の発育嚢胞の一つで，埋伏歯を含むものをいう．以前は濾胞性歯嚢胞と呼ばれていた．歯胚のエナメル器由来の退縮エナメル上皮が嚢胞化したものである．発症年齢は，10〜20代の比較的若年者に多い．発生部位は，下顎臼歯部に多く，智歯をはじめ，埋伏歯の歯冠部に形成される（図 6-23〜26）．

【症状】無症状で経過することが多い．そのため，他の歯科治療で受診の際のエックス線検査などで，偶然に発見されることも多い．発育した場合には，皮質骨の膨隆，菲薄化を認め，羊皮紙様感，波動などを触知する．また，智歯以外の埋伏歯に生じたものでは，歯列不正や，永久歯の萌出遅延などを訴えて，発見されることもある．

【診断】エックス線写真では，境界明瞭な単房性または多房性の類円形の透過像を認める．隣接する歯根の吸収はみられない．また，下歯槽管は圧迫されていることが多いが，神経症状は認めない．エナメル上皮腫などとの鑑別が困難なこともあるが，エナメル上皮腫では，隣接する根尖の吸収などがみられることもある．病理組織学的には埋伏歯冠の周囲に嚢胞腔を認め，歯原性の上皮による裏装を認める．嚢胞上皮は非角化重層

エナメル上皮腫
⇒ p.106参照

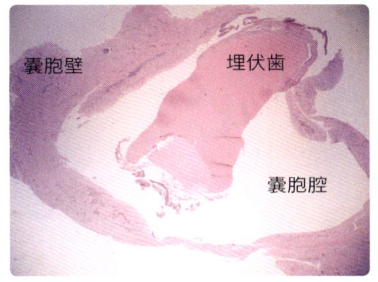

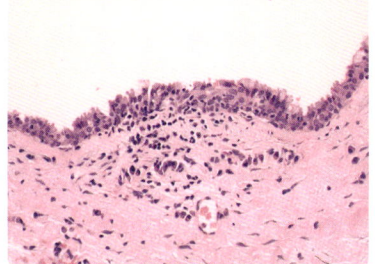

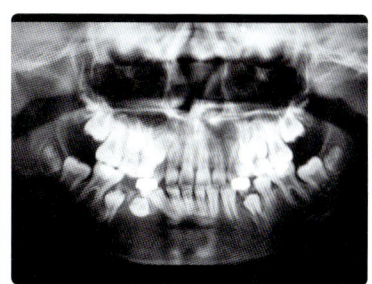

図6-27　病理組織像　　図6-28　囊胞上皮．　　図6-29　原始性囊胞

扁平上皮などからなる（図6-27, 28）．
【治療】治療は，小さい病変では摘出，発育した病変や，顎骨成長中の若年者などでは，開窓療法を選択する場合もある．

3）非歯原性囊胞
（1）鼻口蓋管囊胞
【定義】胎生期の口腔顎顔面の突起の癒合の際に，鼻口蓋管部に取り残された上皮細胞に由来すると考えられる囊胞（図6-30）．
　①上顎正中囊胞……正中歯槽囊胞ともいう．上顎中切歯の歯根の間
　②鼻口蓋管囊胞……切歯管囊胞ともいう．鼻口蓋管の内部に発生
　③正中口蓋囊胞……鼻口蓋管の後方に生じたもの
　④鼻歯槽囊胞　……鼻口蓋管の鼻腔端の軟組織に発生．鼻腔底部が腫脹
【症状】無症状で経過することが多い．
【診断】エックス線像により境界明瞭な類円形の単房性（図6-31）の透過性病変．上顎正中囊胞は上顎中切歯の根間に生じ，歯根離開を認める．鼻口蓋管囊胞は，口蓋正中にハート型の透過像を認める．
【治療】摘出する．

（2）球状上顎囊胞
【定義】胎生期の口腔顎顔面の突起の癒合の際に，球状突起と上顎突起の間に取り残された上皮細胞に由来すると考えられる囊胞．

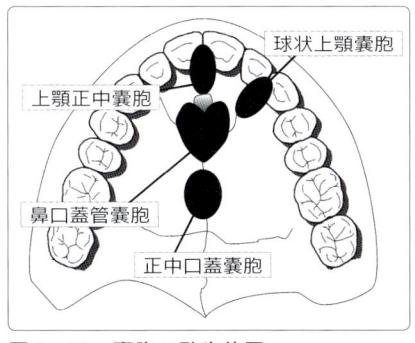

図6-30　囊胞の発生位置　　図6-31　エックス線所見

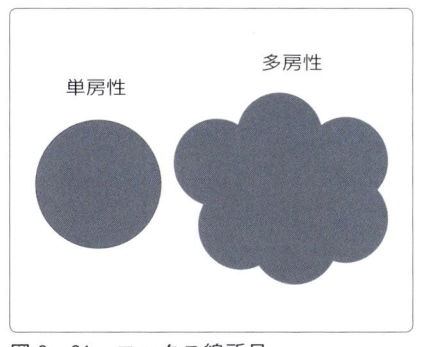

原始性囊胞
歯胚が原因の埋伏歯を含まないものを，原始性囊胞という（図6-29）．

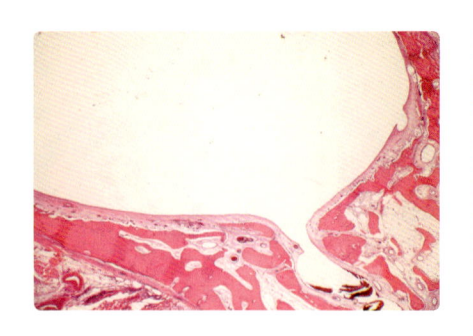

図6-32　単純性骨嚢胞の病理組織像

【症状】無症状で経過することが多い．
【診断】エックス線像により境界明瞭な類円形の単房性の透過性病変．上顎側切歯と犬歯の根間に生じ，歯根離開を認める．
【治療】摘出する．

（3）単純性骨嚢胞
【定義】明らかな裏装上皮を持たないため，偽嚢胞とされる．また，外傷性嚢胞・出血性骨嚢胞・孤立性骨嚢胞などの名称も用いられる．外傷などによる基質化されない血腫由来とも考えられているが，明らかな原因は不明である．
【症状】症状は訴えない場合が多く，他の歯科治療時などレントゲン撮影時に発見されることも多い．
【診断】下顎骨に多く，エックス線所見では，比較的境界明瞭な類円形の透過性病変で，周囲の歯根，骨皮質への影響はない．病理組織学的には，明らかな裏装上皮は認めないことが多い（図6-32）．
【治療】治療法は，摘出・掻爬などを行うが，はっきりとした嚢胞壁を認めないことも多い．

6-3　軟組織の囊胞

1）粘液囊胞（粘液貯留囊胞）

【定義】唾液腺などの腺組織の開孔部の閉塞や，漏出により，組織内に唾液などが貯留した囊胞．明らかな裏装上皮を持たないことが多く，囊胞内容液は濃縮された粘液で，粘液を取り込んだ泡沫細胞（マクロファージの一種）を観察する（図6-33）．部位により①口唇：粘液瘤（図6-34），②口

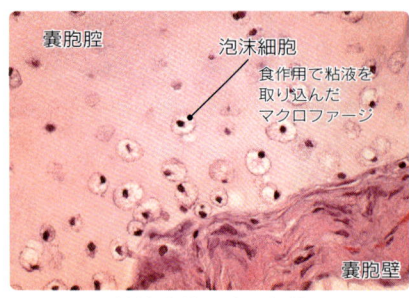

図6-33　粘液囊胞の病理組織

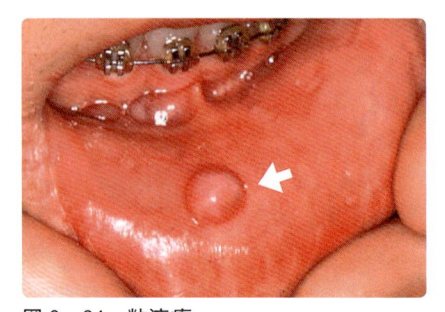

図6-34　粘液瘤

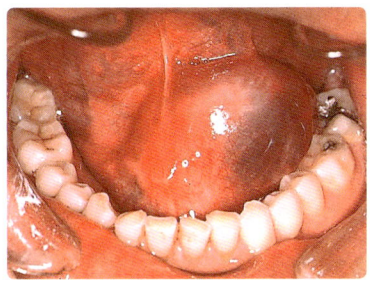

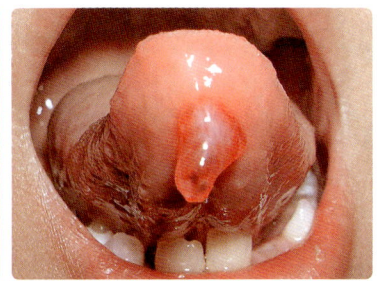

図6-35 ガマ腫　　図6-36 ブランダン・ヌーン嚢胞　　図6-37 上顎洞粘液嚢胞

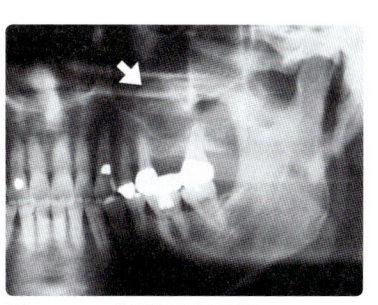

底：ガマ腫（図6-35），③舌下面：ブランダン・ヌーン嚢胞（図6-36），④上顎洞（図6-37）など名称が異なる．

（1）粘液瘤
【定義】口唇部にできた粘液嚢胞．咬傷などにより，小唾液腺の口唇腺が漏出することが原因と考えられる．表面は粘膜色で，半球形の膨隆を示す．
【症状】無痛性で，症状のないことが多い．
【治療】自潰して吸収されることも多いが，誤咬しやすいため，再発することも多い．その場合には，周囲の小唾液腺を含め，摘出する．

（2）ガマ腫
【定義】口底部の唾液の漏出が原因となる．舌下腺が由来となることが多い．半球形の膨隆で，菲薄化した粘膜を通して，粘液が青く透けて見える．カエル（ガマ）の喉袋の形状に似ていることから，ガマ腫という．顎舌骨筋の上方の舌下型と，顎舌骨筋より下方に生じる顎下型（図6-39）がある．
【症状】症状は，発育すると舌の可動制限や構音障害，咀嚼障害などを生じる．顎下型では顎下部の腫脹を生じる．
【診断】CTなどの画像診断による．舌下型では類皮嚢胞など，顎下型では側頸嚢胞や多形性腺腫などとの鑑別が必要となる．
【治療】治療は，小型のものでは摘出，大型のものでは開窓療法を行うが，ワルトン管と開孔部である舌下小丘の保存に注意を要する．

（3）ブランダン・ヌーン嚢胞（Blandin-Nuhn嚢胞）
【定義】舌下面の前舌腺が原因と考えられている粘液嚢胞である．
【症状】舌下面であるため，誤咬をしたり，咀嚼・構音障害の原因となる．

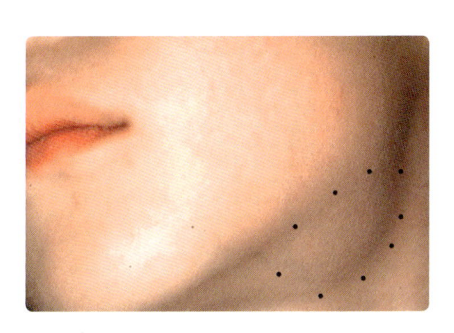

図6-39 顎下型ガマ腫
顎舌骨筋の下方まで腫脹が及ぶ．

上顎洞の粘液嚢胞
まれに，エックス線写真で上顎洞底に半球形の不透過像を観察する．副鼻腔内の粘液腺由来の粘液嚢胞である．無症状で経過することが多く，自壊することも多い．

摘出療法
病変のすべてを取り出すこと（図6-38）．

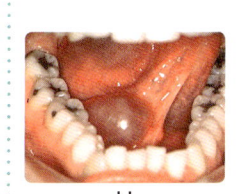

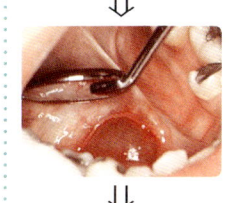

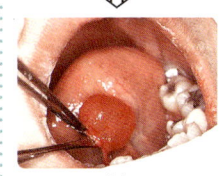

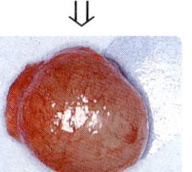

図6-38 嚢胞の摘出

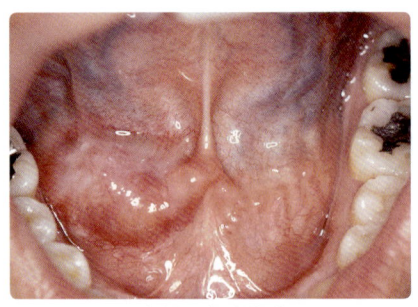

図6-40　口底部の類皮囊胞

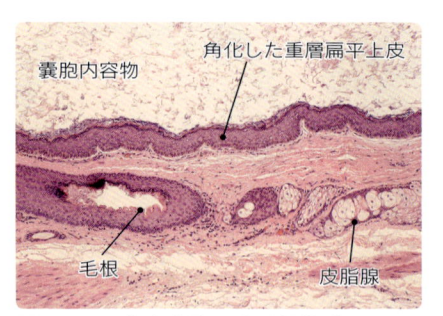

図6-41　類皮囊胞の病理組織像

【治療】口唇の粘液囊と同様に，自潰して吸収されることも多いが，再発することも多い．その場合には，唾液腺とともに摘出する．

2）その他の囊胞
（1）類表皮囊胞・類皮囊胞
【定義】まれな囊胞で，口底正中部に発症することが多い（図6-40）が，顎骨中にも発生する．胎生期の皮膚が迷入したものと考えられている．
【症状】無症状で経過するが，発育すると，構音・咀嚼障害などを生じる．
【診断】確定診断には，生検，あるいは穿刺吸引により粥状の内容物を確認する．病理組織学的には，角化重層扁平上皮からなる囊胞壁で，毛根・皮脂腺・汗腺などの皮膚付属器を認めることもある（図6-41）．
【治療】摘出手術を行う．
（2）甲状舌管囊胞
【定義】胎生期に甲状腺をつくるための，舌盲孔部より甲状腺に至る甲状舌管の残遺上皮から生じたものと考えられる囊胞（図6-42）．
【症状】無症状で経過することが多いが，発育すると，オトガイ部から甲状腺上方の頸部正中部に境界明瞭な膨隆を認める．
【治療】摘出する．
（3）側頸囊胞（鰓囊胞）
【定義】顎下部に生じる発育性囊胞である．胎生期の鰓弓の一部から生じたため，鰓囊胞とも呼ばれる（図6-43, 44）．

二重舌
口底部に発症した類皮囊胞などの病変で，舌が押し上げられ，舌が上下に2枚あるように見える病状．

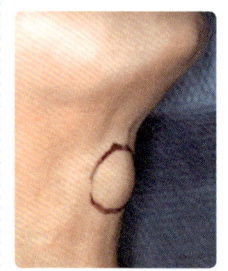

図6-42　甲状舌管囊胞
オトガイ部から甲状腺の上部までの間の正中部にできる．

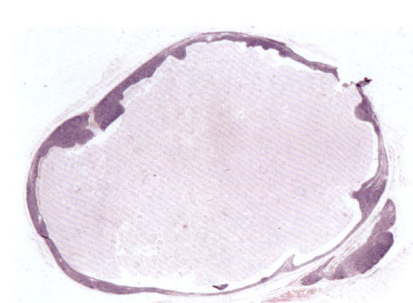

図6-43　側頸囊胞（点で囲った部分）

図6-44　摘出物の病理組織像

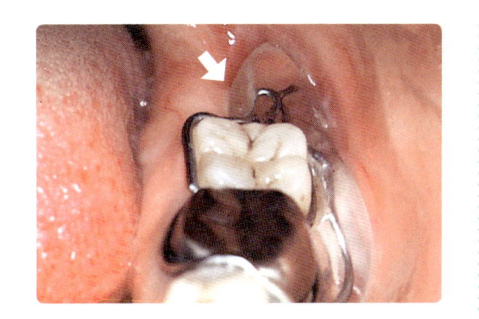

図6-45 下顎嚢胞開窓後のオブチュレーター
食片などの圧入の防止，開窓部が閉じないようにレジンで創部をふさぐ．

【症状】無症状で経過するが，発育すると頸部の腫脹を主訴に来院することが多い．
【診断】病理組織学的には，扁平上皮や嚢胞壁内にリンパ組織を認める．
【治療】摘出する．

【歯科衛生士としての対応】

☞口腔内所見，エックス線写真を見た際に，異常に気づくことが重要である．
☞術後，創部があるので，食事の注意や口腔清掃などの注意が必要である．
☞とくに歯根尖切除術では固いものなどを噛まないように指導する．
☞開窓療法ではオブチュレーター（栓塞子）（図6-45）を装着することがあるので，清掃方法などを指導する．

復習しよう！

1 顎骨内に発生する嚢胞はどれか．2つ選べ．
a ガマ腫
b 含歯性嚢胞
c 鼻口蓋管嚢胞
d 類皮嚢胞

2 歯根嚢胞の特徴はどれか．2つ選べ．
a 生活歯の根尖部に発生する．
b 失活歯の根尖部に発生する．
c エックス線不透過性病変である．
d エックス線透過性病変である．

3 歯根尖切除術の術後の注意事項はどれか．2つ選べ．
a 創部のブラッシングをきちんと行うように指導する．
b 術歯では固いものを噛まないように指導する．
c 腫脹した場合には冷やしてもよい．
d 処方薬の服薬方法を説明する．

<解答>
1：b，c
2：b，d
3：b，d

chapter 7 腫瘍および腫瘍類似疾患

学習目標
- □ 腫瘍の性質を説明できる．
- □ 良性腫瘍と悪性腫瘍の相違を説明できる．
- □ 歯原性腫瘍の診断と治療法について説明できる．
- □ 口腔癌の診断と治療法について説明できる．

7-1 良性腫瘍

1）歯原性腫瘍

（1）エナメル上皮腫（ameloblastoma）

【定義】エナメル上皮腫は，歯胚の発生過程でみられるエナメル芽細胞が腫瘍化した良性腫瘍であり，もっとも代表的な歯原性腫瘍で，発生頻度が高い．歯胚由来であるため顎骨内に発生するが，まれに歯肉に発生することもあり周辺型と呼ばれる．上顎骨よりも下顎骨に多く，下顎大臼歯部から下顎枝にかけて好発する．また，10〜20歳代の若年者に多い．WHO分類（2005年）では，①充実型／多囊胞型，②類腺型，③周辺型，④単囊胞型，に分けられる．とくに①には，濾胞型と叢状型が含まれる．

【症状】無症状に経過し，エックス線像で偶然発見されることが多い．歯槽粘膜の無痛性腫脹が一般的な肉眼所見である．頬舌的に膨隆することが多く，皮質骨が薄くなり"羊皮紙様感"を呈したり，骨外に進展すると"波動"を触知することがある（⇒p.94参照）．増大すると顔貌の腫脹を呈する．歯槽骨が吸収されると歯の動揺がみられるが生活歯髄反応は残存している．疾患自体で痛みが生じることはないが，感染すると痛みが生じる．パノラマエックス線写真にて，境界明瞭で内部均一な単房性ないし多房性のエックス線透過像がみられる（図7-1）．歯根に接すると鋭利な歯根吸収がみられることがある．

【診断】パノラマエックス線像で多房性のエックス線透過像がみられる場

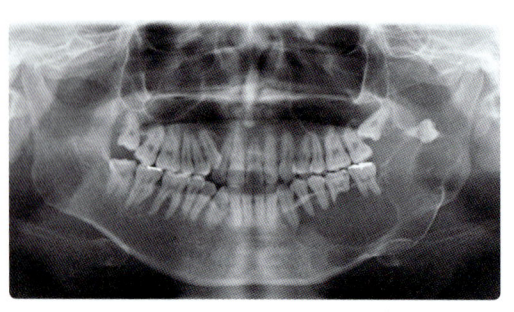

図7-1 下顎骨のエナメル上皮腫のパノラマ写真（多房性の透過像）

腫瘍（tumor）とは

正常細胞は，創傷治癒や新陳代謝の際にみられるように，必要に応じて増殖（細胞分裂）するが，役目が終わると増殖は止まる．正常細胞の増殖機構は厳密に制御されているからこそ組織の形態や機能が維持されている．一方，腫瘍細胞は増殖機構が破綻して勝手に増殖し続けるため，腫瘤を形成する．これが腫瘍（新生物とも呼ばれる）である．つまり腫瘍とは腫瘍細胞が自律的に増殖することによって生じるものである．腫瘍細胞は正常細胞の遺伝子変異によって生じるため，元の正常細胞（母細胞と呼ばれる）の種類によってさまざまな腫瘍が存在することになる．

図7-2　エナメル上皮腫のCT画像

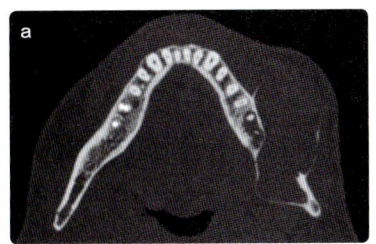

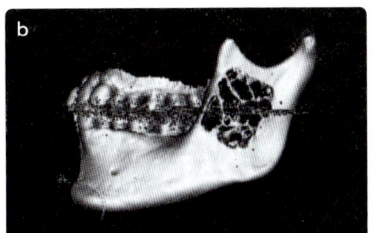

図7-3　下顎骨のエナメル上皮腫の病理組織像

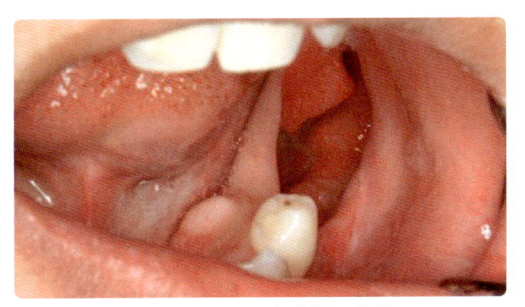

図7-4　下顎骨エナメル上皮腫の開窓

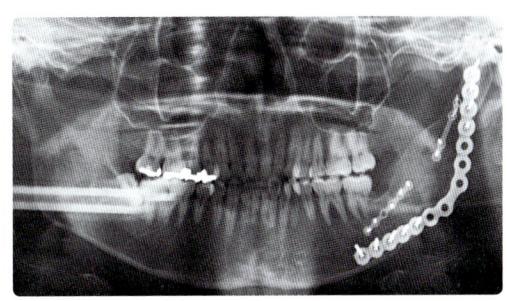

図7-5　下顎区域切除術後のプレートと骨移植による再建術

合，まず第一にエナメル上皮腫を疑うが，確定診断には生検による病理組織学的診断が必要である．CTは病巣の範囲を知るために有用である（図7-2）．病理組織所見としては，エナメル芽細胞に類似した高円柱細胞と中心部の星芒状の細胞が特徴的である（図7-3）．

【治療】腫瘍細胞が骨に浸潤していることがあるので周囲組織を含めて切除することが原則である．再発しやすいので留意する．腫瘍と接する歯は抜去される．

①摘出(掻爬)・骨削除術：顎骨内の病変が比較的小さい場合は，病巣を掻爬・摘出したうえで，周囲の骨を一層削除する．

②開窓術：内部に空隙のある囊胞様の病変で，下歯槽神経に接した症例や顎骨外に進展している症例では，最初に開窓術を行い，病巣の縮小を期待することが多い．縮小したうえで，最終的には摘出・骨削除を行うことが大切である．病巣が大きくても顎骨を保存できる利点があるが，充実型には行わない（図7-4）．

③顎骨切除術：下顎辺縁切除術，下顎区域切除術，上顎部分切除術などがある．病巣を含んだ骨を一塊として切除する方法で，もっとも確実に腫瘍を取り除くことができて，再発も少ない．しかし，顎骨の再建術が必要でQOLが低下するおそれがある（図7-5）．

④その他：施設によってさまざまな治療が行われ，反復処置法や凍結療法がある．

表7-1 良性腫瘍と悪性腫瘍との比較

	良性腫瘍	悪性腫瘍
増殖速度	遅い	速い
周囲への増殖様態	圧迫・膨張性水疱	浸潤，破壊性
正常組織と腫瘍との境界	明瞭	不明瞭
再発の程度	まれ	再発しやすい
転移	転移しない	転移する
予後（個体への影響）	良い	悪い（致死的）

【歯科衛生士としての対応】
☞再発することがあるので，定期的に通院することを勧める．
☞術後は隣接した残存歯が歯周病となることが多いので，衛生管理に注意する．
☞開窓術ではレジン性の栓（オブチュレーター）を装着するので，内部の洗浄や周囲歯肉の炎症に注意する．

（2）角化嚢胞性歯原性腫瘍（keratocystic odontogenic tumor）

【定義】かつては歯原性角化嚢胞と呼ばれ，嚢胞に分類されていたが，2005年のWHO分類から良性腫瘍となった．臨床所見も画像所見も嚢胞にきわめて類似しているが，嚢胞上皮に相当する細胞の増殖能が高く再発しやすいため腫瘍として扱われるようになった．硬組織形成前の歯胚の上皮（歯原性上皮）由来と考えられている．嚢胞様の腫瘍細胞が角化物を産生するのが特徴である．エナメル上皮腫と同様10～30歳代で下顎骨の大臼歯部や下顎枝に発生することが多い．

【症状】無症状に経過することが多いが，顎骨内の病巣が大きくなると歯槽部が腫脹し，触診で羊皮紙様感を呈することがある．さらに大きくなると顎骨が膨隆し，顔面非対称となることがある．疼痛や神経麻痺はないが感染すると症状（自発痛や開口障害）が出る．パノラマエックス線写真にて，境界明瞭で内部均一な単房性（時に多房性）のエックス線透過像がみられる．歯根吸収はまれである（図7-6）．

【診断】パノラマエックス線像ではエナメル上皮腫や含歯性嚢胞との鑑別が大切である．含歯性嚢胞とは異なり埋伏歯の歯冠とは連続していない．

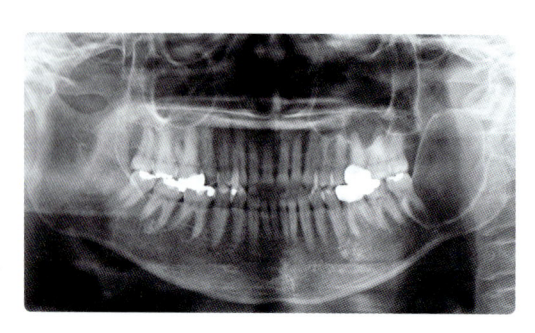

図7-6 角化嚢胞性歯原性腫瘍のパノラマ写真（単房性の透過像）

良性腫瘍と悪性腫瘍

腫瘍は大きく良性腫瘍と悪性腫瘍に分類される．良性腫瘍では，腫瘍細胞の増殖が遅く，周囲の組織を徐々に圧迫しながら増大するため境界が明瞭で，母細胞の性格をよく保持している．周囲を破壊することがなく症状も軽い．一方，悪性腫瘍（癌）は増殖速度が速く，周囲組織に浸潤・破壊しながら増殖するため，境界が不明瞭で出血や疼痛などの症状も出やすい．浸潤した腫瘍細胞は転移することがある．転移が悪性腫瘍の最大の特徴である．転移にはリンパ行性転移と血行性転移とがあり，リンパ行性転移とは癌細胞がリンパ管を通って所属リンパ節（口腔癌であれば頸部のリンパ節）に転移することであり，血行性転移とは癌細胞が血管を通って遠隔臓器（口腔癌であれば肺など）に転移することである．他に播種という転移方式があるが，口腔癌にはない（表7-1）．

図7-7　角化嚢胞性歯原性腫瘍のCT画像

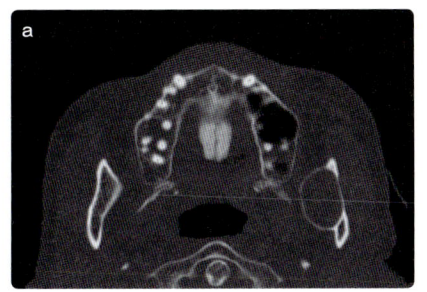

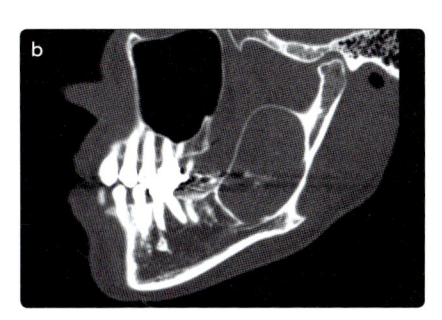

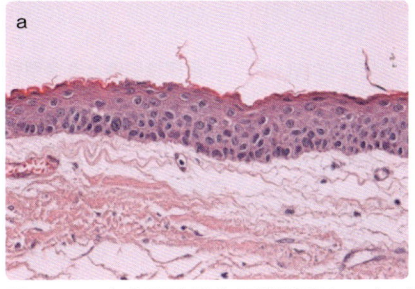

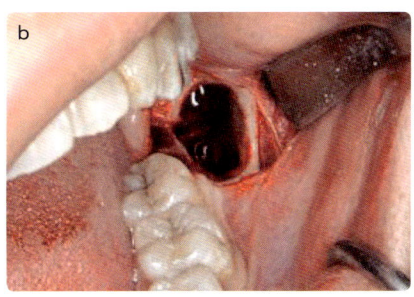

図7-8　角化嚢胞性歯原性腫瘍（a：病理組織像：表層の錯角化が特徴，b：開窓術）

上皮性腫瘍と非上皮性腫瘍

人体を構成する細胞は上皮性細胞と非上皮性細胞との2つに分類される．腫瘍細胞の起源によって（母細胞，親細胞と呼ばれる），腫瘍も上皮性腫瘍と非上皮性腫瘍に分類される．悪性の上皮性腫瘍を，「癌腫（carcinoma；カルチノーマ）」と呼び（一般的には癌と呼ぶことが多い），悪性の非上皮性腫瘍を「肉腫（sarcoma；サルコーマ）」と呼ぶ．骨細胞は非上皮性細胞だから骨細胞が悪性化すると骨肉腫と呼ばれるが，骨癌とはいわない．癌腫と肉腫とを合わせて悪性腫瘍を総称して「癌（cancer；キャンサー）」と呼ぶ．

CTは必要であるがエナメル上皮腫との鑑別はしばしば困難である．腔内に角化物が貯留しているとCT画像上内部が不均一で不透過性が亢進する（図7-7）．確定診断には生検による病理組織学的診断が必要である（図7-8）．腫瘍細胞である嚢胞様上皮が錯角化した扁平上皮であることが特徴である．嚢胞様上皮とは離れた場所に娘嚢胞（腫瘍であるが嚢胞の言葉が使われる）がみられることがあり，再発の原因と考えられている．

【治療】摘出術を行う．顎骨内の嚢胞様病変を骨から剥ぎ取るように摘出・掻爬するが，再発することがあるので，周囲の骨を一層削除する．隣接した歯は通常抜去される．また，大きな病変では，初回に開窓術を行って嚢胞様病変が縮小したうえで後日摘出術を行うこともある．

【歯科衛生士としての対応】
☞再発することがあるので，定期的に通院することを勧める．
☞術後は隣接した残存歯が歯周病となることが多いので，衛生管理に注意する．
☞開窓術ではレジン性の栓（オブチュレーター）を装着するので，内部の洗浄や周囲歯肉の炎症に注意する．

（3）歯牙腫（odontoma）

【定義】歯の硬組織（エナメル質や象牙質）ができる良性腫瘍である．真の腫瘍というよりは成熟した歯の形成異常による過誤腫と考えられる．エナメル質や象牙質および歯髄様組織が本物の歯のように構成された大小さまざまな硬組織が多数被膜の中に包まれた「集合型」と硬組織が無定形・

図7-9 歯牙腫（a：エックス線写真，b：コーンビームCT）

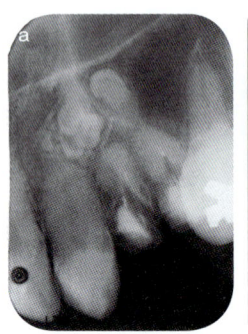

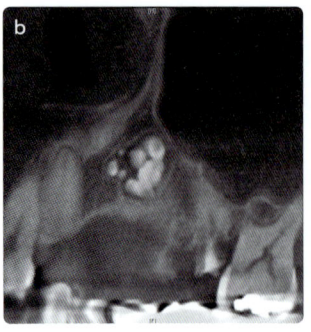

図7-10 摘出された歯牙腫

不規則に形成されて歯の構造がまったく失われた「複雑型」との2種類がある．歯原性腫瘍のうち発生頻度がもっとも高い．

【症状】歯牙腫そのものは無症状であるが，歯の萌出遅延や埋伏歯を伴うことがあり，エックス線撮影で偶然発見されることが多い．

【診断】エックス線（デンタルエックス線撮影やパノラマ撮影）で，歯牙様のエックス線不透過像が顎骨の中にみられる（図7-9）．未萌出歯が隣在することが多い．集合型では，サイズがさまざまな歯に似た硬組織の集団とその周囲に一層の透過帯がみられる．複雑型では形が不整で比較的均一な不透過像として観察される．画像から容易に診断される．

【治療】摘出術を行う．歯牙腫によって萌出が遅延している歯は保存して萌出を期待する．集合型は摘出が容易であるが，複雑型は境界が不明瞭で難渋することがある（図7-10）．

【歯科衛生士としての対応】
☞再発はきわめてまれである．
☞萌出遅延歯の経過を観察する．

（4）その他の歯原性腫瘍

腫瘍の中に石灰化物（エックス線不透過像）を生じる歯原性腫瘍として，石灰化上皮性歯原性腫瘍，腺腫様歯原性腫瘍，石灰化囊胞性歯原性腫瘍がある．

顎骨のエックス線像がテニスラケット状あるいは石けん泡状と表現される歯原性粘液腫，歯根が肥大化したようなエックス線像が特徴的なセメント芽細胞腫などがあるが，いずれも発生頻度は少ない．

2）非歯原性腫瘍

その由来が歯ではない腫瘍である．その発生部位は口腔内だけでなく全身に生じる可能性がある．上皮性と非上皮性に分けられる．

（1）乳頭腫（papilloma）

【定義】上皮性の腫瘍である．表面が凸凹した顆粒状の腫瘤で，数ミリの大きさのものが多い．原因としてヒトパピローマウイルス（HPV）の感染が

歯原性腫瘍と非歯原性腫瘍

顎骨には歯胚が発生するが，歯胚を構成する細胞から腫瘍が生じることがある．このような腫瘍を歯原性腫瘍（odontogenic tumor）という．歯胚は顎骨内に発生するので歯原性腫瘍も通常は顎骨内に発生するがまれに歯肉に発生することがある．エナメル質の由来である歯原性上皮からの腫瘍，象牙質やセメント質の由来である歯原性外胚葉性間葉からの腫瘍，歯原性上皮と歯原性外胚葉性間葉の両者からなる腫瘍とがある．元来，エナメル質や象牙質を形成する能力があるため，腫瘍内にエナメル質様や象牙質様の硬組織が形成されることがある．

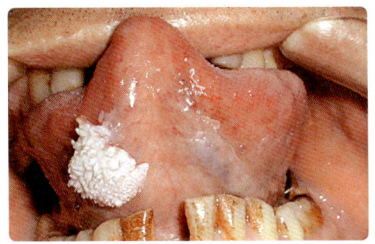

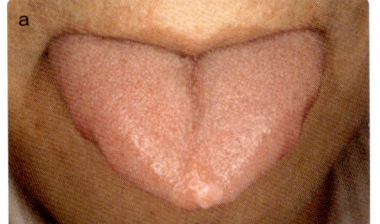

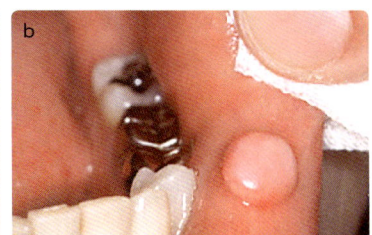

図7-11 乳頭腫　　　図7-12 線維腫

指摘されている．舌，歯肉，頬粘膜，口蓋に好発する．

【症状】外向性の腫瘤で，有茎性を呈することがある．その外観が，顆粒状，カリフラワー状，乳頭状と表現される．表面が角化しているので白く見える（図7-11）．

【診断】肉眼所見から診断は容易である．疣贅状癌との鑑別に注意する．

（2）線維腫（fibroma）

【定義】非上皮性の腫瘍である．線維芽細胞による線維性結合組織の増生による腫瘤であるが，真の腫瘍ではなく外来刺激による反応性の過形成であることが多い．過形成であっても臨床上，線維腫と呼ぶことが多い．また，外来刺激が義歯床縁であれば，義歯性線維腫（または義歯性線維症）と呼ばれる．頬粘膜，口唇，舌，歯肉にみられる．

【症状】境界明瞭な外向性の腫瘤で，表面は平滑で正常な粘膜色で，ポリープ状と表現される．触診では弾性硬で圧痛はない（図7-12）．

【診断】肉眼所見から診断は容易であるが，病理組織所見では，線維組織（コラーゲン線維）の増生が中心で，細胞成分や血管は乏しい．

【治療】外科的に切除するが，刺激となる原因があれば除去する．

（3）血管腫（hemangioma）

【定義】血管が異常に増生したもので，過誤腫（真の腫瘍というよりは組織奇形）と考えられる．出生時に存在することも多い．血管の性状や種類によって，毛細血管腫，海綿状血管腫，静脈性血管腫，蔓状血管腫がある．

【症状】表在性の病変は暗紫色から暗赤色の膨隆で，表面は隆々とし，弾性軟である．外見上の問題以外に自覚症状はない．退色性と退縮性が特徴で，ガラス板で圧迫すると膨隆がつぶれ，暗紫色が消える．深部に生じる血管腫として勃起性咬筋血管腫があり，噛みしめ時に咬筋部が膨隆する．舌，口唇，頬粘膜に好発する．蔓状血管腫のように動静脈吻合があるものは触診で拍動を感じる（図7-13）．

【診断】表在性のものは肉眼所見でほぼ診断できる．海綿状血管腫では静脈石が存在することがあり，パノラマエックス線で確認できる．深部への範囲の特定にはMRIやCTが有用であるが，血管腫に侵入する血管の同定には血管造影が重要である．

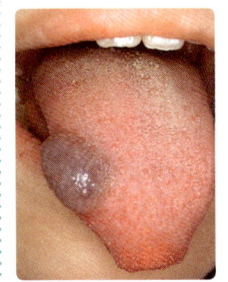

図7-13 血管腫

【治療】真の腫瘍ではないことから必ずしも治療の必要はなく経過観察することもある．小さくて表在性のものは切除術やレーザー治療が行われる．大きなものは硬化療法や梱包療法，動脈が侵入しているものは塞栓術を行う．

(4) その他の非上皮性腫瘍

脂肪腫，リンパ管腫，骨腫，神経線維腫などが口腔内に発生するが頻度は少ない．

7-2 悪性腫瘍

1) 扁平上皮癌(いわゆる口腔癌)

【定義】口腔内に発生する悪性腫瘍の約90％が扁平上皮癌である．したがって口腔癌というと扁平上皮癌を指すのが普通である．口腔粘膜の表層にある扁平上皮細胞ががん化したもので，上皮性悪性腫瘍の代表である．口腔癌は全癌の1～3％であり，分類上，頭頸部癌に含まれる．口腔領域の解剖学的部位によって，①口唇癌，②頰粘膜癌，③上・下歯肉癌，④硬口蓋癌，⑤舌癌，⑥口底癌に分けられる．軟口蓋に発生した癌は中咽頭癌であり，上顎洞癌は口腔癌には含まれない．口腔癌のうち舌癌がもっとも多く(約40％)，次いで上・下歯肉癌が多い．60～70歳代の高齢者が多く，男女比は約1.5：1で男性が多い．5年累積生存率は70～80％である．口腔癌の予後を左右するのは癌の進展度である．進展度の分類として国際対がん連合(UICC)の定めるTNM分類は重要である．口腔癌におけるTNM分類(2002年，第6版)を表7-2に示す．Tは癌(これを原発腫瘍という)の大きさ，Nは所属リンパ節転移の程度(口腔癌の場合は頸部リンパ節への転移)，Mは遠隔転移の有無(口腔癌の場合は肺転移)を表す．TNM分類をもとにした病期分類(Stage分類)(表7-3)があり，このような分類に従って予後を推測し治療方針が決定される．

【症状】さまざまな肉眼所見を呈する．外向性の腫瘍を形成するタイプ(膨隆型)(図7-14)，潰瘍を形成し病変が深部に浸潤するタイプ(潰瘍型)(図7-15)，腫瘍形成は軽度であるが表面がぶつぶつとした肉芽状のタイプ(肉芽型)，やや隆起した白板が顕著な表在性のタイプ(白板型)，外向性の腫瘍全体が凸凹とした疣贅タイプ(乳頭型)とがある．いずれも形は不整で境界は不明瞭で，癌であれば深部に浸潤する傾向があるため触診で硬結を触れる．口腔癌は周囲組織に破壊的に進展(浸潤)するため，疼痛，易出血性，顎骨吸収，機能障害が生じやすい．たとえば咀嚼筋に浸潤すれば開口障害が生じ，舌筋に浸潤すれば構音障害や嚥下障害が生じる．歯槽骨に浸潤すると歯の動揺が生じる．

【診断】まず視診と触診によって臨床診断する．上記に示した肉眼所見と触診による硬結触知は重要である．しかし，確定診断には生検による病理組織学的診断が必須である．病理組織学的診断では，扁平上皮細胞の異

腫瘍の治療法

腫瘍の基本的な治療法は外科的切除術である．切除術とは病巣だけでなく病巣周囲の健常組織も一部含めて取り除くことを意味する．良性腫瘍の場合に切除に含める健常組織はわずかでよいが，悪性腫瘍の場合は1cm以上余分に健常組織を切除することが多い．口腔癌の場合は，切除術に加えて放射線療法や化学療法(抗がん薬を用いた治療)を行うことがある．3つの治療法を組み合わせた併用療法(三者併用療法，化学放射線療法などと呼ばれる)もよく行われる．

chapter 7　腫瘍および腫瘍類似疾患

表7-2　口腔癌のTNM分類

TNM分類（口唇および口腔）		
T　primary Tumor 原発巣の大きさ （進展度）	T0	原発腫瘍なし
	Tis	上皮内癌
	T1	腫瘍の大きさ≦2 cm
	T2	2 cm＜腫瘍の大きさ≦4 cm
	T3	4 cm＜腫瘍の大きさ
	T4	4a　外舌筋，上顎洞，皮膚まで進展 4b　咀嚼筋間，翼状突起，頭蓋底まで進展
N　lymph Node 所属リンパ節 （頸部リンパ節）転移	N0	転移リンパ節なし
	N1	転移リンパ節≦3 cm　1個のみ　同側
	N2a	3 cm＜転移リンパ節≦6 cm　1個のみ　同側
	N2b	転移リンパ節≦6 cm　2個以上　同側
	N2c	転移リンパ節≦6 cm　両側または対側
	N3	6 cm＜転移リンパ節
M　distant Metastasis 遠隔転移（主に肺転移）	M0	遠隔転移なし
	M1	遠隔転移あり

硬結 induration
癌の触診所見として重要である．たとえば潰瘍の触診で，潰瘍周囲の一見正常に見える粘膜が硬い場合，「硬結が触れる」と表現する．これは癌細胞が周囲に浸潤しているためである．

表7-3　口腔癌の病期分類

病期分類（ステージ分類）とTNM分類との関係		
病期分類	TNM分類	
stage Ⅰ	T1N0M0	
stage Ⅱ	T2N0M0	
stage Ⅲ	T3N0M0, T3N1M0	
stage Ⅳ	A	T4aN0M0, T4aN1M0, T4aN2a,b,cM0
	B	T4bN0M0, T4bN1M0, T4bN2M0, T4bN3M0
	C	TとNに関係なくM1

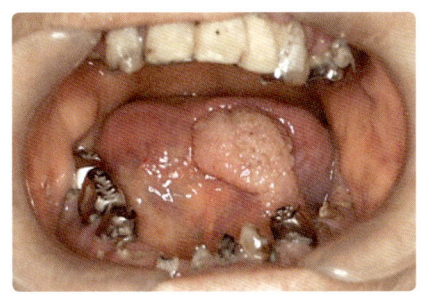

図7-14　外向型（膨隆型）の舌癌

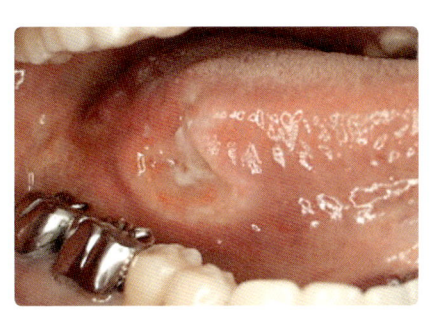

図7-15　内向型（潰瘍型）の舌癌

113

Part I 口腔外科学

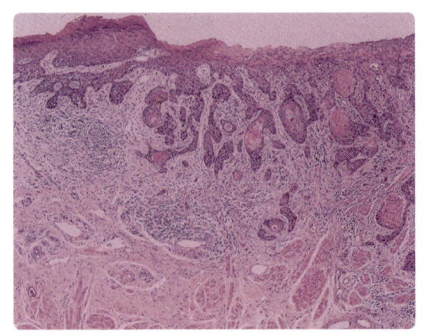

図7-16 扁平上皮癌の病理組織像（癌細胞が深部に浸潤している）

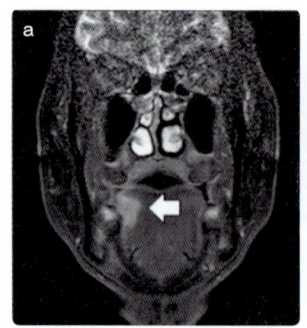

図7-17 舌癌のMRI（矢印）

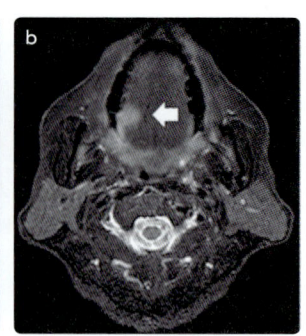

型度と上皮下への浸潤程度を判断するが，細胞がバラバラに深部へ散らばっている像は一般に予後が悪い（図7-16）．次にTNM分類を決める．T分類では肉眼所見だけでなく画像診断が必要である．通常パノラマエックス線撮影，CTおよびMRIが用いられるが，CTやMRIでは造影法が有効である．舌癌ではMRIによる軟組織進展，歯肉癌ではエックス線撮影やCTによる顎骨破壊範囲の把握が必要である（図7-17）．N分類では，リンパ節触診，造影CT，超音波などを用いて総合的に判断する．M分類では胸部エックス線写真で肺転移の有無を確認することが必須である．近年はPET（ポジトロン断層法）も利用されている．

【治療】癌治療の3本柱は，外科療法，化学療法，放射線療法である．それぞれ単独で使用されるのではなく組み合わせて使用されることが多い．

(1) **外科療法（手術療法）**

外科手術による腫瘍組織の完全切除*が基本である．通常は肉眼所見や画像所見で判断された腫瘍範囲よりも1cm以上広く切除する．腫瘍の部位によって切除法の名称が異なる．舌癌では切除する範囲によって，①舌部分切除術，②舌可動部半側切除術，②舌半側切除術，③舌亜全摘出術，④舌全摘出術，がある．下顎歯肉癌では，①下顎辺縁切除術，②下顎区域切除術，③下顎半側切除術，④下顎亜全摘出術，がある．

頸部リンパ節転移がある場合は，頸部郭清術を行う．1個でもリンパ節転移があると複数のリンパ節にも転移している可能性があるため，口腔の所属リンパ節（これが頸部リンパ節であり，その範囲は解剖学的に決まっている）を一定範囲ですべて切除する．その際癌細胞が移動するリンパ節やリンパ管は脂肪・筋肉・血管（とくに内頸静脈）に近接して存在しているため，重要臓器（総頸動脈，内頸動脈，迷走神経，横隔神経など）だけを残してリンパ節を含む脂肪・筋肉・血管を一塊として切除する．これを郭清術と呼ぶ．なお頸部郭清術には変法が複数ある．もっとも徹底的に切除するのが根治的頸部郭清術であり，胸鎖乳突筋・副神経・内頸静脈のいずれかを温存し機能障害を軽減する方法は根治的頸部郭清術変法である．頸部リンパ節の一部のみを郭清する肩甲舌骨筋上郭清術もよく行われる．

*これを「根治的」と表現する．

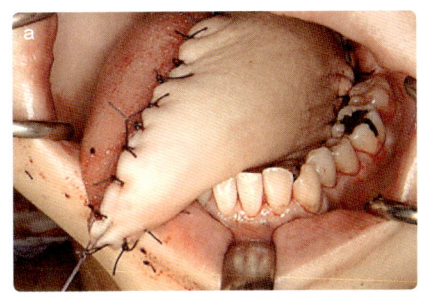

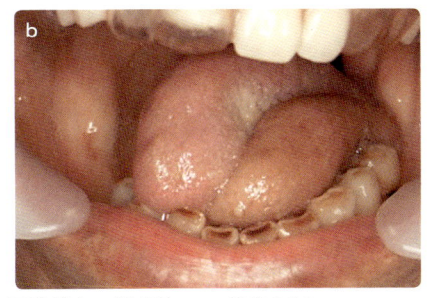

図7-18　舌癌切除後の遊離前腕皮弁による再建術(a：術直後, b：術後3年)

　口腔の原発巣(たとえば舌)と頸部リンパ節との間には両者をつなぐリンパ経路(リンパ管)が存在する．癌を完全に除去するためには原発巣と頸部郭清巣とをつなげたまま一塊として切除することが望ましい．このような手術をpull through法と呼ぶ．
　外科療法には再建手術も含まれる．切除された舌や下顎骨を自家移植や人工物で再建し，口腔機能や形態を回復させ，QOLを向上させる手術である．遊離皮弁，遊離骨弁や有茎筋皮弁がよく用いられる(図7-18)．

（2）化学療法
　化学療法とは抗がん薬(抗がん剤，抗悪性腫瘍薬)による治療を意味する．口腔扁平上皮癌によく用いられる抗がん薬としては白金製剤(シスプラチンやカルボプラチン)，代謝拮抗薬の5-フルオロウラシル(5-FU)，タキソイド系薬(パクリタキセルやドセタキセル)，ブレオマイシンがある．投与方法として，経口投与，静脈注射，動脈注射，皮下注射などがあるが，S-1(5-FU系)は経口薬であり，シスプラチンは癌組織の栄養動脈に直接注入する超選択動注化学療法でよく用いられる．これらの薬物は単独で使われる場合もあれば多剤を組み合わせて使用されることもある．また，手術の前後に投与されたり放射線治療と併用されることもある．
　抗がん薬でしばしば問題となるのは副作用(有害事象)である．薬物の種類によって異なるが，シスプラチンや5-FUに共通した有害事象として骨髄抑制や粘膜炎(口内炎)があり注意を要する．

（3）放射線療法
　放射線で癌を根治する方法と，外科手術を補助するための利用法とがある．照射の仕方によって組織内照射(小線源治療)と外照射とがある．組織内照射とは放射線を発する針(イリジウム，セシウム)を舌癌周囲に刺す方法であり，外照射とはリニアックを用いてエックス線を体外から照射する方法である．転移のない小さな舌癌であれば舌を温存するために組織内照射で根治することがある．外科手術の前に外照射して癌を縮小させたり，外科手術の後に外照射して取り残しのおそれのある癌を根絶する使い方がある．
　放射線療法と抗がん薬投与を同時に行う化学放射線療法が外科手術の前後に行われ，高い奏効率を示している．

抗がん薬の副作用
抗がん薬は癌細胞だけでなく，正常細胞にも作用するため，さまざまな副作用が発生する．薬の種類によって異なるが，代表的な副作用として，貧血，白血球減少，肝障害，腎障害，脱毛，嘔気，嘔吐，倦怠感，食欲不振，口内炎などがある．

(4) その他の治療法

癌に対する免疫を活性化して癌を治療する免疫療法は補助的な治療法である．OK-432などの免疫賦活薬を注射する方法は非特異的な免疫療法であるが，近年，癌抗原に対する癌ワクチン療法や樹状細胞療法などが開発されているがまだ一般的ではない．

癌治療には，癌を直接たたく治療法のほかに，抗がん薬や放射線による有害事象の治療，疼痛の管理，緩和ケアや栄養管理も含まれ，患者を総合的に治療しなければならない．これを癌の集学的治療という．

【歯科衛生士としての対応】

☞ 口腔癌の危険因子は喫煙と過度の飲酒である．医療従事者として禁煙を勧めるべきである．

☞ 口腔癌の外科手術後（とくに舌癌や口底癌の術後）は摂食嚥下機能が低下する．低下すると舌苔など口腔衛生状態が悪化するため口腔衛生指導を徹底する必要がある．

☞ 口腔癌の治療として放射線照射や抗癌剤投与されている患者では口内炎が生じる．口内炎に対するケアが必要である．また，口腔衛生不良は口内炎を悪化させるので注意する．

7-3 腫瘍類似疾患

腫瘍類似疾患とは，腫瘍を思わせる臨床所見（腫瘤性病変）を呈するが，病理組織学的には腫瘍ではない病変の総称で口腔内にも生じる．鑑別診断において重要である．

(1) 外骨症（骨隆起）(exostosis, bone torus)

【定義】骨の限局性の過剰発育で，原因は不明である．緻密骨が外向性に突出する．真の腫瘍ではない．下顎小臼歯部の舌側に左右対称性にみられる骨隆起を下顎隆起，硬口蓋の正中部に生じた骨隆起を口蓋隆起という．

【症状】限局性，外向性に皮質骨が増生し，分葉状を呈するのが普通だがさまざまな形状がある．被覆粘膜は正常で滑沢，触診では骨様硬で自覚症状はない（図7-19）．

【診断】好発部位（下顎隆起，口蓋隆起），肉眼所見から診断は容易である．病理組織学的には正常骨組織である．パノラマエックス線像では識別が困難なため CT が有用である．下顎や上顎に非対称性に骨増生がみられ，しかもサイズが大きい場合は真の腫瘍である骨腫との鑑別が必要である．

【治療】正常な骨組織なので治療の必要はない．義歯装着の障害となる場合は切除術（あるいは減量術）を行う．

(2) エプーリス (epulis)

【定義】歯肉に生じた限局性・反応性・炎症性の腫瘤（増殖物）で歯根膜由来と考えられている．歯根膜由来なので歯が近接している．真の腫瘍では

癌治療と口腔ケア

口腔癌に限らず，他の領域の癌患者も抗がん薬や放射線で治療されていることがある．その際，口腔衛生が不十分だと口内炎が重症化し，また肺炎のリスクも高くなる．さらに，口腔乾燥，味覚障害，顎骨骨髄炎が併発することがあるが，口腔ケアはその重症化を防ぐために重要である．

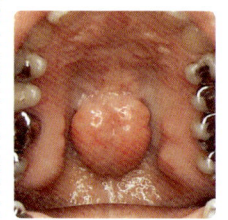

図7-19　口蓋隆起

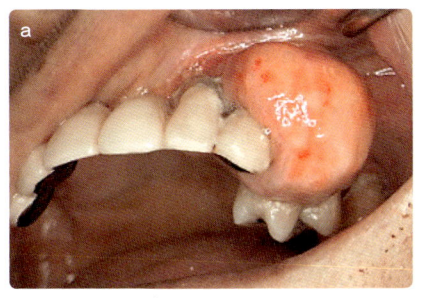

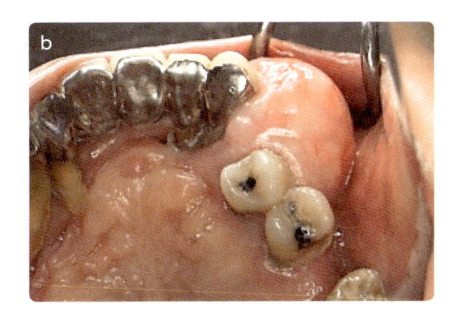

図7-20　エプーリス

ない．病理組織像によってさまざまな種類がある．

【症状】一般に歯肉縁に限局したポリープ様の腫瘤で，有茎性を呈することが多い．歯を覆い隠すほど増大することがある．唇（頰）側歯肉だけでなく，口蓋（舌）側の歯肉にも生じる．種類によって色調や硬さが異なる．肉芽腫性エプーリスや血管腫性エプーリスは赤味が強く比較的軟らかいが，線維性エプーリスや骨形成性エプーリスは正常粘膜色で弾性硬である（図7-20）．

【診断】歯肉縁に発生した有茎性腫瘤の場合はまずエプーリスを疑う．しかし，悪性腫瘍との鑑別のため，病理組織検査をすべきである．

肉芽腫性エプーリス：もっとも一般的で炎症性肉芽組織からなり，赤味がかっている．易出血性である．

線維性エプーリス：肉芽性エプーリスが線維化したもので硬さが増して出血も少ない．

骨形成性エプーリス：線維組織中に骨形成がみられる．エックス線写真で確認する．

血管腫性エプーリス：毛細血管が豊富で易出血性である．

妊娠性エプーリス：組織的には血管腫性エプーリスに類似している．出産後に自然消失する．

先天性エプーリス：新生児の前歯部歯肉に発生する．組織像は顆粒細胞腫に似ている．

【治療】切除術．腫瘤だけを切除するのではなく，隣接する歯根膜や歯槽骨の骨膜も一緒に切除するか掻爬する．歯石や歯垢が誘因となるので除去する．再発を繰り返す場合は抜歯が必要となる．

【歯科衛生士としての対応】
☞歯石や歯垢などが再発の誘因となるのでブラッシングなど口腔衛生指導が大切である．

（3）線維性異形成症（fibrous dysplasia）

【定義】正常な骨組織が幼弱な骨梁を伴う線維性結合組織によって置換される疾患で，骨の形成障害と考えられている．原因は不明で，腫瘍でも炎症でもない．顎骨では上顎骨に多い．

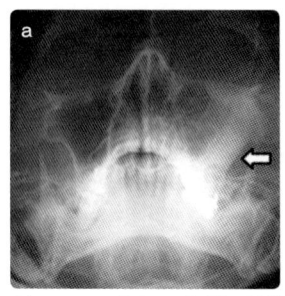

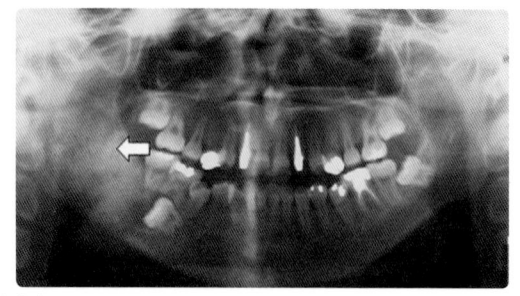

図7-21 上顎骨左側の線維性異形成症(矢印はすりガラス状不透過像を示す)

【症状】思春期にかけての若年者に発症することが多い．顎骨が緩徐にびまん性に膨隆し顔面の変形(非対称性)を生じる．無痛性である．骨膨隆に伴い歯の傾斜を生じることがある．他の骨(四肢，肋骨，肩甲骨など)に多発することもある．思春期を過ぎると増大が停止することがある．

【診断】エックス線所見が大切で，境界不明瞭なすりガラス状エックス線像が特徴的である．病理組織像では線維性組織とさまざまな形状の骨梁とからなる．正常な骨よりも軟らかくシャーベット状と表現される(図7-21)．

【治療】成長が止まるのを待ってから骨膨隆部を削除し減量術を行う．境界が不明瞭で完全切除は不可能である．訴えがなければ経過観察することも多い．

(4) 骨異形成症(osseous dysplasia)

【定義】歯の根尖部の骨が反応性に変化し，骨ないしはセメント質に似た硬組織に置換された病変で，原因は不明である．以前は根尖性セメント質(骨)異形成症，限局性セメント質(骨)異形成症ならびに開花性セメント質(骨)異形成症と呼ばれていたものであるが，現在はまとめて骨異形成症と呼ばれる．

【症状】自覚症状はなく，エックス線検査で偶然発見されることが多い．歯の根尖部のエックス線像が特徴で，初期病変は透過像のみであるが経時的に透過像と不透過像の混在病変に変化し，さらに塊状の不透過像へと変化する．根尖性セメント質(骨)異形成症は複数の下顎前歯部の根尖に生じ，限局性セメント質(骨)異形成症は臼歯部の根尖に生じる．開花性セメント質(骨)異形成症の場合は上下顎のおもに臼歯部に多発しサイズも大きい．

【診断】根尖部のエックス線像で診断する．病理組織像では，セメント質類似ないしは骨類似の不定形な硬組織の周囲に線維性組織が増生し，前項の線維性異形成症に類似している(図7-22)．

【治療】経過観察のみで治療は必要ない．しかし根尖病巣から感染すると難治で，骨髄炎様症状を呈する．炎症が続くと腐骨様になるため摘出する．

> **マッキューン・オルブライト(McCune-Albright)症候群**
> 多発性の線維性骨異形成症，皮膚のカフェオレ斑(色素沈着)，内分泌異常(女児の性的早熟)の三徴候がみられる．

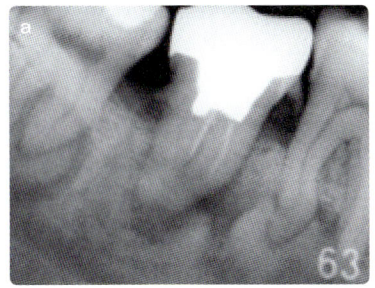

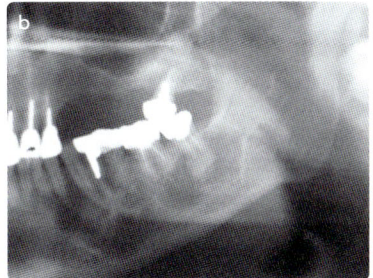

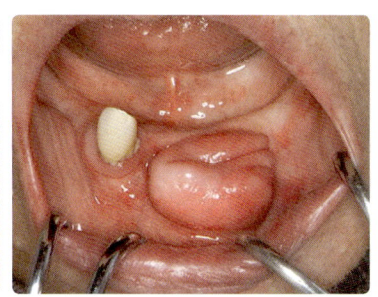

図7-22 骨異形成症（根尖性セメント質異形成症）

図7-23 義歯性線維腫

【歯科衛生士としての対応】
☞骨異形成症のある歯が歯髄炎から根尖性歯周炎になると難治なのでブラッシング指導を徹底する．
☞初期病変は根尖部透過像なので根尖病巣と間違えやすい．電気歯髄診で生活歯ならば骨異形成症のことがあるので注意する．

（5）義歯性線維症（denture fibrosis），義歯性線維腫（denture fibroma）

【定義】不適合な義歯の床縁などの刺激によって歯肉粘膜下の線維組織が増生して腫瘤状になったものである．腫瘍ではなく線維芽細胞の反応性増殖である．歯槽骨が吸収され顎堤が低くなり付着歯肉が減ると生じやすい．フラビーガムとも呼ばれる．

【症状】上顎の前歯部歯槽部が好発部位であり，表面平滑で境界明瞭な外向性腫瘤で，時に分葉状，有茎性を呈する．これ自体が義歯不適合の原因となる（図7-23）．

【診断】臨床的に診断する．義歯床縁と腫瘤との接触を調べると診断は容易である．

【治療】切除する．歯槽堤形成術や口腔前庭形成術を併用することもある．

復習しよう！

1 歯原性腫瘍はどれか．2つ選べ．
a 骨肉腫
b 線維腫
c エナメル上皮腫
d 角化嚢胞性歯原性腫瘍

2 良性腫瘍と比較した悪性腫瘍の特徴はどれか．
a 再　発
b 転　移
c 腫　瘤
d 疼　痛

3 エプーリスの発生由来はどれか．
a 歯根膜
b 象牙質
c 歯肉粘膜
d エナメル質

＜解答＞
1：c, d
2：b
3：a

chapter 8 顎関節疾患

学習目標

- □顎関節前方脱臼の内容と治療法を説明できる.
- □高齢者における脱臼の問題を指摘できる.
- □顎関節症の分類を説明できる.
- □顎関節症の多因子病因説を説明できる.
- □顎関節症のあるべき治療について説明できる.
- □顎関節強直症がどのようなものか説明できる.

8-1 顎関節脱臼

1）顎関節脱臼の定義

顎関節脱臼とは下顎頭が前方滑走したまま固定され後方に戻れなくなり，多くの場合3横指程度の開口状態から閉口できなくなった状態を指す.

2）顎関節脱臼の分類と症状

（1）新鮮脱臼

はじめて脱臼した場合は痛みがあり，患者はパニックを起こし，歯科医院や救急病院に駆け込むことが多い．本来下顎頭は回転運動と同時に前方滑走運動を行うが，下顎窩前端に存在する関節隆起の前方に下顎頭が移動した状態で，側頭筋などに筋スパズム（痙攣）が起きると，関節隆起の前方位置で下顎頭が上方に強く牽引固定されて後方に戻れなくなる（図8-1）．この状態を新鮮脱臼といい筋の強い収縮とそれに伴う筋痛が出現し，これがさらに下顎頭を強く固定しつづけることになる．片側性の新鮮脱臼では，下顎が健側に移動して顔貌は非対称になり，多少の下顎運動は可能だが閉口することはできない．患側外耳道の前方が陥凹し，その前方皮膚面が膨隆して強固に固定された下顎頭を皮下に触れる．両側性新鮮脱臼では下顎が前下方に突出し，閉口不能となるため鼻唇溝が消失した特有の脱臼顔貌を示し（図8-2），閉口できないことで嚥下が困難になり流涎がみられる場合も多い．咀嚼はできず会話も不明瞭となる.

（2）習慣性脱臼

関節円板は下顎頭の内外側極に強固に連結しており，下顎頭の前方滑走とともに前方に移動するが，その際下顎頭への連結部が弛緩していると，下顎頭が後方に戻るときに，下顎頭と関節隆起前斜面との間にくさびのように挟まり，下顎頭の後方復帰移動を阻害することがある（図8-3）．関節円板がくさびになると，咀嚼筋のスパズムが起こらなくとも脱臼が頻発するようになる．すなわち初回あるいはその後何回かの脱臼では脱臼時筋肉痛があるのだが，繰り返している間に関節円板が弛緩してくると疼痛が

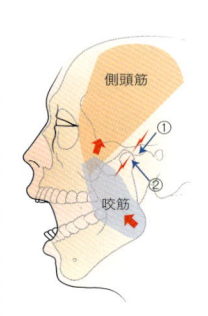

図8-1　顎関節前方脱臼（①関節隆起，②下顎頭）

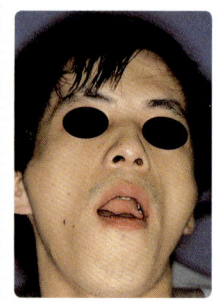

図8-2　32歳の男性に発現した両側性顎関節脱臼

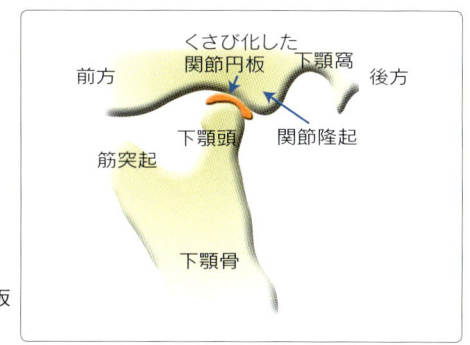

図8-3 習慣性脱臼における関節円板のくさび化

ないまま脱臼状態を示すことになる．疼痛は出ないが簡単に脱臼する状態になったものを習慣性脱臼と呼ぶ．

(3) 陳旧性脱臼

　脱臼したまま放置されたものを陳旧性脱臼という．認知症を発症している高齢者で総義歯使用者に起こりやすい．これらの高齢者では介護しやすいように義歯が外されていることが多く，また顎堤も低くなっているために，脱臼によって咬合高径が増大していても，介護者が脱臼に気づかないことがあり，放置されてしまう．通常の咬合状態がある患者では陳旧性脱臼の場合も脱臼顔貌は新鮮脱臼と同様であるが，無歯顎者では歯がないために，新鮮脱臼のように下あごの伸び出した特有顔貌を示さないことがあり，これが周囲の人間が見落とすもう一つの原因にもなっている．

3) 顎関節脱臼の原因

　あくびや大笑い，全身麻酔時の気管内挿管，歯科治療での開口持続などをきっかけに発症する．とくに歯科治療での長時間の大開口持続による咀嚼筋の疲労が原因となって起こることが多い．

4) 顎関節脱臼の治療

(1) 新鮮脱臼

　第一選択はヒポクラテス法である．これは患者の両側下顎大臼歯部に術者が両手の母指をあてがい，残り4指を下顎骨体からオトガイにあてて下顎を把持する．この形で両側臼歯を下方に押し，オトガイを上方に持ち上げると同時に後方に押し，下顎頭を下顎窩内に戻す方法である（図8-4）．脱臼の整復に成功したなら，下顎を上顎に固定して開口を制限するために，弾性包帯を巻く．本法で整復が奏効しない場合，多くは側頭筋のスパズムが強いために下顎頭が強固に固定されていることが原因である．このような場合には関節腔に対して局麻薬を注入すると，筋が弛緩するために整復が容易になる．局麻薬併用による整復も奏効しない場合，全身麻酔下に筋弛緩薬を投与して全身的に筋弛緩して行う方法もある．まずは徒手整復を実施し，下顎頭の固定が顕著で徒手整復が不可能な場合には，耳前部

関節円板

顎関節の内部，関節の軸となる下顎頭と軸受けとなる下顎窩との間にあり，下顎頭を覆い内外側端に連結している．下顎頭が前方滑走して関節隆起の下方に来ると，両者の間を埋めて緩衝装置となる．組織学的には膝関節の半月板に類似する．

徒手整復

顎関節前方脱臼した下顎頭をヒポクラテス法に代表されるように，術者の手によって戻す方法や，骨折して折れ曲がった骨，あるいは食い違った位置にずれた骨を，手の操作によって本来の位置に戻す方法を総称して徒手整復法と呼ぶ．

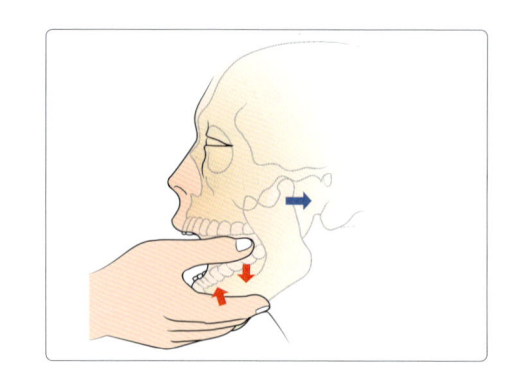

図8-4　ヒポクラテス法

下顎切痕相当皮膚に小皮切を加え，同部から単鋭鉤を挿入して下顎切痕に掛け，下顎を下後方に牽引して整復する．

(2) 習慣性脱臼

習慣性脱臼では患者自ら整復できる場合も多く，慣れた人は脱臼してもすぐに整復できるために生活での支障を感じていない．自己整復できない場合は外科的方法が適応になる．大部分は関節隆起から前方の骨を下方移動させる(図8-5)，あるいは下顎頭の前方滑走を制限するための，骨や人工物を挿入する方法である．手術に伴う皮切を最小限に抑える方法として，関節鏡を使用して関節円板後部組織に多数の小切開による瘢痕を形成し，それによって関節円板の前方移動を押さえ，関節円板が付着している下顎頭の前方滑走も制限しようとする鏡視下手術も考案されている(図8-6)．

(3) 陳旧性脱臼

陳旧性脱臼に対しては外科的整復以外に整復法がない．一般的に脱臼を2か月ほど放置すると，顎関節を支える靱帯や筋肉の付着部位が適応変化を起こすため，徒手整復に成功したとしても手を離すと，再度脱臼位置まで下顎頭が戻ってしまう．したがって整復状態を安定化させるには外科的

関節鏡
関節鏡はいわゆる内視鏡ではあるが，消化管を見るようなファイバースコープではなく，硬性鏡といい硬い金属性の外管に包まれており，一般的に皮膚面から外科的に刺入し関節腔の内部に到達して内部観察する．また必要に応じて手術操作を行う観察治療器具である．

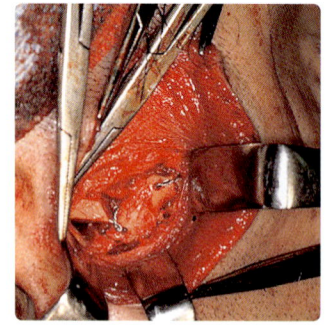

図8-5　37歳男性に実施した頬骨弓を切離して下方に移動固定し，下顎頭が前方に移動することを防止する手術

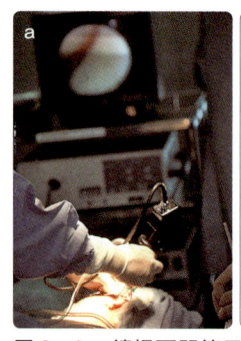

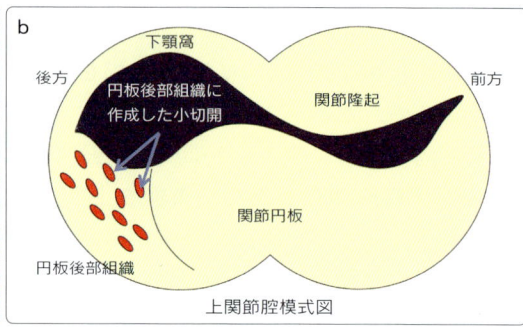

図8-6　鏡視下関節円板後部組織瘢痕形成術
a：術中写真．b：上関節腔での瘢痕形成図．

に手を加えることが必要になる．歯列が残っているなら術後は顎間牽引を施して下顎頭を後方に牽引しつづける必要がある．無歯顎の場合，そのような牽引ができないことから，場合によっては両側下顎頸で骨折させ，上下顎堤の対向関係を確保したうえで，総義歯を作製する場合もある．

【歯科衛生士としての対応】
☞長時間の歯科治療を契機として脱臼が発生する場合が多い．そこで治療を補助する歯科衛生士は患者の疲労状態をよく観察し，開口持続に伴う咀嚼筋の疲労を蓄積させないように患者には声掛けし，担当医にも注意を喚起すべきである．
☞高齢者で総義歯使用患者に対しては，閉口困難を覚えたことがないかどうかを，機会あるごとに尋ねておくことも発生を予想しやすくする．

8-2 顎関節症

1）顎関節症の定義

顎関節症は，顎関節や咀嚼筋の機能時痛，関節雑音，開口障害ないし顎運動異常を主要症候とする，非炎症性疾患群の総括的診断名であり，類似の症候を呈する顎関節疾患およびそれ以外の疾患を除外したものとされている．顎関節疾患の中ではもっとも多く，どの施設でも顎関節疾患の90％以上は顎関節症が占める．北欧での調査では有病率に男女差はないとされているが，来院する患者では女性が男性の3倍以上を占める．来院する患者の年齢分布では，男女とも20～30歳代がもっとも多く，その後加齢に伴って来院数は減少する．このような来院パターンを示す疾患は一般的に自然経過の良い疾患とされ，治療をせずに放置しても悪化しつづけることはなく，ある程度時間が経過すると病態の進行は止まり，機能障害も徐々に改善することが知られている．

2）顎関節症の分類と症状

顎関節症は以下のような4症型に分類されている．

（1）咀嚼筋障害（顎関節症Ⅰ型）

咀嚼筋の障害によるもの．病態としては筋筋膜痛，遅発性筋痛，筋拘縮などが想定される．咬筋や側頭筋が中心になるが，咀嚼筋に開口時痛が出現し，開口障害も出現する．しかし顎関節領域には疼痛を訴えることはない．また顎運動に伴う雑音発生もない．

（2）関節包・靱帯障害（顎関節症Ⅱ型）

顎関節の関節包や靱帯に対する外傷に起因する障害によるもの．捻挫と考えるべき病態．顎関節部分に圧痛と顎運動痛が出現する．開口は制限されない場合もあるが開口時痛は必ずみられる．雑音の発生はない．

（3）関節円板障害（顎関節症Ⅲ型）

大開口に際して，下顎頭が下顎窩から前方に滑走移動する際に，関節円板が前方に移動した下顎頭と上方の側頭骨下面である関節隆起との間を埋めて緩衝作用を果たしている．この関節円板が何らかの原因によって位置をずらす（ほとんどが前方に転位する）ことによって起こる病態．来院する顎関節症患者の中ではもっとも多く60～70％を占める．開口運動に伴う関節円板の動態から2つに分類する．

①復位を伴う関節円板前方転位（Ⅲa型）（図8-7）

下顎頭の前方にずれていた関節円板が，開口運動に伴って下顎頭の上部に復帰する（復位する）もの．その復帰時に「カクン」とクリック音が発生する．一般的にこのステージでは音が出ても痛みはないことが多く，開口が制限されることもない．

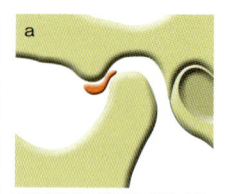

②復位を伴わない関節円板前方転位（Ⅲb型）（図8-8）

Ⅲa型の中の約5％の人は次のⅢb型に移行する．それまでは音は出るものの開口が制限されることはなかったが，ある日突然に十分な開口ができなくなり（クローズドロックと呼ぶ），クリック音は出なくなる．要するに前にずれた関節円板が下顎頭上部に戻る（復位する）ことができなくなり，前にずれたままの関節円板が下顎頭の前方運動を阻害することで，大きく開口することができなくなる．また無理に開口しようとすると痛みが出現する．当初はⅢa型に戻ることもあるが，何回かクローズドロックを経験するうちに，Ⅲa型に戻れなくなりⅢb型として安定し開口障害が常態化する．

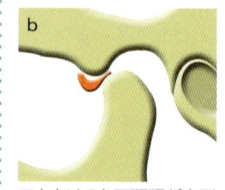

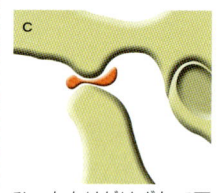

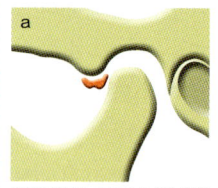

（4）変形性顎関節症（顎関節症Ⅳ型）

顎関節症が慢性化して顎関節を構成する下顎頭や側頭骨に変性性変化が出現し，機能時痛や開口障害が出現した場合に診断する．変形の病態に関しては3種類のエックス線的骨変化が規定されており，①骨皮質の断裂（図8-9），②辺縁性骨増生（図8-10），③吸収性変化を伴う下顎頭の縮小化（図8-11）のいずれかがみられる場合にⅣ型とする．

3）顎関節症の原因

これまで長い間，顎関節症の原因は咬み合わせの悪さにあると信じられてきた．しかし現在，咬み合わせの悪さが唯一の原因であると考えている顎関節研究者はいない．咬み合わせの悪さも一つの要因ではあるが，それ以外にも多くの要因があり，それらの要因（原因とはいいにくいので寄与因子という：表8-1）が多数集積することで，総和としての病因強度が患者の耐久力を越えると発症すると考えられる（多因子病因説）（図8-12）．

4）顎関節症の治療

顎関節症の原因は咬合の不良にあると考えられていたために，これまで

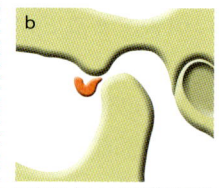

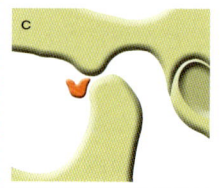

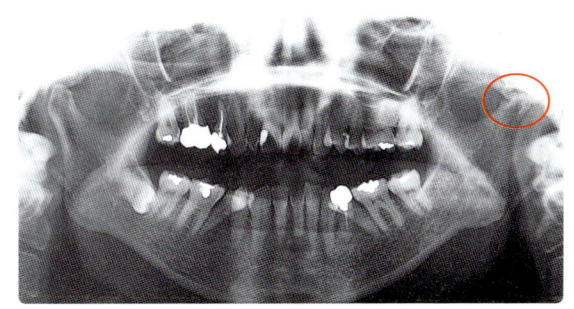

図8-9 59歳女性左下顎頭にみられた外形の破壊（骨皮質の断裂）

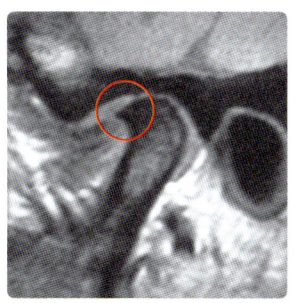

図8-10 56歳女性右下顎頭にみられた鳥のくちばし状の辺縁性骨増生

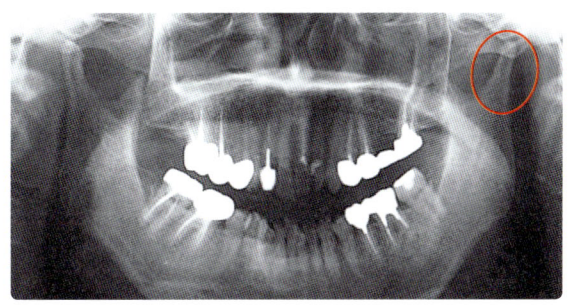

図8-11 54歳女性左下顎頭にみられた吸収性変化を伴う下顎頭の縮小化

表8-1 顎関節症の寄与因子

①解剖要因：顎関節や顎筋の構造的脆弱性
②咬合要因：不良な咬合関係
③精神的要因：精神的緊張，不安，抑うつ
④外傷要因：噛み違い，打撲，転倒，交通外傷
⑤行動要因：
- 日常的な習癖：TCH（歯列接触癖），頬杖，受話器の肩ばさみ，携帯電話の操作，下顎突出癖，爪噛み，筆記用具かみ，うつぶせ読書
- 食事：硬個物咀嚼，ガム噛み，片咀嚼
- 就寝時：ブラキシズム（クレンチング，グラインディング），睡眠不足，高い枕や固い枕の使用，就寝時の姿勢，手枕や腕枕
- スポーツ：コンタクトスポーツ，球技スポーツ，ウインタースポーツ，スキューバダイビング
- 音楽：楽器演奏，歌唱（カラオケ），発声練習
- 社会生活：緊張する仕事，PC作業，精密作業，重量物運搬

の顎関節症の治療は，不良な咬合による関節や筋への過剰な負荷を低減するためとして，理想的な咬合面を備えたスプリントを使用させ，あるいは咬合調整によって咬合関係を良くするということが保険医療として行われてきた．さらに咬合関係をさらによくするためとして歯列矯正が行われ，あるいは全顎にわたる補綴的咬合再構成が行われてきた．また1969年に関節円板の前方転位がはじめて報告されると，転位した円板を手術によって元に戻そうとする外科療法が盛んに行われたこともある．しかし前述のよ

クリック音

復位を伴う関節円板前方転位（顎関節症Ⅲa型）になると発生する関節音で「軋轢音」ともいう．最低でも人口の15〜6%の人にはクリック音があるとされている．このクリック音だけで開口障害や疼痛がないなら治療対象としないというのが世界的認識である．

スプリント

本来は骨折などで固定するために使用するギプスのような固定器具に対する名称であったが，歯科領域では主として顎関節症治療の治療具として用いられるようになった．他に夜間ブラキシズムに対して歯を守るためのナイトガードもスプリントの一種である．

ブラキシズム

夜間就眠中の歯ぎしりと食いしばりとを合わせてブラキシズムと呼ぶ．ブラキシズムの害は歯周病の悪化と顎関節症の難治化に代表される．歯周病の悪化防止にはナイトガードを歯列にかぶせ，1歯への負担集中を防ぐが，ナイトガードにブラキシズムを止める効果はない．

Part I　口腔外科学

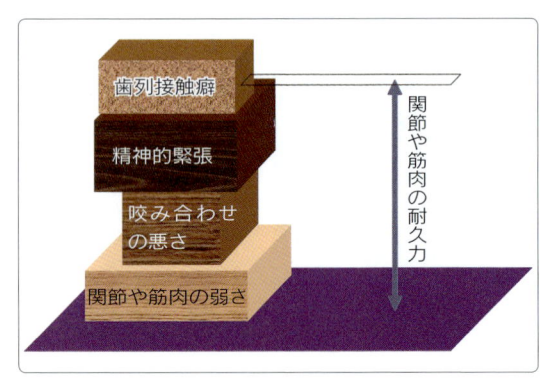

図8-12　寄与因子の積み木

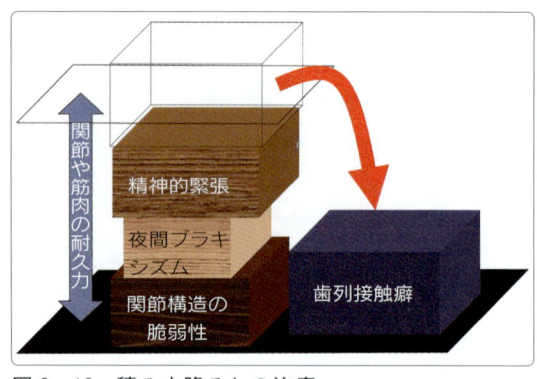

図8-13　積み木降ろしの治療

うに咬合関係だけが顎関節症の原因ではないため，このような咬合改善治療を受けても改善しない患者がしばしばみられる．また，手術で転位した関節円板を元に戻しても，再転位が容易に起こることが判明した．こういったことから，現在では顎関節症の治療においては，不可逆的で有効性を科学的に立証できていない，咬合改変処置や外科療法は極力避け，症状を改善させられなかった場合でも，何の問題も後遺することがないように，可逆的な治療から行うべきであるという治療原則が世界的に広まっている．**表8-1**に示したように，顎関節症の発症や症状の永続化に関与する寄与因子は多数存在する．それぞれの患者に特定することは容易ではないが，見いだすことができるならば，「積み木降ろし」治療が可能になる．すなわち，**図8-12**に示したように，寄与因子がいくつも積み上がって，患者の耐久力を越えていることで症状が出ているのであるなら，その寄与因子の積み木の一部を下ろしてあげれば，たとえ不可逆的な対応を取らねば下ろすことができない寄与因子が残っていても，残りの寄与因子の総和が患者の耐久力内に納まり，症状が改善すると考えられるのである（**図8-13**）．そういった寄与因子の積み木降ろし治療の対象となるのが，患者の持つ行動学的寄与因子と精神的寄与因子である．他の解剖構造，咬合関係，外傷的因子は管理が難しい．とくに行動学的因子の中でも歯列接触癖（Tooth Contacting Habit：TCH）は多くの顎関節症患者にみられ，比較的容易に是正することができることから，まず第一に是正すべき寄与因子である．

　もう一つ，顎関節症治療において重要な治療項目がある．それは訓練療法である．顎関節においても「リハビリトレーニング」として，強力に行う訓練療法が必要なのである（**図8-14**）．これを行うことでスプリント療法や咬合調整のみでは達成することができなかった十分な機能の回復を図ることができる．

　本年，日本顎関節学会から顎関節症治療に関する「診療ガイドライン」として「スプリント療法」「関節可動化訓練」「咬合調整」の3療法に対する推奨文が公表された．このガイドラインは，保険治療として認められているス

TCH
上下歯列を絶えず接触させている癖にTooth Contacting Habit（TCH）と命名したもので，不必要に上下歯列を接触させている癖のこと．

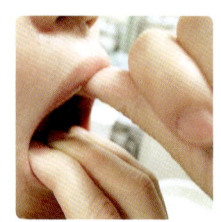

図8-14　両手法による関節可動化訓練（患者自らが両手を使ってリハビリトレーニングを行っているところ）

プリント療法の効果は限局的であり，また咬合調整は「行うべきではない」と結論づけられた．それに対して訓練療法は「行うべきである」という結果になった．

このように顎関節症の治療はこれまでいくつかの変遷を経て，可逆的で保存的な行動療法とリハビリトレーニング治療が主体となっており，これまでのスプリント療法や咬合治療，手術療法よりも効果が大きく，しかも治療期間がこれまでの治療よりも短縮している．

【歯科衛生士としての対応】
☞以前に顎関節症を経験し，歯科での治療を受けて現在は支障がないと感じている顎関節症経験者の中に，疼痛や開口障害が完全には消失していない不完全治癒患者がいる．このような患者も通常の歯科治療に来院しているはずである．完全には回復していない患者は，歯科治療に際して長く開口を続けることができない．本来であれば顎関節症の疼痛や開口障害を完全に解消しておくべきであるが，現在保険治療として認められているスプリント療法や咬合調整だけでは，その患者の発症に大きく影響した寄与因子があっても，それを消失できないことが多く，そのため，完全には症状を消すことができない患者を残すことになっている．患者と接する時間がもっとも長い歯科衛生士は，このようないわば「隠れ顎関節症患者」を見いだして，担当医に報告するとともに，歯科治療に際しても長時間の開口を避けるように担当医とともに治療計画を調整すべきであろう．

☞顎関節症の治療の中でTCH是正の占める割合は非常に高くなりつつある．現時点では歯科医が患者に対して習癖是正の方法を指導しているが，将来的には歯科衛生士が指導を担うことになるだろう．

8-3 顎関節強直症

1）顎関節強直症の定義

強直症とは関節が固定化され，わずかな可動域しかなくなった状態を指す．顎関節の場合には極端な開口障害の原因になる．顎関節強直症の原因はさまざまであり，特定の単一原因だけによるものではない．外傷や炎症の後遺症として発症するものであり，いわばいくつかの疾患の終末像を示しているといえる．外傷では打撲からの関節挫滅や交通事故などによる顎関節骨折，鉗子分娩時の顎関節外傷，炎症では関節炎や中耳炎からの炎症の波及などがある．多くの場合そのような疾病からの回復期に，関節内部の軟組織癒着が始まり，徐々に骨性癒着へと進む．前者の段階を線維性強直症，後者を骨性強直症と呼ぶ．

骨性癒着
骨折の場合，折れた部位を合わせ固定して6週間経過すると骨性癒着によって折れた部分が再度つながり一体化し，骨折部位で骨断端の動きはなくなる．関節の場合も動かさない状態で長期間固定されると同じように骨性癒着を起こすことがある．

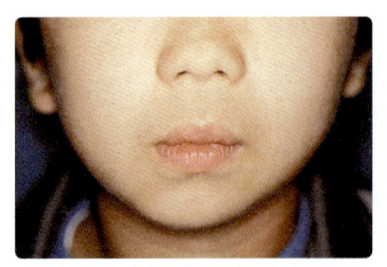

図8-15　幼小児期発症顎関節強直症
11歳男児にみられた幼児期に発症した顎関節強直症による右下顎骨発育不全に伴うオトガイ正中の右側偏位．

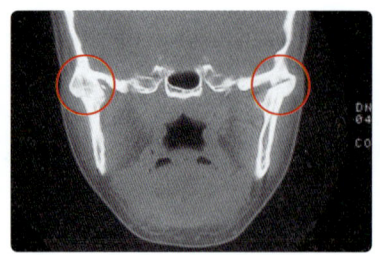

図8-16　両側顎関節強直症
交通事故による両側顎関節骨折の放置から発症した両側顎関節強直症のCT像．

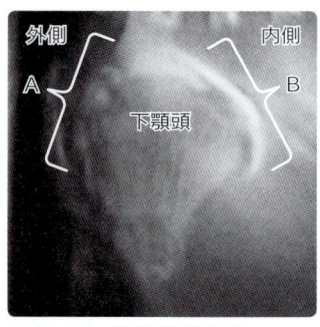

図8-17　線維性強直症
62歳男性．右顎関節の造影断層エックス線写真（前頭断）：上関節腔内側（B）には造影剤が入るが，外側（A）には入らないことから上関節腔外側部分の線維性癒着による強直症と診断された．

2）顎関節強直症の症状

　片側性に発症した場合でも一般的に20mm程度しか開口できない．両側性の場合には開口域はさらに制限される．幼少児期の発症の場合，下顎の発育が阻害され片側性では下顎が患側に曲がり下顎非対称となる（図8-15）．また両側性では下顎が後退した形となり，極端な場合は鳥の側貌（鳥貌）のようになる．CT撮影検査によって骨性癒着が確認されれば骨性強直症の診断が確定する（図8-16）．しかし骨性強直症まで至らない線維性強直症の場合は，骨性強直症なら消失する開口時痛を残していることが多く，CT検査によっても明確な骨性癒着と診断できない場合がある．その場合には顎関節の造影断層撮影検査を実施すると線維性癒着の程度を確認することができる（図8-17）．

3）顎関節強直症の治療

（1）線維性強直症

　癒着が軽度であるなら，第一選択は非外科的治療として開口器を用いた強制開口練習を実施する．これによって開口域が拡大し，開口時痛が消失すれば経過観察に入る．強制開口訓練によっても開口域増大が得られない，あるいは関節円板が本来の形態を失って断裂している，または肉芽増生を起こしている場合には，関節鏡を用いた鏡視下剥離授動術によって癒着部を剥離する，あるいは関節開放手術によって肉芽化した関節円板を切除する必要がある．骨変形を伴っている場合には骨整形も必要になる．

（2）骨性強直症

　開放手術（顎関節授動術）による癒着骨の切除が必要である．骨性癒着の範囲によって，下顎頭部分のみの切離で開口可能になる場合や，広範な癒着が形成されている症例，また長期間にわたって開口障害が持続している

開口域
一般的に上下前歯部切端間距離をもって開口域測定を行う．下顎頭の滑走運動量を反映することから顎関節病態の経過のチェックに利用される．

顎関節授動術
顎関節強直症の場合に行われる，顎関運動を取り戻すための手術である．一般的には約10mmの幅で癒着した骨を切り取り，術中に開口域の測定で，可能なら前歯部切端間距離で40mmの開口域を確保したい．

症例では，筋突起が長く伸び出している場合があり，この筋突起を含めて切除しないと開口できない場合がある．

4）顎関節強直症の治療後の経過

顎関節強直症の治療は手術が終了ではなく，むしろ治療の始まりと考えるべきである．手術による癒着骨切離直後には開口量が十分に得られない場合がある．これは長年にわたり強直症が持続していた症例に顕著である．開口できないことから閉口筋である咀嚼筋群が伸展性を失った線維性拘縮状態にあるためであり，筋の伸展性を増大させないと術後の開口域拡大はない．したがって術後早期に強制開口訓練を開始し，咀嚼筋の伸展性回復に努める必要がある．しかし伸展性が回復し，開口域が満足できる状態になったからといって安心できない．関節の中では関節円板という，下顎骨と側頭骨との直接接触を避ける中間組織がなくなっている．そのため，強制的な開口訓練を終了させてしまうと，その後徐々に骨性癒着が進み強直症が再発する．これまでの来院症例でも5年前，10年前に顎関節授動術を受けたという既往を持つ強直症患者がみられる．したがって強制開口訓練は術後一生涯つづけるべきである．この点に関しては術者側にも経過観察の重要な責務があることになる．最低限1年に1回は開口域を検査し，減少傾向がみられたなら強制開口訓練を強化する必要がある．

【歯科衛生士としての対応】

☞手術後の開口訓練によって切歯間距離40mm以上を達成した患者でも，数年を経るうちに開口域が徐々に減少する場合が多い．それでも開口30mmを切らなければ患者本人は生活での支障を感じることはない．しかし開口域の減少は口腔内の清掃状態を悪化させることが多い．歯列不正を伴っている場合も多いために歯周病が進行しやすい．また，う蝕の発生は開口障害があるために治療が困難になる．したがって強直症患者には，歯科衛生士による定期的な口腔内の管理指導が必要である．

参考文献
1）木野孔司，和気裕之．新・顎関節症はこわくない．東京：砂書房，2011.

復習しよう！

1 顎関節症の症状でないのはどれか（'09）．
a 関節雑音
b 顎関節脱臼
c 咀嚼筋の疼痛
d 関節円板前方転位

2 片側性の顎関節前方脱臼の症状はどれか．2つ選べ（'08）．
a 患側耳珠前方部の突出
b オトガイの患側偏位
c 閉口不能
d 流涎

＜解答＞
1：b
2：c，d

chapter 9　唾液腺疾患

学習目標
- 唾液腺の構造と機能，唾液の性状と役割を説明できる．
- 唾液腺の急性炎症と慢性炎症の相違を理解し，症状・治療法を説明できる．
- 流行性耳下腺炎の原因・病状を説明できる．
- 唾石症の臨床症状・画像所見を理解し，治療法を説明できる．
- 良性・悪性唾液腺腫瘍の例を挙げ，それぞれ特徴を説明できる．
- 唾液腺疾患における歯科衛生士の役割を説明できる．

9-1　唾液腺と唾液

1）唾液腺の構造・機能

唾液腺は左右それぞれに大唾液腺（耳下腺，顎下腺，舌下腺）と，口腔粘膜下に広範囲に多数存在する小唾液腺（口唇腺，口蓋腺，頬腺，臼後腺，舌腺）があり，唾液を産生する腺体部と唾液を排出する導管部で構成されている（図9-1）．腺体は唾液を分泌する腺房細胞の種類により，漿液腺と粘液腺に分けられるが，両者を有する混合腺もある．

（1）耳下腺

耳下腺は耳前部の皮膚直下に存在し，下顎枝と咬筋の後方，頬骨弓の高さから胸鎖乳突筋前縁に広がっている．導管（ステンセン管）は耳下腺前上部から出て，咬筋の上を通過して内側に曲がり，頬筋を貫通して上顎第二大臼歯相当の頬粘膜に開口する（耳下腺乳頭）．耳下腺体内には顔面神経が通っている．耳下腺は漿液腺で，漿液性唾液を分泌する．

漿液腺
漿液性細胞より構成され，将液性（サラサラ）の唾液を分泌する．

粘液腺
粘液性細胞より構成され，ムチンに富む粘稠性（ネバネバ）の唾液を分泌する．

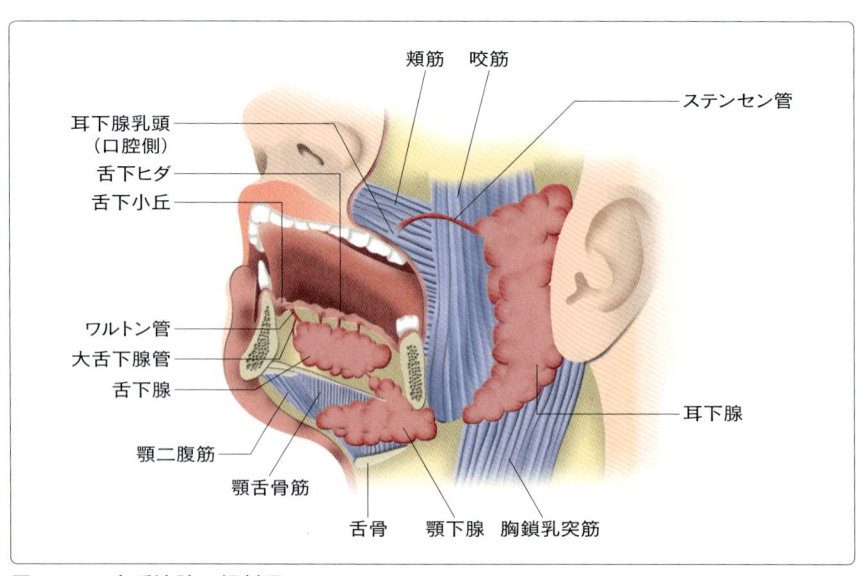

図9-1　大唾液腺の解剖図

（2）顎下腺
　顎下腺は顎二腹筋と下顎骨の下縁に囲まれた顎下三角部に存在している．導管（ワルトン管）は顎下腺から出て顎舌骨筋の後縁を回って，口底粘膜下を前方に走り，舌下部の中央に開口する（舌下小丘）．導管は途中で舌の知覚を支配する舌神経と交差する．顎下腺は混合腺で，混合性唾液を分泌する（漿液性が主）．

（3）舌下腺
　舌下腺は顎舌骨筋の上，口底粘膜の直下に存在している．導管は顎下腺導管と合流する大舌下腺管と，舌下ヒダに開口する小舌下腺管がある．舌下腺は混合腺で，混合性唾液を分泌する（粘液性が主）．

（4）小唾液腺
　小唾液腺は600～1000個存在し，その部位によって名称があり，口唇腺，口蓋腺，頰腺，臼後腺，舌腺と呼ばれる．舌腺は3種あり，舌尖の下部にある前舌腺（ブランダン・ヌーン腺），有郭・葉状乳頭の周囲にあるエブネル腺，舌根部から舌側縁後部にある後舌腺の3つに分けられる．エブネル腺は漿液性唾液，口蓋腺と後舌腺は粘液性唾液，その他の小唾液腺は混合性唾液を分泌する．

2） 唾液の組成と働き

　唾液は99％以上が水分であり，その中にナトリウムやカリウムなどの無機イオン，アミラーゼやリゾチームなどの酵素，アルブミン，ムチン，パロチン，ラクトフェリンや各種成長因子などの有機物が含まれている．食物の消化作用，歯肉や舌の粘膜保護作用，免疫・抗菌作用，洗浄作用，緩衝作用のほかに，咀嚼嚥下，味覚，発音，創傷治癒に重要な働きをしている．また，唾液はpH：6.4～7.0で，1日に1.0～1.5L分泌されるが，年齢，性別，体調や全身疾患の存在などが影響するため，個人差も大きい．粘性物質であるムチンの存在により唾液の性状（漿液性，粘液性）に変化が生じる．唾液腺の分泌は，自律神経である副交感神経の支配を受ける．神経が刺激されると神経末端からアセチルコリンが分泌されて，腺房細胞にあるムスカリン受容体に結合して唾液分泌が起こる．

9-2　唾液腺炎

　口腔常在菌による感染，ウイルスによる感染，自己免疫疾患，異物（唾石など），放射線照射などが原因となる．

1） 急性唾液腺炎

【定義】唾液分泌の低下により，口腔常在菌が導管開口部から逆行性に侵入して，唾液腺に炎症を生じる．逆行性感染の原因として，唾石などによる唾液分泌障害や全身疾患による抵抗力の低下などがある．

逆行性感染
導管開口部から細菌が侵入し，唾液腺管をさかのぼり，唾液腺に感染すること．

【症状】唾液腺に疼痛，腫脹がみられ，隣接皮膚には発赤を伴うこともある．導管開口部にも発赤，腫脹が生じ，唾液腺部圧迫により膿汁の排出がみられることがある．全身的には発熱，倦怠感などが生じる．耳下腺炎では，耳前部から頬部～頸部への腫脹，また側頭部から顔面への放散痛がみられる（図9-2）．隣接する咬筋に炎症が広がると開口障害がみられる．耳下腺部の圧迫により，耳下腺乳頭から排膿を認めることがある．顔面神経麻痺は認めない．顎下腺炎では，顎下部の腫脹と疼痛が生じる．また口底部への腫脹と疼痛を認めることがある．顎下部の圧迫により，舌下小丘から排膿を認めることがある．

【診断】唾液腺全体の腫脹と疼痛，導管の開口部からの排膿により診断する．歯性感染や唾石などの原因を確認するため，エックス線診断も必要である．また，炎症の進展範囲や膿瘍の貯留部位を調べるため，CT検査やMRI検査を行うこともある．血液検査では白血球，CRPおよび唾液腺アミラーゼの上昇がみられる．排膿液の細菌検査は，原因菌の確定に有用である．

【治療】安静，水分と栄養の補給を行い，抗菌薬や消炎鎮痛薬を投与する．膿瘍形成があるときには切開排膿手術を行う．急性症状が緩和した後，導管開口部からカニューレを挿入して洗浄することもある．

2）慢性唾液腺炎

唾液腺の炎症が長く持続し，または反復性に起こり，慢性経過をとる場合をいう．発症原因は急性唾液腺炎と同様に，唾液分泌低下による逆行性感染が多い．顎下腺に生じることが多い．

（1）慢性硬化性顎下腺炎（キュットネル腫瘍）

【定義】顎下腺の慢性炎症が続くと，腺体が腫脹したまま線維化して硬くなり，腫瘍のように触知される．このことからキュットネル腫瘍とも呼ばれる．成因として唾石や異物による唾液分泌障害に伴う感染のほか，自己免疫的機序も挙げられている．性差はみられない．

【症状】無痛性であり，顎下腺の腫脹以外に症状はほとんどない．顎下部に境界明瞭で弾性硬の腫瘤として触れる．

【診断】顎下腺腫瘍や結核性リンパ節炎，悪性リンパ腫などとの鑑別が大切となる．とくに，顎下腺の多形腺腫と間違えやすい．CT検査やMRI検査などの画像診断が基本であるが，穿刺吸引細胞診や顎下腺造影も有用である．唾石の有無も確認する必要がある．上記の方法で診断がつかなければ生検を行う．

【治療】腫脹以外の症状がなく，経過観察することが多いが，腫瘍との鑑別のため摘出されることもある．

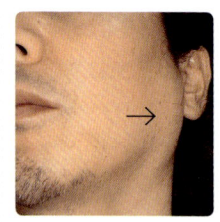

図9-2 耳下腺炎
左側耳下腺の腫脹を認める．

CRP
C-reactive Protein の略．炎症や組織破壊が生じたときに血中に出現する．炎症の強さ，重症度，予後判定に有用．

唾液腺アミラーゼ
唾液腺から分泌されて消化酵素として働く．唾液腺の炎症により，アミラーゼが血中に遊出する．

多形腺腫
⇒ p.135参照

3） ウイルス性唾液腺炎

ウイルス感染が原因となる唾液腺炎は多数あるが，ムンプスウイルスによる流行性耳下腺炎（いわゆる，おたふくかぜ）がもっとも多くみられる．

（1）流行性耳下腺炎

【定義】ムンプスウイルスの感染による伝染性疾患である．感染者の唾液を介して飛沫感染する．過労など全身抵抗力の弱くなった状態での発症が多い．治癒後は終生免疫を獲得する．好発部位は耳下腺で，2～6歳の小児に感受性が高い．

【症状】ウイルスの2～3週間の潜伏後，発熱，頭痛，両側または片側の耳下腺の腫脹と疼痛が出現する．腫脹は1～2週間で軽快する．成人の場合は，精巣炎，卵巣炎，膵炎，髄膜炎などの合併症があり，重篤になることがある．発症5～6日前から発症後4～5日は唾液へのウイルス排泄があり，他者に感染させる可能性がある．

【診断】上記症状や地域の流行性を参考とする．確定診断のため唾液や尿からウイルスを分離したり，血清中のムンプスウイルス抗体価の上昇を確認する．急性期には唾液アミラーゼの上昇がみられる．

【治療】安静，水分と栄養の補給を行う．二次的な感染予防などの対症療法が主体となる．また，患者を隔離することが望ましい．ウイルスの潜伏期間中なら γ-グロブリン投与が有効である．重篤な合併症が生じなければ，治癒経過は良好である．

【歯科衛生士としての対応】
☞増悪を予防するため，口腔ケアの大切さを説明する．ムンプスウイルスによる流行性耳下腺炎では小児の感染が多く，病状を保護者に正確に説明できることが必要である．

9-3 唾石症

【定義】唾液腺の導管内または腺体内に結石（唾石）が形成される疾患であり，唾液腺疾患でもっとも頻度が高い．唾石はリン酸カルシウム，炭酸カルシウムなどの無機質が主体で，微量のタンパク成分も含まれる．唾石は顎下腺由来が80～92％を占め，次いで耳下腺に多い．唾石の位置により導管内唾石と腺体内唾石に分けられ，顎下腺では導管と腺体の移行部に多い．唾石が顎下腺にできやすい理由として，外傷や刺激を受けやすいこと，導管が長く幅広いことから唾液が停滞しやすいこと，ムチンを豊富に含み粘性が高いことなどが挙げられている．唾石の形態はさまざまで，導管内では導管の形態に沿って細長い形態をし，腺体内では類円形が多い．唾石は1個のものが多いが，複数個みられることもある．性差はなく，20～40歳代に好発する．

【症状】唾石による導管閉鎖のため，食事摂取時に唾液が排出されずに内圧

> **ムチン**
> 唾液腺などが産生する高粘性物質の総称．

が上昇し，唾液腺部の腫脹(唾腫)と急激で強い疼痛(唾仙痛)が生じるのが特徴である．経時的な圧の減少により，腫脹と疼痛は消失するが，食事時などに再燃を繰り返す．しばしば導管開口部から逆行性に感染を生じて，急性唾液腺炎を併発し，開口部の発赤や開口部からの排膿がみられることがある．長期経過例では慢性唾液腺炎となり，腺体の萎縮や線維化によって，唾液腺が硬くなることがある．無症状で，画像検査によって唾石が偶然発見されることもある．

【診断】食事摂取時の唾液腺腫脹や疼痛がある場合は唾石症を疑い，エックス線写真による石灰化像の確認とともに，双指診によって唾石の位置を確認する．顎下腺唾石は，咬合法とパノラマエックス線撮影により，唾石の位置が導管内か腺体内かある程度判断可能である(図9-3のa, b)．またCT検査を組み合わせて診断を行うこともある(図9-3のc)．

【治療】唾石の摘出術を行う．顎下腺唾石の場合，導管内唾石では口腔内より摘出できることが多く，口底粘膜を切開して摘出する(図9-3のd)．その際，舌神経の損傷に注意する．腺体内唾石では顎下部皮膚を切開して顎下腺とともに摘出する．小さい唾石の場合，経過観察することもあるが，唾液腺マッサージなどにより自然排出することもある．

【歯科衛生士としての対応】
☞唾石症は食事時における唾液腺の腫脹と疼痛という特徴的な症状があるため，問診の段階で唾石症を推測する．

唾仙痛
食事時に一過性に生じる強く刺すような痛み．食事が終わると痛みは消失する．唾液の排出が阻害されるときの痛み．

双指診
両手の指を用いて，口腔内と口腔外から病変をはさみ，触診し調べること．

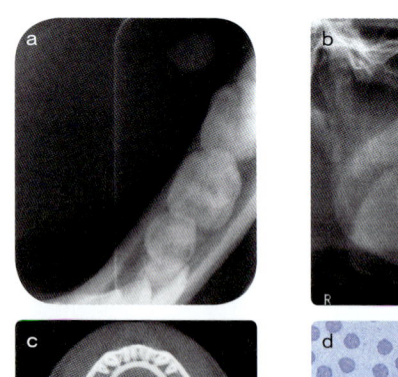

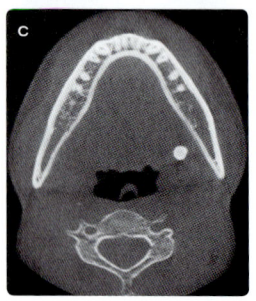

図9-3 顎下腺唾石症
a：咬合法像にて類円形の唾石を1個認める．b：パノラマエックス線像．c：CT像．d：口腔内より摘出された唾石．

☞唾石症は頻度が高く，唾石摘出の直接介助の機会がある．手術のスムーズな進行のためには術者が何を行っているか，どの組織を処置しているか，これから何を行うかを的確に把握できる能力を要する．そのため，唾石症に関する知識はもちろん，解剖学的構造の理解も必要とされる．手術に必要な道具を準備でき，手術終了後の障害や注意点を説明できることが大切である．

9-4 唾液腺腫瘍

　大唾液腺と粘膜下に存在する小唾液腺から発生する．まれに顎骨内に発生することもある．発現率は比較的少なく頭頸部腫瘍の約5％，全腫瘍の約1％である．耳下腺にもっとも多く小唾液腺，顎下腺の順で舌下腺はまれである．小唾液腺では口蓋腺での発生が多い．発症部位による良悪の特徴があり舌下腺，臼後腺，舌腺に発症したものは悪性腫瘍の割合が高い．

1）良性腫瘍

（1）多形腺腫

【定義】唾液腺腫瘍でもっとも発生頻度が高く，全唾液腺腫瘍の55〜70％を占める．とくに耳下腺(60〜65％)，口蓋腺(10％)，顎下腺(9％)にみられる．腺上皮（筋上皮細胞）に由来する腫瘍であるが，軟骨などの間葉成分が混在して多彩な像を示すことからこの名称がある．20〜50歳代が多く，女性にやや多い．

【症状】腫瘍の発育はきわめて緩徐であり，無痛性のためにある程度大きくなってから自覚されることが多い．類球形の腫瘤で通常は表面平滑である．腫瘍は被膜を有して境界は明瞭である．硬さは腫瘍内の組織成分によって異なり，上皮成分に富んだものや軟骨様組織を含むものは硬く，粘液様成分の多いものは軟らかい．口蓋腺由来のものは口蓋片側にドーム状に膨隆し，その圧迫により骨の吸収をみることがある（図9-4）．腫瘍に機械的な刺激が作用しない限り潰瘍を形成することはなく，粘膜表面に潰瘍を伴う場合は悪性腫瘍の可能性を考慮すべきである．

【診断】腫瘍という診断はつけやすいが，初期では良悪の鑑別が困難なことがあり，造影剤を用いたCT検査やMRI検査が診断の一助となる．生検が確定的な診断法である．

【治療】腫瘍周囲に一部被膜の欠損部位があったり，被膜内に腫瘍細胞が存在することもあるため，単なる摘出ではなく，周囲組織を含めた切除術が必要である．単純で不適切な摘出術では，高い頻度で再発を生じる．また，長期間放置すると悪性化，すなわち多形腺腫由来癌の危険性があり，経過観察せずに切除をすべきである．

（2）ワルチン腫瘍(Warthing tumor)(腺リンパ腫)

【定義】腺上皮の乳頭状の増殖とリンパ組織（リンパ球）から構成される良性

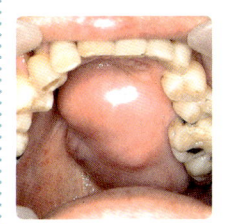

図9-4　多形腺腫
左側口蓋部にドーム状に隆起した腫瘍を認める．

多形腺腫由来癌
既存の多形腺腫の中に，癌組織を認める場合をいう．好発部位は耳下腺で，次いで口蓋腺，顎下腺である．好発年齢は多形腺腫よりも10〜20歳年長であり，女性に多い．

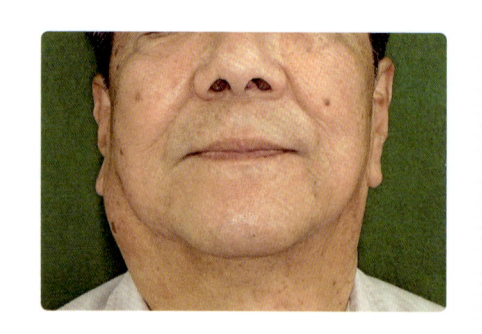

図9-5 ワルチン腫瘍
右側耳下腺下方部に腫脹を認める．

腫瘍で，ほとんどが耳下腺に発生し，とくに耳下腺下方に好発する．7～10%は両側の耳下腺に発生する．40～70歳に好発し男性に多い．

【症状】腫瘍は緩徐に増大し，その後に発見されることが多い．境界明瞭，類円形で無痛性の腫瘤として触知される（図9-5）．弾性軟で，時に波動を触れることもある．

【診断】多形腺腫などの他の唾液腺腫瘍との鑑別を要するが，CT検査やMRI検査が有用であり，境界明瞭な類円形な像を呈する．本腫瘍は^{99m}Tcシンチグラフィで特異的な集積像がみられ，診断に有用である．

【治療】腫瘍は薄い被膜で覆われており，境界明瞭であるため，周囲組織から剥離して摘出術が行われる．再発はまれである．

2）悪性腫瘍

（1）腺様囊胞癌

【定義】きわめて緩徐な発育と著明な浸潤性増殖と，病理組織学的に篩状の癌胞巣形成を示すのを特徴とする．唾液腺に発生する悪性腫瘍では発現頻度が高い．好発部位は顎下腺や舌下腺に発現することが多く，耳下腺では少ない．小唾液腺にも比較的多く，その半数以上が口蓋に発生する．40～70歳に好発し，女性に多い．

【症状】腫瘍の発育はきわめて緩徐である．初期には可動性があるが，腫瘍が増大すると周囲軟組織や顎骨への浸潤し，癒着して不動性となる．口蓋部に発生したものは弾性硬の腫瘤としてみられることが多く，表面粘膜にはしばしば潰瘍を形成する（図9-6）．とくに本腫瘍は神経線維の周囲に沿って浸潤する傾向があり，疼痛や神経麻痺を伴うことが多い．

【診断】緩徐な発育を示すために経過が長く，多形腺腫に類似した腫瘍に見えることがある．神経線維周囲の浸潤による疼痛や神経症状は診断の目安となる．遠隔転移が多く，腫瘍発見時にはすでに肺などに転移しているものもまれではない．唾液腺造影法，超音波診断法，CT検査，MRI検査などを用いて総合的に診断すべきであるが，最終的には生検による病理組織学的検査による．病理組織学的には，導管上皮に似た小型の腫瘍細胞から癌胞巣が形成され，その中に多数の小腔を有する篩状構造がみられる．

---

^{99m}Tc シンチグラフィ
シンチグラフィは，体内に投与した放射性物質（^{99m}Tc，^{67}Gaなど）が，組織特異的に集積する親和性を利用し，放出される放射線を検出してその分布を画像化する検査．^{99m}Tcは唾液腺細胞に集積されやすく，唾液腺病変や唾液分泌能の評価に利用される．

癌胞巣
癌細胞による大小の細胞集団のこと．

（腫瘍性）癒着
癌の浸潤により，癌組織と正常組織が接着すること．

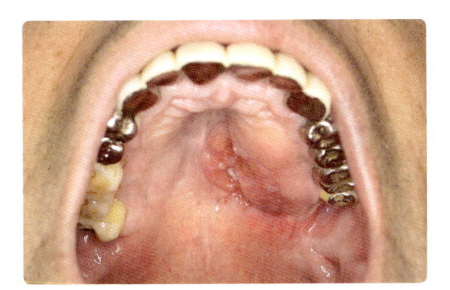

図9-6 腺様嚢胞癌
左側口蓋部の腫瘍上に潰瘍を認める.

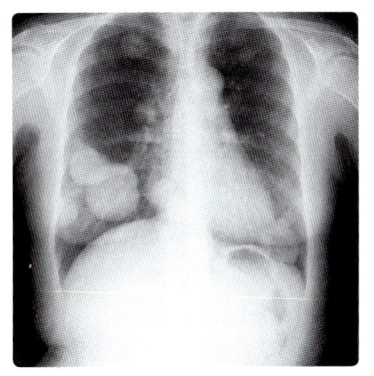

図9-7 腺様嚢胞癌
多数の肺転移巣を認める.

【治療】周囲健常組織を含めた拡大切除手術が行われ，癌の進展や転移の状態により頸部郭清術を併用する場合もある．放射線や抗癌剤による化学療法は治療効果に乏しい．予後はきわめて不良であり，術後の局所再発や遠隔転移(肺が多い)がしばしばみられる(図9-7).

(2) 粘表皮癌

【定義】唾液腺の導管上皮細胞に由来する腫瘍で，粘液産生細胞，扁平上皮様細胞および中間細胞からなる．好発部位は，大唾液腺では耳下腺，小唾液腺では口蓋由来のものが多いが，顎骨内に発生することもある．30～40歳に好発し，性差は少ない．

【症状】腫瘍の発育は緩徐で無痛性，弾性硬である．悪性度の低いもの(高分化型)は，周囲との境界は明瞭であり，多形腺腫に類似した症状を呈し，腫瘍内には粘液を含む囊胞腔を認める．悪性度の高いもの(低分化型)は，発育が速く，周囲組織への浸潤を示して境界が不明瞭となり，被覆粘膜に潰瘍を形成して，骨の破壊吸収を認めることがある．

【診断】緩徐な発育，経過の長さから，多形腺腫と誤診されることがある．臨床所見に併せて超音波診断法，CT検査，MRI検査など用いて総合的に診断する．最終的には病理組織学的検査によって確定診断を得る．腫瘍実質が粘液産生細胞，扁平上皮様細胞および中間細胞からなるのが特徴である．

【治療】周囲健常組織を含めた外科的切除手術が行われる．放射線や化学療法への感受性は低い．悪性度により予後は異なり，低分化型に再発，転移が多い．

【歯科衛生士としての対応】

☞ 口腔ケア時に患者が自覚していない唾液腺(とくに口蓋)の腫脹に気づくことがある．これが唾液腺腫瘍である可能性があるので注意する．
☞ 悪性病変では術後の欠損部に顎義歯などが装着されることも考えられ，周囲組織の洗浄や炎症に注意する．

頸部郭清術
頸部リンパ節に転移がある場合に行われる．単に転移したリンパ節を摘出するだけでなく，生命維持に必要な血管や神経などは残し，頸部に存在するリンパ節を周囲組織に含めて一塊として切除する．

中間細胞
粘液産生細胞，扁平上皮様細胞より小型で，どちらにも属さない細胞．詳細は不明．

9-5 その他の唾液腺疾患

1）シェーグレン症候群

【定義】口腔内と眼の乾燥を主症状とする，腺組織が特異的に侵襲される自己免疫疾患である．関節リウマチや全身性エリテマトーデスなどの自己免疫疾患を合併していることもある．原因には遺伝的なもの，環境的なもの（ウイルス感染など），免疫異常などが関わり合って発症すると考えられている．耳下腺，涙腺に好発し，30～50歳代の女性に多い．

【症状】唾液腺への侵襲により唾液分泌量が減少し，口腔内に乾燥が生じる．乾燥のため口腔粘膜・舌乳頭の萎縮，味覚異常などがみられる．また，涙腺への侵襲による涙液分泌量の減少にて眼に乾燥が生じ，かゆみ，異物感を呈し，乾燥性角結膜炎を生じることがある．他の腺組織への侵襲により，鼻，咽喉頭，気道，膣などに乾燥症状をみることもある．その他，唾液腺や涙腺の腫脹，また，全身症状として悪性リンパ腫などの併発をみることがある．

【診断】診断基準をもって確定する（図9-8）．唾液分泌能検査として，ガムテスト，サクソンテストなどがあり，唾液分泌量が基準より低値となる．唾液腺造影法にて，点状陰影像がみられる．血液検査にて抗SS-A抗体または抗SS-B抗体が陽性となる．小唾液腺（主に口唇腺）の生検による病理組織学的検査にて腺組織の導管周囲にリンパ球の浸潤像がみられる．また，眼科的検査もある．

1．生検病理組織検査で次のいずれかの陽性所見を認めること
　A）口唇腺組織で4 mm^{2}あたり1focus（導管周囲に50個以上のリンパ球浸潤）以上
　B）涙腺組織で4 mm^{2}あたり1focus（導管周囲に50個以上のリンパ球浸潤）以上

2．口腔検査で次のいずれかの陽性所見を認めること
　A）唾液腺造影でStage I（直径1 mm未満の小点状陰影）以上の異常所見
　B）唾液分泌量低下（ガム試験にて10分間で10 mL以下，またはサクソンテストにて2 gで2 g以下）があり，かつ唾液腺シンチグラフィーにて機能低下の所見

3．眼科検査で次のいずれかの陽性所見を認めること
　A）シルマー試験で5分に5 mm以下で，かつローズベンガル試験（van Bijsterveldスコア）で3以上
　B）シルマー試験で5分に5 mm以下で，かつ蛍光色素試験で陽性

4．血清検査で次のいずれかの陽性所見を認めること
　A）抗Ro/SS-A抗体陽性
　B）抗La/SS-B抗体陽性

[診断基準]
　上の4項目のうち2項目以上が陽性であれば，シェーグレン症候群と診断する．

図9-8 シェーグレン症候群の日本診断基準（1999年改訂）

ガムテスト（ガム試験）
ガムを10分間噛んで，口腔内に溜まる唾液量を測定する．10 mL以下で唾液量減少と判定する．

サクソンテスト
ガーゼを2分間口腔内に含み，ガーゼにしみこんだ唾液の重さを測定する．2 g以下で唾液量減少と判定する．ガムを噛めない患者に行う．

抗Ro/SS-A抗体と抗La/SS-B抗体
抗Ro/SS-A抗体はシェーグレン症候群者の約60～70％，抗La/SS-B抗体は30～40％に陽性を示す特異性の高い抗体であることから診断に有効とされている．

【治療】 根本的な治療法は確立されておらず，乾燥のみの症状であれば，対症療法が主体となる．人工唾液や含嗽による保湿，唾液排出を促進させる塩酸セビメリン，また漢方薬の投与を行う．全身症状があるときはステロイド薬の投与や，各症状に対する治療が行われる．予後は比較的良好であるが，進行性病変であるため，長期経過にて悪性リンパ腫や自己免疫性肝炎，慢性膵炎など各種全身症状が出現することがある．

【歯科衛生士としての対応】

☞唾液分泌減少により口腔内の洗浄作用が減少して会話や咀嚼，嚥下などに支障をきたし，う蝕や歯周病を生じやすい環境となる．口腔ケアにて唾液分泌は促進されるため，患者自身によるセルフケアだけではなく，歯科衛生士によるプロフェッショナルケアがきわめて重要となる．

☞最近では唾液分泌を促進させる方法として，筋機能訓練を歯科衛生士が担っている施設もあり，唾液腺の解剖学的な知識，機能の熟知が望ましい．

参考文献

1) 内山健志, 大関 悟, 近藤壽郎, 坂下英明. カラーアトラスコンサイス口腔外科学. 東京：学建書院, 2007：314-337.
2) 野間弘康, 瀬戸皖一. 標準口腔外科学(第3版). 東京：医学書院, 2004：277-290.
3) 白砂兼光, 古郷幹彦. 口腔外科学(第3版). 東京：医歯薬出版, 2011：377-421.

復習しよう！

1 唾液腺疾患とその好発部位との組合せで正しいのはどれか（'01）．

a 多形腺腫 ――――― 顎下腺
b 唾石症 ――――― 舌下腺
c ガマ腫 ――――― 耳下腺
d 粘液瘤 ――――― 口唇腺

2 唾石症について**誤っている**のはどれか．2つ選べ（'93改）．

a 食事時の時に疼痛がある．
b エックス線検査が有効である．
c 耳下腺に多く見られる．
d ウイルスの感染が原因である．

3 正しい組合せはどれか（'07）．

a 顎骨骨髄炎 ―― 波動
b 唾石症 ―― 疼痛
c 外歯瘻 ―― 鼻閉
d 歯槽膿瘍 ―― 硬結

4 ▢に入る組合せで正しいのはどれか（'11）．

唾石は ① に，唾液腺腫瘍は ② に好発する．

	①	②
a	顎下腺	舌下腺
b	顎下腺	耳下腺
c	耳下腺	顎下腺
d	耳下腺	舌下腺

5 シェーグレン症候群の特徴はどれか（'09）．

a 歯の形成不全
b 口腔粘膜の肥厚
c 唾液分泌量の減少
d メラニン色素の沈着

<解答>
1：d
2：c, d
3：b
4：b
5：c

chapter 10 神経系疾患

学習目標
- □口腔・顎顔面領域を支配する脳神経を概説できる．
- □三叉神経痛の症状を説明できる．
- □三叉神経麻痺の原因を説明できる．
- □顔面神経麻痺の症状を説明できる．

　口腔・顎顔面領域を支配する主要神経は三叉神経，顔面神経，迷走神経，舌咽神経，舌下神経などの脳神経で，神経疾患を理解するには各神経の機能を知ることが必要である(表10-1，2)．神経疾患には知覚神経に関連する神経痛および知覚麻痺と，運動神経に関連する運動麻痺およびけいれんがあるが，口腔・顎・顔面領域では三叉神経痛と顔面神経麻痺が重要である．

* 脳神経は脳から出る12対の神経で，第Ⅰ～Ⅻ脳神経がある．それぞれ頭蓋の所定の孔を通って出る．運動性，知覚性，または混合性で，一部は副交感神経性である．

10-1　三叉神経痛

【定義】片側の三叉神経支配領域に起こる発作性の反復する激痛をおもな症状とする疾患である．

【原因】不明とされていたが，最近では脳幹から出た三叉神経(表10-1)が，周囲の動脈硬化を起こした血管に圧迫されることにより痛みが生じるといわれている．また，外傷，炎症，腫瘍などに伴って起こる場合は症候性三叉神経痛と呼ぶ．

【症状】顔面の片側に突然に起こる激痛(電撃様疼痛)が主症状で，疼痛発作は数秒から1～2分で消失する．40歳以上の女性に多く，三叉神経の第2枝(上顎神経)および第3枝(下顎神経)に起こりやすい．神経痛の発症早期は歯の痛みと紛らわしく，はじめに歯科を受診することがある．疼痛発作を繰り返すため食事や口腔清掃が困難となり，口腔内は不潔で口臭がひどくなる．鼻や口唇，歯肉などに触れるだけで疼痛発作を誘発するパトリック(Patrick)の発痛帯があり，洗顔，歯磨き，会話などでも発作が誘発される．また，三叉神経の終末が骨孔から出る部位(眼窩上孔，眼窩下孔，オトガイ孔)を押さえると痛みを訴え，この部位をバレー(Valleix)の圧痛点と呼ぶ(図10-1)．

【治療】抗てんかん薬のカルバマゼピン(テグレトール®)が有効で，これにより一時的に痛み発作は消失するが，徐々に効果が減少してしまう場合が多い．神経ブロック療法は局麻剤や無水アルコールを用いて神経の末梢から順次ブロックしていく方法で，効果がない場合は正円孔や卵円孔

chapter 10　神経系疾患

表10-1　口腔・顎顔面領域を支配する脳神経

脳神経	知覚(感覚)線維	運動線維	副交感神経性分泌線維
三叉神経 (第Ⅴ脳神経)	眼神経：前頭部・鼻背 上顎神経：上顎の歯・歯肉・口蓋，頬骨部，上唇 下顎神経：下顎の歯・歯肉，舌，下唇 (舌の前方2/3の味覚線維が舌神経に合流)	四大咀嚼筋，顎舌骨筋，顎二腹筋の前腹	
顔面神経 (第Ⅶ脳神経)	舌の前方2/3の味覚(顔面神経の味覚線維が舌神経に合流)	すべての表情筋，顎二腹筋後腹，茎突舌骨筋，アブミ骨筋	顎下腺・舌下腺 涙腺
舌咽神経 (第Ⅸ脳神経)	舌後方1/3・咽頭部の味覚	咽頭部の筋	耳下腺
迷走神経 (第Ⅹ脳神経)	喉頭や内臓	喉頭の筋(発声) 首から横行結腸に至る内臓	内臓に分布
舌下神経 (第Ⅻ脳神経)		外舌筋(オトガイ舌筋・舌骨舌筋・茎突舌筋) 内舌筋(上下縦舌筋・横舌筋・垂直舌筋) オトガイ舌骨筋	

表10-2　口腔・顎顔面領域を支配する脳神経のおもな分枝

脳神経		
三叉神経 (第Ⅴ脳神経)	眼神経(第1枝)	前頭神経，眼窩上神経など
	上顎神経(第2枝)	眼窩下神経，翼口蓋神経，後上歯槽神経など
	下顎神経(第3枝)	耳介側頭神経，舌神経，下歯槽神経⇒顎舌骨筋神経・オトガイ神経
顔面神経(第Ⅶ脳神経)		大錐体神経，鼓索神経，アブミ骨神経など
舌咽神経(第Ⅸ脳神経)		鼓室神経，小錐体神経など
迷走神経(第Ⅹ脳神経)		上喉頭神経，反回神経⇒下喉頭神経

図10-1　三叉神経の第1枝・第2枝・第3枝が骨孔から出る部位
①眼窩上孔(第1枝)，②眼窩下孔(第2枝)，③オトガイ孔(第3枝).

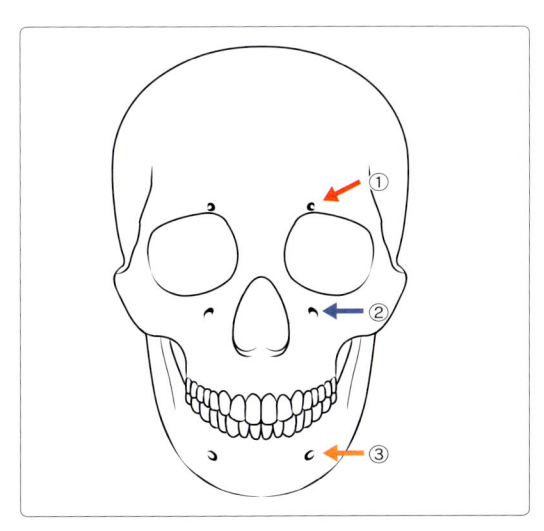

ブロックを行う．また，脳神経外科的療法として三叉神経を圧迫する血管を剝離する神経血管減圧手術(Janneta手術)が行われ，効果を上げている．

10-2　その他の神経痛

1）舌咽神経痛

片側の耳，咽頭，舌根部に発作性の鋭い痛みが起こる．発生頻度は三叉神経痛よりもかなり低い．痛みの誘発帯が咽頭，舌根部，扁桃窩にあるため，嚥下や咀嚼，言語機能が著しく障害される．

10-3　三叉神経麻痺

【定義】第Ⅴ脳神経の三叉神経が何らかの原因により障害され，障害された部位に，さまざまな程度の知覚麻痺や鈍麻が起こる(表10-1)．

【原因】局所的原因としては顎骨骨折や顎骨腫瘍のほか，埋伏智歯の抜歯，下顎孔への伝達麻酔，顎変形症に対する下顎枝矢状分割術，インプラント手術などによる下歯槽神経の損傷が多い．

【症状】神経の障害部より末梢の範囲に，さまざまな程度の知覚麻痺や鈍麻が起こる．とくに下歯槽神経が損傷されると，下唇の知覚異常が起こるため，摂食(捕食)が不自由となる．脳血管障害など中枢神経に原因がある場合は，三叉神経が支配する全範囲に知覚または下顎運動麻痺がみられる．

【治療】原因除去のほか，副腎皮質ステロイド，ビタミンB_{12}剤，ATP製剤の投与，星状神経節ブロックなどが行われるが，神経実質に障害が強い場合は治癒するのは困難である．

＊埋伏智歯の抜歯，インプラント手術による下歯槽神経の損傷に注意が必要である．

10-4　顔面神経麻痺

【定義】顔面神経が障害され，顔面の表情筋が動かなくなった状態(運動麻痺)をいう(図10-2)．一般に顔面麻痺とも呼ばれる．脳の顔面神経核より上位で障害されると中枢性顔面神経麻痺，下位で障害されると末梢性顔面神経麻痺と呼ぶ．神経の障害された部位に応じて症状が異なるのが特徴である(図10-3)．

【症状】末梢性麻痺では，麻痺側の顔面表情筋の運動不全や緊張低下により，①額に皺よせができない，②閉眼できず，無理に閉じると眼球が上方に回転し白目になる(これをBell症状という)，③口角は下垂して口笛が吹けない，うがいができない，④鼻唇溝は平坦で顔面非対称となるほか，⑤舌の前2/3の味覚障害や⑥涙や唾液の分泌障害が現れる．中枢性麻痺では額の皺よせは可能で，神経の障害部位と反対側の顔面下半分に表情筋の麻痺が起こり，味覚や唾液の分泌障害は起こらない．

【原因】中枢性麻痺の原因は脳出血，脳炎，脳腫瘍などである．末梢性麻痺は，寒冷刺激，循環障害，帯状疱疹ウイルス感染(ラムゼーハントRamsay

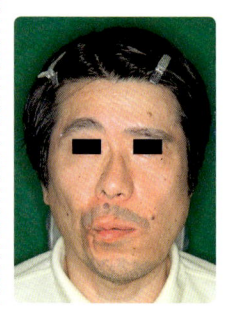

図10-2　末梢性顔面神経麻痺
口笛を吹く動作をしてもらうと，健側(右側)に引かれた形態になる．左側の前額部に皺(しわ)寄せができない，鼻唇溝の平坦化がみられる．

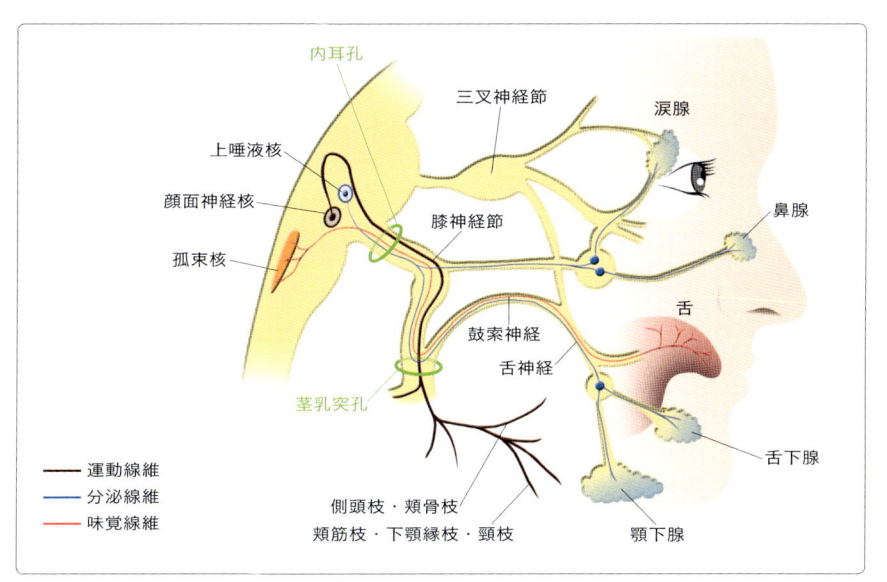

図10-3　顔面神経の走行と支配領域
茎乳突筋を出た部位で障害がある場合は同側の表情筋麻痺のみがみられる．それより上位で障害がある場合は味覚障害や唾液分泌障害，聴覚障害や涙分泌障害が加わる．

Hunt症候群）のほか，中耳の手術や耳下腺，顎関節，顎下部の手術による神経の損傷がある．

【治療】副腎皮質ステロイド，ビタミンB_{12}製剤，ATP製剤の投与，星状神経節ブロックや理学療法を行うが，効果がない場合は顔面神経管開放術や神経移植術が行われる．

10-5　その他の神経麻痺

1）舌咽神経麻痺

舌根部，咽頭粘膜の知覚麻痺，嚥下障害，舌の後方1/3部の味覚障害が現れる．原因は脳腫瘍や炎症による中枢性のものと，外傷や手術による損傷などの末梢性のものがある．

2）迷走神経麻痺

頸部にできた腫瘍が反回神経を圧迫することにより麻痺が生ずる．咽頭筋や声帯筋が麻痺すると嗄声あるいは失声，呼吸困難，咽頭および喉頭の知覚消失，嚥下麻痺などが起こる．原因は頭蓋内の腫瘍や動脈瘤，髄膜炎による障害，アルコール中毒，ジフテリア毒による麻痺がある．

3）舌下神経麻痺

片側性に起こることが多く，舌を前方に動かすと舌尖は患側に偏位する．両側性の麻痺では，咀嚼，嚥下，発音機能が著しく困難となる．延髄疾患の部分症状としてみられることが多い．

ラムゼーハント症候群
帯状疱疹ウイルスが顔面神経運動線維に感染して起こり，外耳の疱疹，疼痛，耳鳴り，表情筋の麻痺を特徴とする（⇒ p.67参照）．

10-6 舌痛症

【定義】舌痛症は，器質的な変化が認められないにもかかわらず，舌に慢性的な痛みやしびれが生じる病気である．

【原因】舌痛症の原因は不明とされている．しかし最近では，末梢神経から中枢神経に至る神経伝達機構の脳内神経伝達物質(セロトニン，ドーパミン，ノルアドレナリンなど)の異常と，思考や判断，記憶との照合などに関する高次脳機能の障害が関連すると推測されている．

【症状】擦過傷や炎症所見などの器質的な変化がないにも関わらず，舌尖や舌縁に「ヒリヒリ」「ピリピリ」とした痛みや灼熱感が長期間(数か月以上)持続する．この痛みは食事中や何かに熱中している間は感じないことが多い．痛みの程度は三叉神経痛や舌咽神経痛の電撃痛とは異なり慢性的な痛みであり，末梢神経の麻痺やしびれも認められない．また，口内が乾き「ネバネバする」「ザラザラした感じ」や，「本来の味がしない」と訴えることがしばしばある．発症は40～60歳前後の中高年女性に多く，不眠や頭痛などの自律神経症状や，舌癌を心配して受診する患者も多い．患者の性格特性として，真面目で几帳面な性格の人がなりやすい．また，歯科治療の後に発症することもしばしばある．CTやMRIではとくに脳の病変は認められない．

【治療】軟膏塗布やビタミン剤の内服は奏功せず，前歯の舌面を研磨しても症状に変化はない．抗うつ薬，抗不安薬を中心とした薬物療法が有効とされる．アミトリプチリン塩酸塩などの三環系抗うつ薬が有効であると報告されており，うつ病の有無に関わらず，この薬が鎮痛効果を持つといわれている．しかし，抗うつ薬や抗不安薬には唾液分泌抑制作用があるため，ドライマウスに準じた薬剤や保湿ジェルなどを使用する．

10-7 オーラルジスキネジア

【定義】下顎や舌，頬，口唇が不随意に周期的に動き続けるもので，口をすぼめる，開口する，舌を突き出す，舌を回転するなどがみられる．

【原因】ジスキネジアは加齢に伴って増加し，発症には大脳基底核の加齢変化が深く関与していると考えられている．また，薬物の服用によって出現するものもあり，抗精神病薬，抗パーキンソン病薬，抗うつ薬などが誘発するといわれている．パーキンソン病患者では，L-ドーパの内服開始から3～5年でジスキネジアが現れることが多いとされる．

【症状】絶え間なく口をモグモグする，舌を回転させたり前後左右に動かす，口唇を突き出したりピチャピチャと音をたてるなどの不随運動がみられる．しかし，随意運動に集中している時や睡眠中には不随意運動は起こらない．また，不適合な義歯を調整することによって，不随意運動が消失あるいは改善したという報告がある．

【治療】専門医の薬物治療による．

三環系抗うつ薬
うつ状態においては，ノルアドレナリン，セロトニンなどの神経伝達物質が通常より不足している．三環系抗うつ薬はこれらの神経伝達物質に関与する神経細胞受容体に作用し，遊離するノルアドレナリン，セロトニンの吸収を阻害する．

パーキンソン病
50～60歳代で発症し，ゆっくりと進行する神経変性疾患．神経伝達物質のドーパミンの減少が原因と考えられている．日本での有病率は1,000人当たり1人といわれている．代表的症状は手足のふるえ(振戦)とこわばり(固縮)，動作が緩慢(寡動，無動)，転びやすくなる(姿勢反射障害)など．ドーパミンの補充療法としてL-ドーパが処方される．

【歯科衛生士としての対応】

☞三叉神経痛の患者では，鼻や口唇，歯肉に触れるだけで疼痛発作を誘発することがあり，患者は口腔清掃をしたがらないため口腔内は不潔となる．抗てんかん薬が奏功している時期に歯科衛生士による専門的口腔清掃(スケーリング，歯面研磨など)やTBIを実施し，プラークが付着しにくい環境作りが必要である．

☞顔面神経麻痺の患者は，口輪筋や頰筋の運動麻痺のため口腔前庭に食渣が停滞しやすい．また，唾液の分泌障害を伴うと自浄作用が低下するのでプラークコントロールが不良になりやすい．したがって，定期的に歯科衛生ケアを実施するように計画を立てることが必要である．

☞舌痛症の患者で抗うつ薬や抗不安薬が処方されている場合は，唾液分泌抑制の副作用があるため，ドライマウスに準じた薬剤や保湿ジェルなどを使用する．

☞オーラルジスキネジアの患者では，不随意運動により歯面との摩擦によって潰瘍を形成することがある．

参考文献

1）野間弘康，瀬戸皖一(編)．標準口腔外科学．第3版．東京：医学書院，2004：326-341．
2）日本口腔ケア学会(編)．口腔ケア基礎知識．京都：永末書店，2008：170-172．
3）吉川達也，豊福 明．高齢者によくみられる舌痛症．Geriatric Medicine(老年医学)，49（5）：569-571,2011．

復習しよう！

1 顔面神経麻痺の特徴はどれか．2つ選べ('06改)．
a 発痛帯の存在
b 睡眠時の症状消失
c 口笛の不能
d 味覚の異常

2 三叉神経痛の特徴はどれか('07)．
a 患側の鼻唇溝が消失する．
b 女性より男性に多くみられる．
c 疼痛は就眠中も持続する．
d 疼痛が誘発される部位がある．

〈解答〉
1：c, d
2：d

chapter 11 血液疾患

学習目標
- □代表的な貧血を説明できる．
- □白血病の問題点を説明できる．
- □出血傾向の原因を説明できる．
- □出血傾向の検査法を列挙できる．
- □出血傾向を示す疾患を列挙できる．

　血液疾患による症状が口腔内に発症することがある．また，歯科治療を行う際に患者の血液疾患の状態を把握することが重要な場合がある．しばしば問題となるのが血液疾患による出血性素因であり，抜歯後出血が生命に危険をもたらすこともある．このように歯科医療従事者にとって血液疾患についての知識は医療安全上も大切である．
　血液疾患の診断では血球検査と出血傾向の検査が基本である（表11-1）．

11-1　赤血球が原因の疾患

1）鉄欠乏性貧血（iron deficiency anemia）

【定義】体内の鉄が不足して貧血となる病態である．貧血とはヘモグロビン（血色素，Hb）が減少し，酸素運搬能力が低下して臓器が酸素不足となることである．赤血球の中にヘモグロビンがある．ヘモグロビンは鉄と結合している．鉄によってヘモグロビンは酸素と結合できる．したがって

表11-1　血球検査

項目	基準値
赤血球数（RBC）（万/μL）	男性：450～610万/μL 女性：380～530万/μL
白血球数（WBC）（/μL）	4,000～10,000 /μL
ヘモグロビン（血色素）（Hb）（g/dL）	男性：13～18 g/dL 女性：11～16 g/dL
ヘマトクリット（Ht）（%）	男性：39～52 % 女性：34～46 %
血小板数（万/μL）	15～40万/μL
平均赤血球ヘモグロビン量（MCH）（pg）	27～32 pg
平均赤血球容積（MCV）（fL）	80～100 fL　小球性 84以下 正球性 85～100 大球性 101以上
平均赤血球ヘモグロビン濃度（MCHC）（%）	30～36%

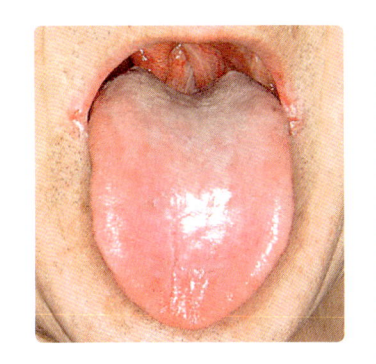

図11-1　舌乳頭の委縮(鉄欠乏性貧血やハンター舌炎でみられる)

鉄が不足するとヘモグロビンが減少し，赤血球が臓器に十分な酸素を運搬できなくなる．貧血は赤血球の容積によって大球性，正球性，小球性に，ヘモグロビンの量によって高色素性，正色素性，低色素性に分けられるが，鉄欠乏性貧血は小球性低色素性貧血である．

【症状】全身症状として息切れ，動悸，倦怠感がある．口腔症状として舌炎や口角炎がみられる．赤い平滑舌となり，痛み(ヒリヒリ感)を伴うことがある(図11-1)．鉄欠乏性貧血によって舌炎，口角炎，嚥下障害の3つの症状が現れると，プランマー・ビンソン(Plummer-Vinson)症候群と呼ばれる．スプーン状の爪もみられる．

【診断】血液検査が必要である．赤血球数，ヘモグロビン量，ヘマトクリット値から算出される平均赤血球容積(MCV)，平均赤血球ヘモグロビン量(MCH)，平均赤血球ヘモグロビン濃度(MCHC)によって判定する．鉄欠乏性貧血ではMCVが基準より小さくなり小球性となる．血清鉄濃度が基準値よりも低下する．

【治療】鉄欠乏性貧血が疑われたら内科を紹介し，鉄剤を投与する．

【歯科衛生士としての対応】
☞赤い平滑舌を見たら貧血を疑ってみる．

2) 巨赤芽球性貧血(megaloblastic anemia)

【定義】赤芽球とは赤血球の前駆細胞である．ビタミンB_{12}や葉酸が不足すると赤芽球の核酸合成障害が生じ，骨髄に巨赤芽球が出現する．巨赤芽球は赤血球に分化できないため赤血球が減少して貧血となる．ビタミンB_{12}は胃壁から分泌される内因子と結合して回腸から吸収されるが，内因子に対する自己免疫や胃の摘出などで内因子が不足するとビタミンB_{12}の吸収障害が生じて貧血となる．これを悪性貧血という．

【症状】鉄欠乏性貧血と同様な全身症状を呈する．口腔内所見も鉄欠乏性貧血と同様，舌乳頭が委縮して赤い平滑舌となる．これはハンター(Hunter)舌炎と呼ばれ灼熱感などの痛みを呈する．

プランマー・ビンソン症候群
鉄欠乏性貧血によって赤い平滑舌(舌炎)，口角炎，嚥下困難，スプーン状の爪がみられる症候群である．嚥下困難は，下咽頭や食道粘膜の萎縮や食道の狭窄によって生じる．癌が発生することがあるため，前癌状態に分類される．

【診断】血液検査が必要である．赤血球数減少，ヘモグロビン量減少，平均赤血球容積(MCV)高値，平均赤血球ヘモグロビン量(MCH)高値となり，大球性正色素性(または高色素性)貧血となる．血中のビタミンB_{12}や葉酸濃度を測定する．

【治療】巨赤芽球性貧血が疑われたら内科を紹介する．ビタミンB_{12}の注射で治療される．

【歯科衛生士としての対応】
☞赤い平滑舌を見たら貧血を疑ってみる．

3）再生不良性貧血(aplastic anemia)

【定義】赤血球のみならず白血球も血小板もすべて減少する．したがって貧血症状以外に易感染性，出血傾向などの重篤な症状が現れる．赤血球，白血球，血小板は骨髄の造血幹細胞から分化して生じるが，この幹細胞が自己免疫などで障害されるため発症すると考えられるが原因不明なものも多い．

【症状】白血球の中の好中球が減少すると易感染性となり歯性感染症のみならず肺炎も起こしやすくなる．血小板が減少すると出血しやすくなり(出血傾向)，歯肉出血や皮膚に点状出血がみられる．

【診断】血液検査で赤血球，白血球，血小板の減少を調べる．貧血としては正球性正色素性貧血である．

【治療】この疾患が疑われたら早急に血液内科に紹介する．ステロイドや免疫抑制剤で治療される．

11-2　白血球が原因の疾患

1）白血病(leukemia)

【定義】白血病は骨髄の造血幹細胞の癌であり，癌細胞(白血病細胞)が骨髄内で過剰増殖する疾患である．白血病細胞が骨髄で増えると逆に赤血球や血小板が減少する．種類として，急性骨髄性白血病(AML)，急性リンパ性白血病(ALL)，慢性骨髄性白血病(CML)，慢性リンパ性白血病(CLL)などがある．白血病細胞の起源によってT細胞性，B細胞性がある．

【症状】貧血症状，発熱，易感染性，出血傾向がある．白血球が機能しないため感染しやすく，赤血球が減少するため貧血となり，血小板が減少して出血傾向(皮膚の出血斑など)となる．口腔所見として，歯肉出血(自然出血)，歯肉腫脹は重要である．止血困難な歯肉出血から白血病が発見されることがある．白血病細胞が下顎骨に浸潤するとオトガイ部知覚麻痺が生じることがある．

【診断】通常，白血球数が増加するが，初期には減少していることがある．骨髄液中の芽球の割合を調べる．幼若な芽球と成熟白血球の中間の細胞

が少なくなる白血病裂孔がみられる．慢性骨髄性白血病ではPh（フィラデルフィア）染色体が出現する．

【治療】おもに血液内科で治療される．抗がん薬や分子標的治療薬などの薬物療法がある．骨髄の白血病細胞を抗がん薬や放射線治療で根絶した後，他家骨髄移植や造血幹細胞移植が行われることがある．

【歯科衛生士としての対応】
☞歯周病がないのに歯肉から自然出血する患者は白血病を念頭におく．
☞白血病の既往がある患者では骨髄移植の有無を問診する．免疫抑制薬の服用やGVHDによる口内炎や口腔乾燥に注意する．

2）悪性リンパ腫（malignant lymphoma）

【定義】リンパ球や単球が癌化し，リンパ節（節内リンパ腫）やリンパ節以外の臓器（節外リンパ腫）に病変を形成する．頭頸部領域に多く，頸部リンパ節の腫大で発見されることが多い．ホジキン（Hodgkin）病と非ホジキン病に分類され日本人は非ホジキン病が多い．またリンパ球の種類により，B細胞型とT/NK細胞型に分類される．全身に多発することがあり，横隔膜を境界にして上下ともに発症すると進行していることになる．

【症状】頸部リンパ節が腫大して腫瘤のようになることがある．節外性では歯肉，口蓋，顎骨に腫瘤や潰瘍を形成することがある．口蓋扁桃などワルダイエル（Waldyer）輪にも発生する．全身的には発熱，盗汗，体重減少がみられる．

【診断】生検による病理組織学的診断による．特殊染色が必要となる．

【治療】血液内科にて放射線療法や化学療法が行われる．

11-3 出血傾向を示す疾患

止血機構に何らかの異常が生じて，出血が止まりにくくなることを出血傾向といい，その原因を出血性素因という．歯科では抜歯に伴う出血や歯肉出血などで止血に難渋することがあり，時に輸血が必要になることもあるため治療前に出血傾向を把握しておくことはきわめて大切である．そのため正常な止血機構を理解しておくことが必要である（図11-2, 3）．

止血困難となる原因として，①血管の異常（血管構造の脆弱化など），②血小板の異常（数の減少，凝集機能の異常），③凝固因子の異常（凝固因子の欠損や減少），④線維素溶解の亢進，がある．遺伝による先天異常や後天的要因によって生じる．後者では服用薬により血小板や凝固因子が抑制されて止血困難になることがある．

また，出血性素因の診断に必要なスクリーニング検査も一緒に理解する必要がある．

GVHD（graft versus host disaese）
移植片対宿主病．白血病の治療として，患者が近親者から骨髄移植を受けると，近親者のリンパ球が患者の臓器を攻撃して生じる疾患．免疫反応の一種である．移植後100日以上経過して発症するものを慢性GVHDという．口腔症状では口内炎，扁平苔癬様変化，口腔乾燥が典型である．

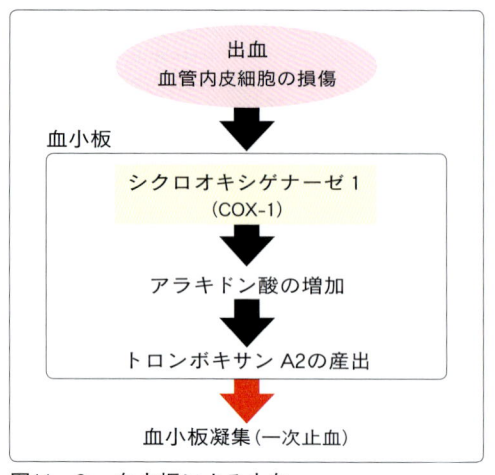

図11-2　血小板による止血

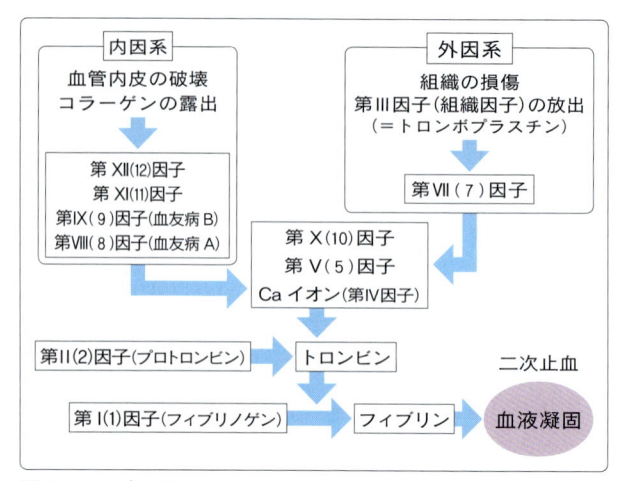

図11-3　凝固因子による止血

1）検査法

（1）血小板数

　血小板は一次止血に必要である．血小板同士が凝集して血栓（白色血栓）を作る．またさまざまな因子を放出して二次止血にも参加する．血小板数の基準値は15〜40万/μLである．

（2）出血時間

　デューク（Duke）法がよく用いられる．耳たぶをメスで切って血滴をろ紙に取り，止血するまでの時間を計る．2〜5分が正常．血小板や血管の異常を反映する．

（3）プロトロンビン時間（PT）またはPT-INR（international ratio）

　凝固因子のうち外因系の異常を測定する．基準は11〜16秒．プロトロンビン時間には施設間の誤差があるため標準化されたPT-INRを用いることが多い．PT-INR＝患者PT÷正常者PTであり，1.0が基準である．抗凝固薬であるワルファリン服用患者ではPTが延長し，PT-INRが高値になる．

（4）活性化部分トロンボプラスチン時間（APTT）・部分トロンボプラスチン時間（PTT）

　凝固因子のうち内因系の異常を測定する．基準はAPTTで30〜40秒，PTTで50〜70秒である．血友病で延長する（表11-2）．

2）血友病A，血友病B（hemophilia A, B）

【定義】伴性劣性遺伝の疾患で，男性に発症する．血友病Aは第Ⅷ（第8）因子の欠乏，血友病Bは第Ⅸ（第9）因子の欠乏で出血傾向を呈する．

【症状】外力で容易に皮下出血や関節内出血を生じる．口腔粘膜では粘膜下血腫がみられる．抜歯後の止血困難で発見されることがある．

【診断】APTT，PTTが延長する．PTは延長しない．

表11-2 出血傾向のある疾患とその検査法

	出血時間（Duke法）[血小板 血管抵抗性]	プロトロンビン時間（PT）[凝固因子（外因凝固）]	活性化部分トロンボプラスチン時間（APTT）[凝固因子（内因凝固）]	毛細血管抵抗性試験（Lumpel-Leede法）[血管抵抗性]	血小板機能（血小板粘着能）[血小板]	血小板数 [血小板]
ワルファリン	正常	延長	延長	正常	正常	正常
アスピリン	延長	正常	正常	正常	異常	正常
血友病	正常	正常	延長	正常	正常	正常
von Willebrand病	延長	正常	延長	低下	異常	正常
血小板減少性紫斑病	延長	正常	正常	低下	正常	減少
DIC（播種性血管内凝固症候群）	延長	延長	延長	低下	正常	減少
Osler病	延長	正常	正常	低下	正常	正常
再生不良性貧血	延長	正常	正常	正常	正常	減少
白血病	延長	正常	正常	正常	正常	減少

【治療】血友病Aであれば第Ⅷ因子製剤を輸血する．抜歯に際しては術前に第Ⅷ因子を補充する．

3）フォン ウィルブランド病（von Willebrand病）

【定義】von Willebrand因子が異常（減少など）となる常染色体遺伝の疾患である．von Willebrand因子は血管内皮細胞から分泌され，血小板の粘着誘導や第Ⅷ因子レベルの維持に働いている．したがって血小板と内因凝固系（血友病類似）の両者が障害されている．

【症状】皮膚の紫斑，鼻出血，歯肉出血，粘膜下血腫などがある．

【診断】血小板数は正常であるが機能は低下する．血小板に異常があると出血時間は延長し，毛細血管の抵抗性は低下する．内因系の異常なのでAPTTは延長するがPTは正常である．

【治療】第Ⅷ因子やvon Willebrand因子を含む製剤を投与した後抜歯する．

4）特発性血小板減少性紫斑病（idiopathic thrombocytopenic purpura）

【定義】原因不明（特発性）で血小板が減少し出血傾向を示す疾患であるが，自己抗体によって血小板が破壊されて生じるものがある（自己免疫疾患）．ウイルス感染が先行することもある．したがって，何らかの免疫異常が発症に関わっていると考えられる．

【症状】歯肉や頬粘膜からの自然出血，皮下の出血斑（紫斑）などがみられる．

【診断】血小板数が2〜3万/μLに減少する．血小板が減少すると出血時

間が延長し，毛細血管抵抗性が減弱する．凝固系（APTT, PT）は正常である．
【治療】血小板が3万/μL以上あれば普通抜歯の出血は局所止血が可能と考えられている．3万/μL以下であれば血小板輸血，ステロイド療法，γ-グロブリン療法が行われる．

5）その他
白血病や再生不良性貧血も出血傾向を呈する．オスラー（Osler）病（遺伝性出血性末梢血管拡張症）は毛細血管の構造異常から出血しやすくなる常染色体優性遺伝疾患である．

【歯科衛生士としての対応】
☞抜歯した後の局所止血方法を準備して抜歯すべきである．基本は圧迫止血である．止血床を準備しておくとよい．
☞出血傾向があると抜歯窩に幼若な血餅が大きく盛り上がることがある．その際は血餅を除去して圧迫し直したほうがよい．

復習しよう！

1 舌乳頭の萎縮がみられるのはどれか．2つ選べ．
a 白血病
b 悪性貧血
c 鉄欠乏性貧血
d 再生不良性貧血

2 白血病の症状はどれか．2つ選べ．
a 出血傾向
b 易感染性
c 嚥下困難
d 口腔乾燥

3 外因凝固系異常の検査はどれか．
a 出血時間
b 血小板数
c プロトロンビン時間
d 部分トロンボプラスチン時間

＜解答＞
1：b, c
2：a, b
3：c

chapter 12 抜歯と口腔外科小手術

学習目標
- □抜歯で注意すべき全身疾患を説明できる．
- □抜歯で注意すべき服用薬を列挙できる．
- □抜歯の手順を説明し，抜歯器具を準備できる．
- □抜歯の合併症を列挙できる．

　口腔外科は文字どおり外科手術を行うが，もっとも多い手術が抜歯である．抜歯術は基本的な歯科医療技術の一つであり，歯科衛生士もその手順を十分に知る必要がある．抜歯の中でも下顎智歯は埋伏していることが多く，切開・剥離・骨削合・止血・縫合といった外科手技の基本が集約されており，術前・術後の管理も含めて重要な治療法である．

　しかし患者の全身状態によっては思わぬ偶発症や合併症を招くことから，歯科衛生士も既往歴の把握に努め，歯科医師と密接に連携することが重要である．そのため，抜歯方法よりもむしろ抜歯の術前・術中・術後の手順や流れを把握することが大切である．そこには，①全身状態や既往歴，②服用薬，③インフォームドコンセント，④院内感染防止・針刺し事故防止，⑤合併症・偶発症・インシデントへの対応，などさまざまな要素が含まれる．

　なお，小手術とは，外来通院で行う局所麻酔または鎮静法下で行う外科手術のことで，囊胞摘出術や歯根尖切除術がその典型であるが，抜歯と同様な対応が必要である．

12-1　抜歯・小手術で注意すべき全身疾患

　問診によって既往歴をしっかりと把握することが第一である．既往歴がある場合，定期的に内科などに通院しているのか，処方薬を服用しているのかが次のポイントである．定期的に通院していれば情報も集めやすくむしろ安心である．疑問があれば医師への対診をすべきである．

1）高血圧症

【定義】収縮期血圧140mmHg 以上，拡張期血圧90mmHg 以上が高血圧と診断されるが，適正血圧は130/85mmHg 未満である．高血圧自体はほとんど無症状であるが，抜歯中血圧が異常に上がると，頭痛，動悸，けいれん，顔面紅潮，肩凝り，耳鳴り，悪心や嘔吐などの症状が発症することがある．

【問題点】高血圧そのものよりも高血圧による動脈硬化をはじめとする合併症

が問題となる．動脈硬化により脳卒中(脳出血，脳梗塞)，心筋梗塞，腎障害のリスクが増加する．抜歯中異常高血圧になると，脳血管が破綻して脳出血に，血栓が飛んで脳梗塞になることがある．

【抜歯における注意点】最近の血圧の数値を問診する．抜歯前に実際に血圧を測定することが大切である．普段は血圧がコントロールされていても病院では異常値を示すことが多い．また，抜歯には，①抜歯に対する恐怖，②抜歯操作と麻酔注射に伴う疼痛，③麻酔薬に含まれるアドレナリン，といった血圧上昇の誘因が多い．術中も血圧を測定することが望ましい．術前の血圧が180/100mmHg以上なら30分安静にした後再測定する．それでも高ければ抜歯中止を検討する．局所麻酔薬の種類を検討する．歯科用カートリッジには血管収縮薬として8万倍希釈のアドレナリンが含まれ血圧上昇の原因となる．アドレナリンを20万倍以上に希釈するか，血管収縮薬としてアドレナリンの代わりにフェリプレシンを含む麻酔薬(プロピトカイン)(シタネスト‐オクタプレッシン®)を用いることもあるが，除痛効果が劣るので意味がないという意見もある．

【歯科衛生士としての対応】
☞尿意を我慢すると血圧が上昇するので事前にトイレに行ってもらう．
☞患者の体位は水平位よりもリクライニングのほうが心臓に負担がなくてよい．

2）虚血性心疾患

【定義】狭心症(angina pectoris)や心筋梗塞(myocardial infarction)が含まれる．心臓の栄養動脈である冠動脈の閉塞によって心筋が虚血(酸素不足)になって生じる．虚血により心筋が壊死すれば心筋梗塞で，胸痛，冷や汗，吐き気，呼吸困難，意識消失などが生じ救急救命が必要となる．壊死に至らず胸痛のみであれば狭心症である．

【問題点】心筋梗塞の既往があると，心筋壊死から心臓がどの程度回復しているかが問題となる．治療の際には心臓に負担をかけないようにしたい．

【抜歯における注意点】一般的には心筋梗塞から6か月までは抜歯禁忌とされている．6か月過ぎていても心臓に負担をかけないように，不安・緊張・痛みをやわらげるように注意する．血圧上昇や頻脈は心筋に負担をかけていることになる．また，血栓予防のため抗血小板薬(アスピリンなど)を服用していることがあるので，抜歯後出血に注意する．血管収縮薬フェリプレシンを含む局所麻酔薬(プロピトカイン)(シタネスト‐オクタプレッシン®)では，フェリプレシンに冠動脈収縮作用があるため使用しない．

【歯科衛生士としての対応】
☞狭心症患者では発作時に冠動脈を拡張させるニトログリセリンを携行しているので確認をする．

3）感染性心内膜炎

【定義】感染性心内膜炎とは，心臓の内膜や弁の損傷部位に血小板やフィブリンが沈着し，そこに細菌が感染して疣腫(こぶ状のもの)を形成し，菌血症・敗血症や全身塞栓により全身症状が生じる．治療に難渋して死に至ることもある．発熱，倦怠感，食欲不振，関節痛，筋肉痛，視力障害がみられる．

【問題点】菌血症の原因として抜歯が原因となることがある．発症のリスクが高い疾患として，心臓の人工弁置換患者，感染性心内膜炎既往患者，先天性心疾患(ファロー四徴症など)，閉塞性肥大型心筋症，人工ペースメーカーや植え込み型除細動器の植え込み患者などが挙げられる．

【抜歯における注意点】感染性心内膜炎のリスクのある患者では，菌血症を防ぐために治療前に抗菌薬を投与する．出血を伴う歯科治療(抜歯，歯周外科，スケーリング，インプラント)前に必要である．抗菌薬の予防投与はアモキシシリン2.0gを抜歯1時間前に経口投与する方法が標準である．経口投与不能の患者ではアンピシリン2.0gを抜歯30分前に静注する．ペニシリンアレルギーの患者では，クラリスロマイシンまたはアジスロマイシン500mgを抜歯1時間前に経口投与する．いずれにしても原因菌として口腔レンサ球菌(とくに*Streptococcus viridans*)の頻度が高くペニシリンが第一選択となる．

【歯科衛生士としての対応】
☞歯科治療前の口腔内洗浄や消毒も予防に大切である．出血を伴わない歯科治療でも処置前にポビドンヨードガーグルで口腔洗浄させる．

4）糖尿病

【定義】血糖値が高い病態である．血糖が上がると口渇，多飲，多尿などの症状がでる．血糖が高くなる理由としてインスリン不足またはインスリン感受性低下がある．1型糖尿病はすい臓のβ細胞が自己免疫性に破壊されてインスリン欠乏となり10代に発症するのに対して，2型糖尿病はインスリン抵抗性やインスリン分泌低下によって発症し肥満や生活習慣の悪化が原因となる．糖尿病の診断は，空腹時血糖(正常110mg/dl未満，糖尿病126mg/dl以上)，食後2時間の血糖(正常140mg/dl未満，糖尿病200mg/dl以上)，ヘモグロビンA1c(HbA1c)(正常6.2％未満，糖尿病6.5％以上)でなされる．

【問題点】インスリンは細胞が血中のグルコースを取り込み，エネルギー代

ヘモグロビンA1c（HbA1c）

HbA1cはグルコースと結合したヘモグロビンで過去2～3か月の血糖値を反映している．なお，日本で従来使用されていたHbA1cの数値(JDS値)では，6.1％以上を糖尿病としていたが，2012年4月から国際標準化としてNGSP値を用いることになり，6.5％以上が糖尿病の基準となった．

謝やグリコーゲン貯蔵に必要なホルモンである．インスリンが不足するということは細胞や臓器がエネルギー不足となることで，さまざまな慢性合併症を生じる．糖尿病性網膜症，糖尿病性腎症，糖尿病性神経障害はその代表である．心筋梗塞や脳梗塞のリスクも高くなる．細胞のエネルギー不足は免疫低下や創傷治癒の不調ももたらす．

【抜歯における注意点】抜歯で注意すべきは，①易感染性，②創傷治癒遅延，③低血糖性ショック，である．抜歯後感染が生じやすいため抗菌薬を処方するが，予防投与までは必要ない．創傷治癒の悪化をあらかじめ説明しておく．患者が受けている糖尿病の治療法を把握し，血糖降下薬の服用やインスリンの自己注射をしている患者では抜歯中の低血糖性ショックの発症（あくび，ふるえ，発汗，頻脈，錯乱，昏睡など）に注意する．抜歯する前に，糖尿病のコントロール状態を知るべきである．その目安は空腹時血糖値やHbA1cである．患者が糖尿病手帳を持参していればその数値をチェックすべきである．

【歯科衛生士としての対応】
☞インスリンを自己注射している患者を抜歯する際は，抜歯前に砂糖やジュースなどをチェアサイドに用意しておく．低血糖の症状が現れたらすぐに糖分を補給する．

5）血液透析

【定義】腎臓は血液中の老廃物を排出する役目があるが，腎機能が低下すると（慢性腎不全），腎臓に代わって血液を浄化するために人工透析が必要となる．人工透析のうち，血液を体外で浄化した後体内にもどすのが血液透析である．週3回（たとえば月，水，金の隔日），1回に4〜5時間かかる．

【問題点】血液透析患者には，①貧血，②骨代謝異常，③易感染性（免疫低下），④動脈硬化などが生じやすい．骨代謝異常として腎性骨異栄養症がある．

【抜歯における注意点】
①透析日に抜歯は行わないほうがよい．透析後に患者は疲労していることが多い．また，透析回路で血液が凝固しないようにヘパリンが使用されているため出血傾向の可能性がある．しかしヘパリンの半減期は3〜4時間で翌日には出血傾向は問題とならない．
②抜歯後の投薬に注意する．抗菌薬のペニシリン系，セフェム系は腎排泄型の薬物であるため，通常量では薬物の蓄積が生じ副作用が現れやすくなる．健常者の半量が目安である．ただしマクロライド系抗菌薬や非ステロイド系消炎鎮痛薬は肝代謝型であるため通常量使用できる．

腎性骨異栄養症
腎不全によってビタミンD活性が低下すると，血中のカルシウム濃度の維持ができなくなるため代償性に副甲状腺ホルモンが過剰に分泌される（続発性副甲状腺機能亢進症）．副甲状腺ホルモンよって骨吸収が亢進されるため歯槽骨や顎骨が脆弱化し歯周病が進行しやすい．また，骨吸収によって上昇した血中カルシウムが骨以外の場所に沈着することがある（異所性石灰化）．

6）肝硬変

【定義】肝臓の細胞が減少し，線維組織に置き換わって肝機能が著しく低下した病態．B型肝炎，C型肝炎などのウイルス性肝炎やアルコール性肝炎などが原因となる．中でもC型肝炎から移行しやすい．しばしば肝細胞癌を発症する．

【問題点】肝臓で凝固因子が合成されるため，凝固因子の減少による出血傾向によってプロトロンビン時間が延長する．血小板の減少も生じることがある．B型およびC型肝炎ウイルスのキャリア（ウイルスを保有し他人に感染させ得る患者）である可能性がある．

【抜歯における注意点】
①出血傾向による抜歯後出血を念頭に内科対診や抜歯後止血を行う．
②肝炎ウイルスの院内感染に留意し，針刺し事故に注意する．

【歯科衛生士としての対応】
☞注射針や縫合針の後片付けで針刺し事故に注意する．

7）妊娠

【定義】通常，妊娠10か月（39週）で出産する．妊娠初期（妊娠2～3か月）は器官形成期にあたり，とくに妊娠2か月（28～50日）は薬物による催奇形性の可能性が高い．妊娠5～7か月（16～27週）は安定期で，妊娠後期（妊娠8か月：28週～）には胎児が大きくなり母体への負担が増える．したがって抜歯は妊娠5～7か月頃が望ましい．

【問題点】胎児への薬物移行（胎盤通過性）に注意する．妊娠初期は器官形成期であり抜歯は延期して母体へのストレスや薬物投与を避ける．妊娠後期では早産や死産について留意する．

【抜歯における注意点】
①抗菌薬では，ペニシリン系，セフェム系やマクロライド系が胎児に比較的安全である．
②非ステロイド系消炎鎮痛薬（アスピリンなど）は胎盤通過性があり，妊娠後期（出産予定日12週以内）では胎児の動脈管収縮・羊水減少・異常出血のおそれがあるため禁忌である．鎮痛薬としてはアセトアミノフェンが安全である．
③局所麻酔薬のリドカインに催奇形性はなく，麻酔薬に含まれる血管収縮薬のアドレナリンもすぐに分解されるので問題はない．しかし血管収縮薬フェリプレシンを含む局所麻酔薬（プロピトカイン）（シタネスト－オクタプレッシン®）ではフェリプレシンに分娩促進作用があるため使用を避ける．

【歯科衛生士としての対応】
☞妊娠後期の妊婦の体位は，水平位を避け，左を下にする側臥位かリクライニングがよい．仰臥位では子宮が下大静脈を圧迫して，静脈環流が阻害されて心拍出量低下により，低血圧を起こすことがある（仰臥位低血圧症候群）．

12-2 抜歯・小手術で注意すべき服用薬

近年，他疾患のため服用しているさまざまな薬物が歯科治療に影響することがわかってきた．とくに高齢者は複数の薬物を処方されている．また，医学の進歩により新薬が次々に開発され，思わぬ副作用が歯科領域に発生することもある．したがって，歯科治療前に患者の服用薬を問診で聞きだすことがきわめて重要である．最近はお薬手帳や薬局の説明書を持参している患者も多いので必ずチェックをすべきである．

1）抗血栓薬

【定義】脳梗塞や心筋梗塞は血栓によって血管がつまって発症する．不整脈や心臓弁膜症では血栓が形成されやすく，しかも血栓が遊離しやすい．このような患者は血栓ができないように抗血栓薬を服用している．動脈血栓（白色血栓）を予防するためには抗血小板薬，静脈血栓（赤色血栓）を予防するためには抗凝固薬を服用している．両薬を同時に服用していることもある．抗血小板薬の代表はアスピリンであり，血小板の凝集を阻害することによって血栓を予防する．抗凝固薬の代表はワルファリンカリウムであり，凝固因子のうち第2因子，第7因子，第9因子，第10因子を阻害することによって主に外因凝固系が抑制されて血栓を予防する．したがってこれらの薬物は出血傾向を招き抜歯後出血に注意する必要がある．

【対応】かつてはアスピリンもワルファリンカリウムも抜歯前には休薬していた．しかし休薬によって脳梗塞が再発する例が報告され，現在では基本的に休薬せずに抜歯する．しかし，ワルファリンカリウムについては止血困難となるケースもあるため，抜歯前にPT-INR（「⇒11-3　出血傾向を示す疾患」：p.150参照）を測定することが勧められる．一つの基準として，PT-INR＜3.0ならワルファリンカリウムを休薬せずに抜歯し，PT-INR≧3.0なら休薬した後に抜歯する．アスピリンにはこのような基準はない（図12-1）．

2）副腎皮質ステロイド薬

【定義】副腎皮質ステロイドとは本来，副腎皮質で合成されるホルモンで数十種類あるが，その中の糖質コルチコイド（グルチコルチコイド）と呼ばれるものである．グリコーゲンの蓄積，血糖の維持，タンパク質の同化，

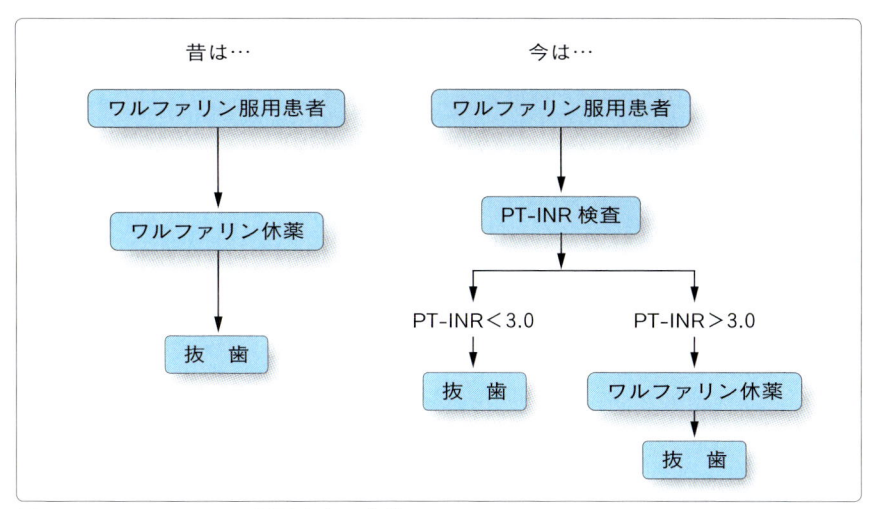

図12-1 ワルファリン服用患者の抜歯

　抗炎症作用などの作用があり，ストレスに対する生体の保護に働く．糖質コルチコイドの薬理作用を強調するためにさまざまな合成薬が開発されて治療薬として利用されている．その代表薬はプレドニゾロンやデキサメタゾンなどであり，抗炎症作用や免疫抑制作用がある．副腎皮質ステロイドを服用している患者は，関節リウマチなどの自己免疫疾患，気管支喘息，薬物アレルギー，再生不良性貧血，臓器移植患者などで，おもに免疫抑制作用を期待されている．しかし，消化管潰瘍，易感染性，糖尿病誘発，骨粗鬆症，浮腫，精神障害，易ショック性など副作用も多いため，抜歯や歯科治療時は副作用への注意が重要である．

【対応】副腎皮質ステロイド服用患者を抜歯する際は，①易感染性，②創傷治癒の遅れ，③易ショック性，に配慮する必要がある．副腎皮質ステロイドが長期投与されると副腎が萎縮し，副腎皮質ステロイドの生理的な分泌能力が減少する．そのため患者にストレスがかかって血圧が下がり気分不良となった際に副腎皮質ステロイド量が少ないため回復が遅れ，ショックに陥りやすくなる．したがって口腔外科の手術時に（抜歯ではあまり必要ない），あらかじめ副腎皮質ステロイドの投与量を普段の2倍に増量したうえで手術を行うことがある．これをステロイドカバーという．また，副腎皮質ステロイドの副作用に骨粗鬆症がある．骨粗鬆症を予防するためビスフォスフォネートも同時に服用していることがあるので抜歯前に確かめる必要がある．

3）ビスフォスフォネート

【定義】ビスフォスフォネートは破骨細胞を抑制して，骨吸収や骨破壊の進行を防ぐ治療薬である．内服薬と注射薬（静脈注射）とがあり，内服薬は骨粗鬆症に，注射薬は癌（主に乳癌，前立腺癌，多発性骨髄腫など）の骨

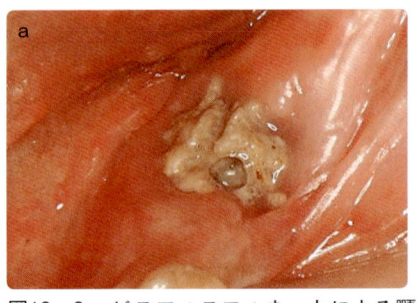

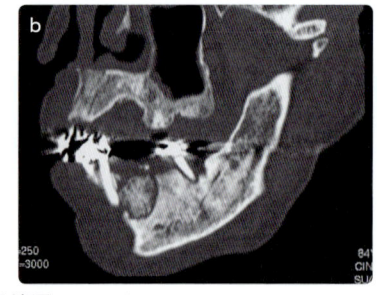

図12-2　ビスフォスフォネートによる顎骨壊死
a：壊死した歯槽骨〈腐骨〉が露出している．b：CTにて腐骨分離がみられる．

転移に用いられている．ビスフォスフォネートを投与されている患者を抜歯すると，抜歯窩周囲の骨が壊死して歯肉から露出する顎骨壊死が発症するおそれがある．ビスフォスフォネート製剤関連顎骨壊死（BRONJ；Bisphosphonate-Related Osteonecrosis of the Jaw）である（図12-2）．

【対応】ビスフォスフォネートを経口で服用している骨粗鬆症患者では，服用が3年未満で他に危険因子（副腎皮質ステロイド服用，抗がん薬服用，糖尿病，栄養不良など）がなければ，休薬せずに抜歯する．ビスフォスフォネートを3年以上服用している，もしくは3年未満でも危険因子があれば，3か月以上ビスフォスフォネートを休薬したうえで抜歯し，抜歯窩が上皮化した後に服薬を再開する．この基準は米国やわが国のガイドラインに記載されているが休薬すれば絶対に予防できるというわけではないので顎骨壊死の可能性はつねに説明すべきである．ビスフォスフォネート注射の場合は，使用期間に関わりなく発症の頻度が高いので抜歯は避けたほうがよい．

4）抗がん薬・分子標的治療薬

最近，癌の種類によってさまざまな抗がん薬が開発され使用されている．また，癌細胞と正常細胞の分子的な相違をもとに，癌細胞にとって重要な分子を選択的に抑制する薬物が開発され，分子標的治療薬として使用されている．今後このような薬物を使用している患者の抜歯の機会も増えるかと思われる．その際には，白血球数や血小板数の減少など副作用の種類に注意を払う必要がある．

また，薬の種類によっては口内炎が発症しやすく，創傷治癒も悪いことが考えられる．

12-3　抜歯術の基本

1）抜歯とは

う蝕が進行して修復が不可能となった歯や歯周病で歯槽骨が消失して動揺が著しい歯は抜去の対象となる．もしこのような歯を残しておくと咀嚼

能力の低下や感染源となり患者にとって負の要因となるためである．すなわち抜歯とは治療法であり予防法であり，歯科医療における基本治療の一つである．しかし，抜歯術とは歯を抜く技術ばかりでなく，術前の患者の全身状態の把握から術後経過(予後)への対応まで含めて抜歯術と考えたほうがよい．

2）抜歯の適応症と禁忌症

　適応症も禁忌症も治療方針や患者の全身状態などさまざまな要因によって決まるため，あくまでも相対的なものである．したがって患者ごとに判断しなければならない．適応であっても患者が抜歯を拒否すれば抜歯できない．

＜適応症＞

う蝕が歯根まで進行した歯	高度歯周病の歯(重度歯槽骨吸収)
残根歯	顎骨炎を繰り返す根管治療困難歯
歯根破折した歯(縦破折)	永久歯萌出を妨げる過剰埋伏歯
歯科矯正治療で抜歯が必要な歯	口腔癌を刺激する歯
智歯周囲炎の原因智歯	

＜禁忌症＞

急性炎症の原因歯	顎骨中心性血管腫に隣接する歯
歯肉癌に含まれる歯	ビスフォスフォネート注射を受けた患者の抜歯
放射線照射された顎骨に植立する歯	

3）抜歯のインフォームドコンセント

　抜歯に限らず何らかの治療を行う前に，(1)その治療法(抜歯)を選択した理由を説明し，(2)その治療法(抜歯)を行ってもよいという許可(同意)を得なければならない．そのために「同意書」を作成し，それに基づいて説明したうえで，患者の署名を得る必要がある．同意書に含まれる内容には，①診断名，②治療法名(手術名)，③術式，④予想される偶発症・合併症，⑤偶発症・合併症への対応法，⑥もし治療しなかった場合の予後，⑦代替の治療法，⑧治療後の注意事項・経過，⑨セカンドオピニオン，などがある．そこには，局所麻酔薬の副作用や患者の既往歴に伴う偶発症の可能性も含まれる．

　とくに簡単な抜歯であっても偶発症・合併症の説明を忘れてはならない．抜歯後の出血・疼痛・腫脹の可能性は当たり前のようであっても必ず説明する．下顎大臼歯(智歯)の抜歯では下歯槽神経損傷による下唇知覚麻痺の可能性を忘れるべきではない．

Part I　口腔外科学

4）抜歯の準備

通常の歯科治療の準備手順が基本となるが，観血的治療（出血を伴う治療）であることを肝に命ずるべきである．準備は，（1）抜歯に必要な器具の準備，（2）院内感染防止の準備：①歯科医師・歯科衛生士の個人防護，②環境整備，（3）患者全身状態に対する準備，の3つに分けられる．

（1）抜歯に必要な器具（図12-3）

器具の内容は抜歯の種類によって異なるが，すべて適切に滅菌されていることが必要である．

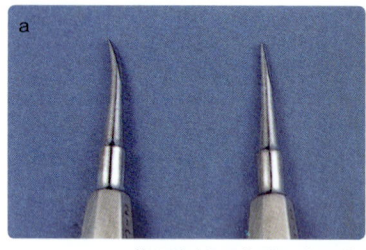

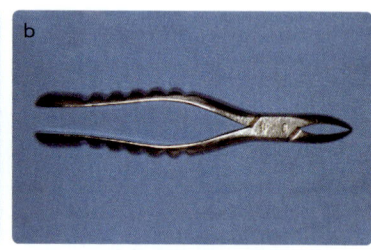

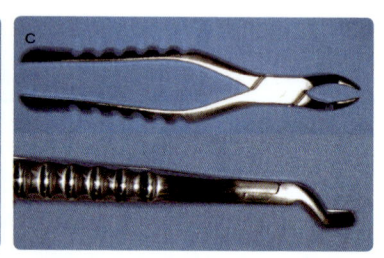

a：ヘーベル（挺子）（左：曲型，右：直型）．b：上顎前歯用鉗子．c：上顎大臼歯用鉗子

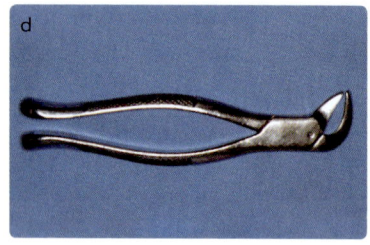

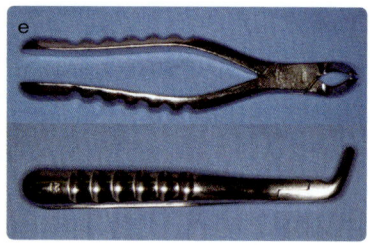

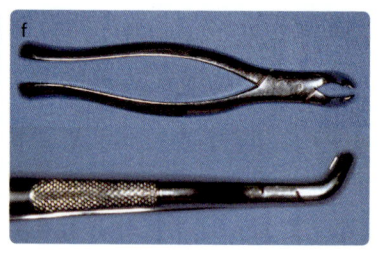

d：下顎前歯用鉗子．e：下顎小臼歯用鉗子．f：下顎大臼歯用鉗子

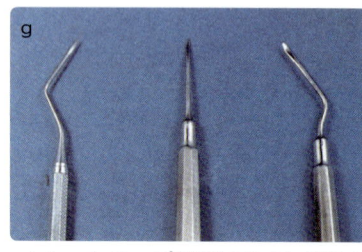

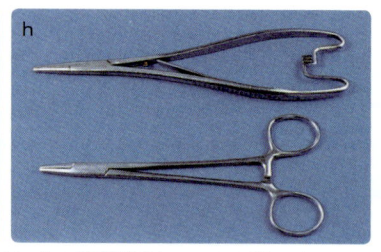

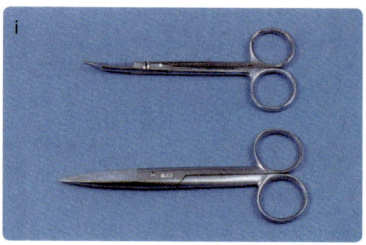

g：ルートチップ（残根の除去に使用する）．h：持針器（上：マチウ型，下：ヘガール型）．i：ハサミ（剪刀）

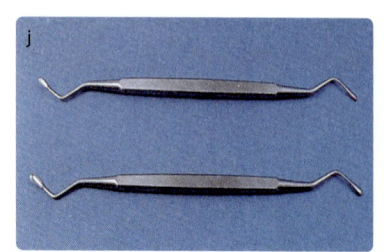

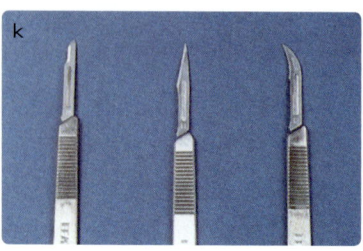

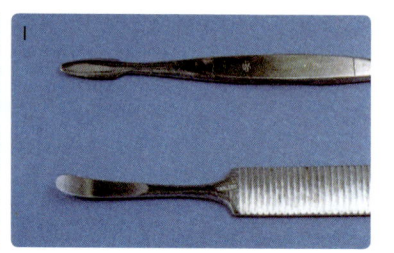

j：鋭匙．k：メス（左：円刃刀，中：尖刃刀，右：彎刃刀）．l：剥離子（上：粘膜剥離子，下：骨膜剥離子）

図12-3　抜歯に必要な器具

＜消毒＞

　塩化ベンザルコニウム，塩化ベンゼトニウム，ポビドンヨードを浸した綿球やガーゼ．

＜麻酔＞

　①表面麻酔薬，②局所麻酔注射器，③浸潤麻酔針(30G，33G)，④局所麻酔薬(通常はリドカイン・アドレナリン含有のカートリッジ)．

＜抜歯操作＞

　①歯周靱帯を切断する器具(探針など)，②挺子(ヘーベル)(２種類ほど)，③鉗子．

＜縫合＞

　①持針器(ヘガール型，マチュー型)，②縫合針(丸針，角針)，③縫合糸(３-０絹糸，４-０ナイロン糸)，④ハサミ(剪刀：せんとう)．

＜基本器具＞

　歯科用ピンセット，マッカンドー型ピンセット，歯科用ミラー．

＜止血＞

　ガーゼ，スポンゼル．

＜その他＞

　鋭匙，メス(円刃刀，No.15)，メスホルダー，骨膜剝離子，粘膜剝離子，ルートチップ，切削用バー．

（２）院内感染防止の準備

　①歯科医師・歯科衛生士の個人防護：マスク，グローブ(患者ごとに交換)，ゴーグル，帽子(図12-４)

　②環境整備：診察台，ライト，タービン，バキューム，椅子，ホースなどの患者唾液や血液が飛散する範囲内にあるもの，および歯科医師・歯科衛生士の汚染したグローブで触る可能性があるもの，これらを術前，術後にエタノールで拭きあげる，もしくはラッピングする(図12-５)．

（３）患者全身状態に対する準備

　全身の症状に応じてモニタしながら抜歯を行う．たとえば，高血圧患者の抜歯時には血圧計を用意してすぐに測定できるようにする．気分不良を訴える患者では呼吸状態を把握するためにパルスオキシメータを指にはさ

> **スタンダードプレコーション**(standard precaution 標準予防策)
> 「血液やその他の体液，排泄物および分泌物を介して拡散する可能性のある病原体から医療従事者と患者とを保護することを目的とする」と，CDCガイドライン2003年版に記載されている．問診だけでは感染の有無を見分けることができないため，すべての患者が感染源となり得ると想定して院内感染対策をすることである．汚染が想定される箇所をあらかじめビニールシートで覆い，患者ごとにビニールシートを交換するラッピングがすべての微生物(細菌，ウイルス，真菌など)に有効で，しかも経済的である．

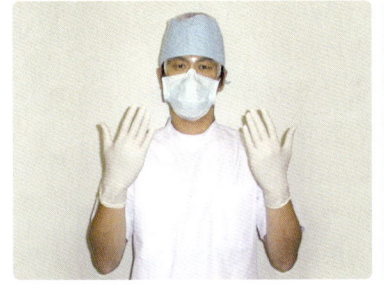

図12-４　抜歯時の装備

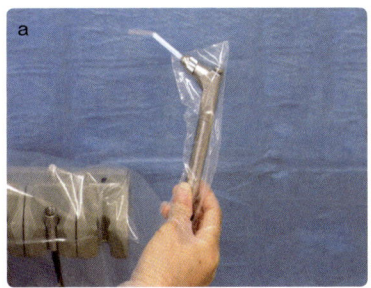

図12-５　ラッピング

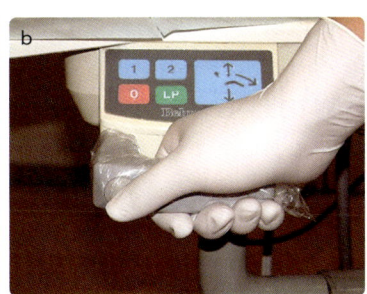

んで患者の動脈血酸素飽和度と脈拍を測定する．心筋梗塞後や不整脈の患者では心電図を装着することもある．

5）抜歯の手順

術者や施設によって多少の違いがあるが，以下のような手順がある．歯科衛生士は術者の次の手順を予想し，術者の先を考えることが必要である．

(1) 治療同意書の作成：説明と同意

あらかじめ書類を用意し，わかりやすい言葉で丁寧に説明する．とくに，抜歯に伴う偶発症や合併症を説明することが重要である．

(2) エックス線写真の確認

必要なエックス線写真を用意し，術前に治療する歯を再度確かめる．

(3) 口腔内の消毒

口腔粘膜は0.01～0.025％塩化ベンザルコニウムの綿球清拭するのが一般的である．抜歯部位周辺から始めて口腔粘膜全体を清拭する．次に口唇と口唇周囲の皮膚を清拭する．その後，口の部分が開いた滅菌された敷布で患者の顔を覆う施設もある．

(4) 表面麻酔

(5) 浸潤麻酔（局所麻酔）

2％リドカイン（8万倍アドレナリン含有）カートリッジが使用される．該当歯の歯肉頬移行部に麻酔し，つづいて歯間乳頭部歯肉に麻酔をする．さらに舌側（口蓋側）歯肉に麻酔する．麻酔の後は5分以上時間を置くことが大切である．

(6) 歯周靱帯の切離

探針などを歯根膜腔に挿入し，歯周囲を一周させて，歯周靱帯を切離する．この操作によって歯根膜腔の幅を確認し，ヘーベル（挺子）の挿入部位を確認する意味もある（図12-6）．

(7) ヘーベル操作

①歯根膜腔にヘーベルの先を挿入し，ヘーベル操作（回転作用，楔作用，てこ作用）によって歯を脱臼させる．基本的に歯の近心頬側隅角部の歯根膜腔に挿入するが，実際には歯根の湾曲方向や歯根膜腔の幅を考慮しながら，適切な挿入部位を探る．上顎の歯では口蓋側にも挿入するが，下顎の歯では口底粘膜を傷付けやすいので，挿入に注意する（図12-7）．

②ヘーベルの先が滑ると容易に粘膜に裂傷や刺傷をもたらす．術者は反対側の指を歯に添えて，ヘーベルが滑らないように支えることが安全上大切である．また，介助する歯科衛生士もヘーベルの滑脱しやすい方向にバキュームを置くなどして防御すると術者も安心である．

③ヘーベルには先端部が直型と曲型の2種類があり，それぞれの型で，先端部の幅に狭いものから広いものまで種類がある．歯の形態や歯根膜の幅に応じて使い分ける必要がある．

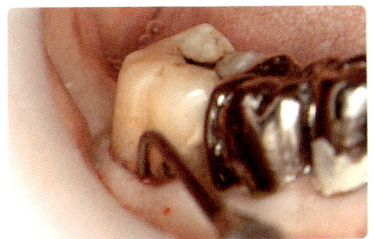

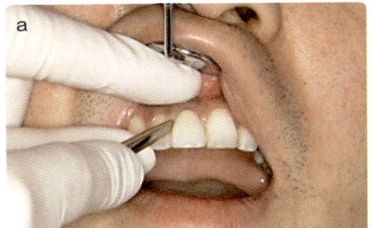

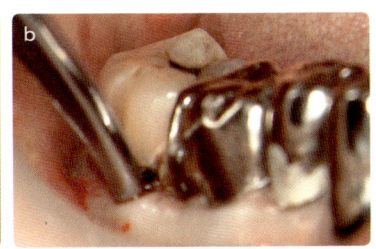

図12-6　歯周靱帯の切離(探針の操作)　図12-7　ヘーベルの操作

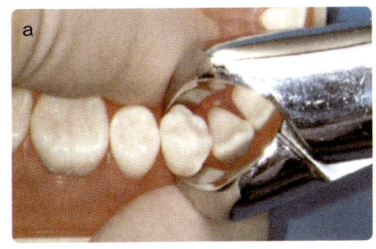

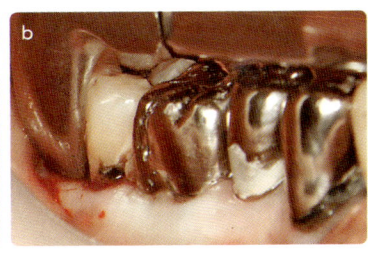

図12-8　鉗子の操作

④複数根の歯の場合は，タービンやエンジンで歯根を分割することがある．
⑤残根で歯根膜腔がはっきりしない場合は，歯肉をメスで切開し，粘膜骨膜を剥離することがある．歯槽骨と歯根との隙間(歯根膜腔)を明示してヘーベルを確実に挿入する．

(8) 鉗子操作
①上顎，下顎，前歯，小臼歯，大臼歯で鉗子先端の形態が異なるので，適切な鉗子を選択することが重要である．歯冠を鉗子で把持し，頰舌方向(上顎では頰口蓋方向)に揺さぶって抜去する．鉗子の先端は歯頸部に置くことが大切で，歯冠をつかむと鉗子の先端が滑脱しやすく，また歯冠破折の原因となる．鉗子で歯を動揺させる際には，「歯根膜腔を広げる」という意識と，どの方向に抜けてきやすいかを考える(図12-8)．
②術者が力を入れて鉗子操作をすると，患者の頭が安定しないことがある．介助者は患者の頭を支えることが必要なことがある．また患者に恐怖感が高まるので声をかけることも大切である．

(9) 抜歯窩搔爬・洗浄
　歯が抜去された後は，まず歯の根尖を目視して，歯根の一部が残存していないかを確認する．エックス線写真で歯根の周囲に透過像があれば，そこには不良肉芽が存在する可能性がある．不良肉芽は抜歯後感染，抜歯後出血，治癒不全の原因となるため，抜歯窩を鋭匙で搔爬する．エックス線写真で歯根膜腔が正常であれば搔爬は必要がない．搔爬の後，生理食塩水で抜歯窩を十分洗浄する．

(10) 縫合
　絹糸(太さ3-0)で抜歯部の歯肉を縫合するが，必要がないことも多い．

縫合糸
番号が増えるほど太くなる．3-0よりは1-0のほうが太い．歯肉の縫合には通常3-0か4-0を用いることが多い．糸の材質には絹糸，ナイロン糸，吸収糸(PGA系，ポリグリコネート系)とがある．絹糸は安価で縫合しやすいが，不潔になりやすい．

縫合針
彎針を用いる．針の断面の形によって角針と丸針がある．角針は貫通しやすいが，歯肉が裂けやすい．また糸付き針と弾気孔付き針がある．糸付き針のほうが組織のダメージが少ない．

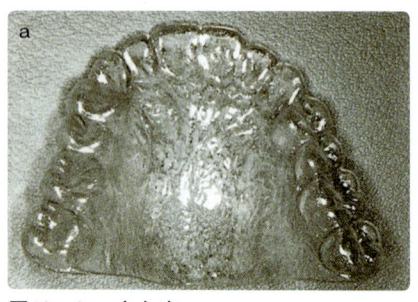

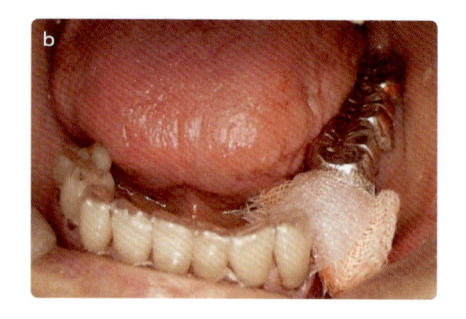

図12-9　止血床

単純結節縫合(男結び)でよいが，縫合で完全に閉鎖はできない．むしろ歯肉を寄せて血餅を保持する意味がある．

6) 止血法

抜歯後および小手術後の止血は圧迫止血が基本である．ガーゼを丸めて抜歯窩にしっかりと押しつける．まず術者が自分で圧迫し，それから患者に咬ませる．肉芽が多い抜歯窩では酸化セルロースなどを填入して血餅ができやすくし，ガーゼで圧迫する．出血傾向があり止血困難な場合は止血床(スプリント)を作製して，持続的に圧迫する(図12-9)．

また，帰宅時は抜歯当日の含嗽を控えるように指導する．激しい含嗽は血餅の脱落を招き再出血の原因となる．

7) 抜歯後の留意事項

抜歯後は以下の事項を患者に説明・指導する．

(1) 含嗽を控える

　血餅の脱落から再出血やドライソケットの原因となる．

(2) 極度に冷やさない

　冷やしすぎは循環障害から治癒の遅延を招く．

(3) 鎮痛薬の頓用は，空腹時を避ける．5〜6時間空けて服用する

　鎮痛薬(非ステロイド性消炎鎮痛薬；NSAIDs)の連用は消化管潰瘍の原因となる．

(4) 食事は局所麻酔がさめたことを確認してとる

　麻酔されたまま食事すると唇を誤咬することがある．

(5) 抜歯当日は飲酒や激しい運動を控える

　抜歯部周囲の血流が増加し，腫脹や疼痛が悪化するおそれがある．

(6) 顔面が腫れた場合は，腫れがひくまで飲酒は避けたほうがよい

　飲酒によって血管が拡張し透過性が亢進して腫脹が持続する．

(7) 抗菌薬は服用の用法・用量を守る

　守らなければ抗菌作用の低下や副作用発現のおそれが生じる．

8）後片付けと針刺し事故

患者に使用した麻酔針，縫合針，探針，メスの刃などの先端には患者の血液や唾液が付着している．このような鋭利な器具を誤って自分の指に刺すことがあり，患者の体液（血液，唾液，膿など）にウイルスがいれば，それが感染する可能性が生じる．これを針刺し事故と呼ぶ．このようにしてB型肝炎ウイルス（HBV），C型肝炎ウイルス（HCV），エイズウイルス（HIV）などの病原体が患者から歯科医療従事者に感染することがある．したがって針刺し事故は報告・記録して，事故後に患者のウイルス抗体価を調べるとともに，受傷者の感染の有無を内科で定期的にモニターする必要がある．また，針刺し事故を防止する対策を院内で協議することが肝要である．

このような針刺し事故は抜歯中のみならず後片付け時に発生することが多い．ガーゼの影に針が隠れていたりするからである．術者は使用後の鋭利な器具を別個に分けて，後片付けするスタッフが識別しやすくしたり，治療台の脇にセイフティーボックスを用意して，その場で針を廃棄するなどの対策が必要である．また，注射針のリキャップは片手のみで行うスクーピング法が推奨される．

針刺し事故が起きてしまったときの対処法

針刺し事故が起きたと判断した際には，まず傷口から出血しているかどうか確認する．傷口から血液をしぼり出し，流水で洗い流す．また，内科を受診し，ウイルス感染の有無を定期的に診察してもらう．患者が特定できる場合は，患者に説明し，HBs抗原とHCV抗体の血液検査をお願いする．

9）抜歯窩の治癒過程

（1）抜歯窩の創傷治癒過程は以下のステップを踏む

①炎症反応

抜歯操作によって組織損傷が生じ，炎症反応によって血管の透過性が亢進して炎症性細胞（白血球）が浸潤してくる．好中球，マクロファージ，結合組織細胞から炎症性サイトカイン（IL-1, TNFαなど）をはじめさまざまなサイトカイン，増殖因子が産生される．これらは，挫滅した組織の分解，局所への細胞の動員（遊走）と増殖および血管の新生など，免疫と再生に関わる．

②血餅形成

同時に血餅が形成されるが，血餅にはフィブリンが含まれ，遊走して来る細胞の足場となり，また血小板には血小板由来増殖因子が含まれ，組織の再生を促す．

③肉芽組織の形成

肉芽組織とは炎症性細胞，新生した毛細血管，線維芽細胞からなり，欠損した組織のスペースを埋め，組織再生の基盤となる組織である．脆弱で易出血性である．

④線維化（基質化）

肉芽組織は時間が経つと炎症性細胞と毛細血管が少なくなり，線維芽細胞が産生したコラーゲン線維（線維組織）が主体となる．組織は硬く緻密になる．

⑤上皮化

抜歯窩周囲の粘膜上皮（扁平上皮）が増殖して，肉芽組織の上を覆う．外

界からの刺激に対する防御が完成し，補綴治療が可能となる．
　⑥骨形成
　上皮化された後，内部で骨芽細胞が活性化して残存歯槽骨内面から骨が形成される．上皮化まで約1か月かかり，骨形成まで2〜3か月かかる．
（2）創傷治癒不全および遅延をもたらす原因として，以下のものが挙げられる
　①異物の存在
　歯根が抜歯窩に残存しているとその周囲に感染し，肉芽形成が不良となる．
　②感染巣（不良肉芽組織）の存在
　不良肉芽とは肉芽組織に細菌が感染し，炎症が持続して健全な肉芽形成が阻害された状態である．
　③骨硬化
　慢性の硬化性骨髄炎の原因歯では，周囲の骨が硬化し血行が悪く，修復に必要な炎症性細胞が浸潤してこないため肉芽組織形成が阻害され治癒が遅延する．ビスフォスフォネート関連顎骨壊死も同様に抜歯窩治癒が不全となる．
　④全身的要因（栄養不良，免疫抑制，糖尿病，放射線照射）
　これらの要因は，創傷治癒に必要なタンパク質やエネルギーが不足したり，局所の循環障害で栄養素や細胞の動員が不十分になることが考えられる．

12-4　抜歯・小手術に伴う偶発症・合併症

1）抜歯後出血
　不良肉芽の存在や血餅の脱落などで生じる．出血傾向の可能性をつねに念頭におき，場合によっては血小板数，プロトロンビン時間，活性化トロンボプラスチン時間などを測定する．

2）抜歯後疼痛（ドライソケット）
　ドライソケットとは，抜歯窩の出血が少なく血餅形成が不十分だったり，含嗽で血餅が脱落して，抜歯窩の歯槽骨が露出した状態で，激痛（自発痛，接触痛）が生じる疾患である．抜歯後数日経った後に発症することが多い．腫脹・発赤や開口障害など炎症所見が乏しいのが特徴である．ゾンデ（探索子）で抜歯窩を探ると骨を触知し，痛みを誘発する．

3）抜歯後感染
　抜歯窩から排膿がみられる．不良肉芽や異物の残存は感染源となり抜歯後感染の原因となる．

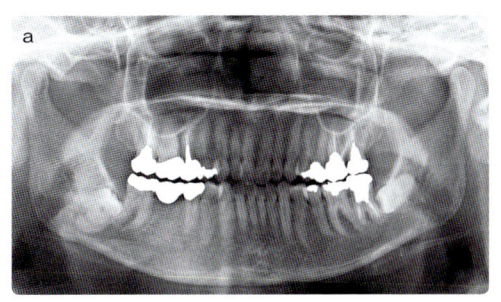

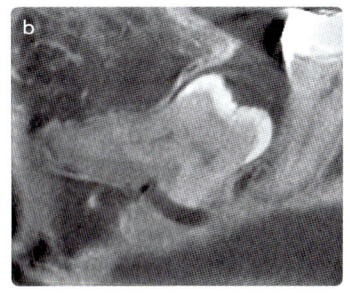

図12-10　下顎智歯と下歯槽神経との近接：下唇知覚麻痺のリスクが高い
a：パノラマエックス線写真．b：コーンビームCT．

4）開口障害

　抜歯による炎症が咬筋や内側翼突筋に及ぶと開口障害が生じることがある．通常，下顎大臼歯部の抜歯，とくに智歯抜去の後が多い．感染が伴うと障害の程度が強く長引く．

5）下唇・オトガイ皮膚の知覚麻痺

　下顎の大臼歯部の抜歯，とくに埋伏智歯の抜去の際に下歯槽神経の障害によって生じる．術前にエックス線写真で下顎管と根尖との関係を精査し，患者に説明することが必須である（図12-10）．また，下顎孔伝達麻酔でも生じ得る．

6）舌神経障害

　下顎智歯の舌側歯槽粘膜（口底部）下に舌神経が走行している．水平埋伏智歯の抜去で粘膜切開や歯冠分割を行う際に，操作が舌側に進み過ぎると舌神経を損傷するおそれがある．同側の舌半側の知覚（触覚，痛覚，冷温覚）と味覚が麻痺する．また，下顎孔伝達麻酔でも生じ得る．

7）皮下気腫

　抜歯の際，歯の分割や骨削合のためエアタービンを使用すると，噴出された空気が粘膜骨膜下に侵入し，上顎や下顎の皮下に進展し，顔面が急激に腫脹する．皮下の筋肉や臓器周囲の疎性結合組織に沿って空気が広がるため，頸部に進展すると頸部が腫張し，さらに下降すると縦隔気腫となり，入院下の加療が必要になることがある．皮膚を押すと特有の捻髪音が触知され診断根拠の一つになる．気腫自体は自然吸収されるが感染予防のため抗菌薬を投与する．水平埋伏智歯で粘膜骨膜の剝離が不十分な際に，空気の逃げ場がなく侵入しやすいと考えられる．エアシリンジの使用でも生じる．

Part I　口腔外科学

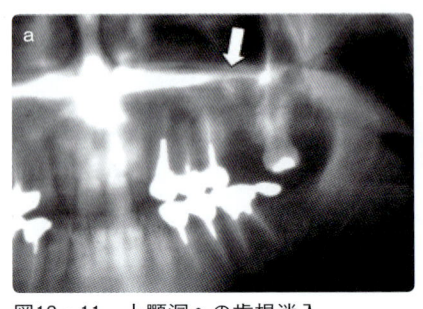

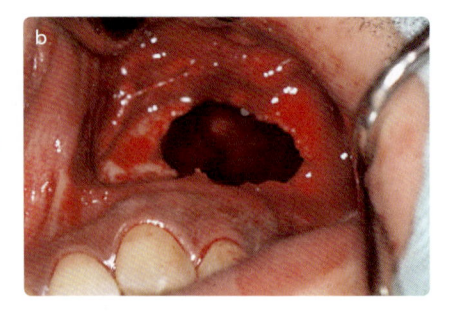

図12-11　上顎洞への歯根迷入
a：パノラマエックス線写真．矢印は迷入歯．b：上顎洞前壁を除去して迷入歯を摘出．

8）上顎洞穿孔（口腔上顎洞瘻孔）

　上顎臼歯の抜去で生じることがある．上顎洞底が低い患者では，上顎第一大臼歯と第二大臼歯の口蓋根がしばしば上顎洞内に突出している．このような歯を抜去すると抜歯窩が上顎洞と交通し，上顎洞穿孔となる．このような穿孔部を口腔上顎洞瘻孔と呼ぶ．口腔内の水が上顎洞に侵入し鼻腔に漏れたり，風船を吹くと息が穿孔部から鼻腔に漏れてうまく膨らますことができない．口腔上顎洞瘻孔は小さいものでは自然閉鎖するが，大きいものでは，頬側弁や口蓋弁で閉鎖手術をする必要がある．

9）抜去歯の迷入

　上顎洞内に突出している上顎第一大臼歯や第二大臼歯の口蓋根および上顎小臼歯の残根を抜去する際に，ヘーベル操作を誤るとヘーベルの先で歯根を上顎洞内に落とし込むことがある．また，下顎智歯の歯根尖が舌側の骨から露出していることがあり，ヘーベルの誤操作によって歯根を口底軟組織内へ迷入させることがある（図12-11）．

12-5　その他の口腔外科小手術

　抜歯術以外の口腔外科小手術には，囊胞摘出術や歯根尖切除術が含まれるが，抜歯と同様な対応が必要である．

1）歯根囊胞の囊胞摘出術と歯根尖切除術

　歯根囊胞の手術は2つの要素からなる．1つは囊胞という病変の除去であり，もう1つは感染源の除去である．歯根尖切除術の目的は後者である．また，歯根尖切除術の適応は歯の保存が可能な場合に限る．歯周病が進行し，歯槽骨が高度に吸収されて動揺が著しい歯は抜歯の適応である．その際は，囊胞摘出術と原因歯の抜去が術式となる．

　かつては，歯根囊胞摘出後に切開創を縫合閉鎖する術式をパルチェ（Partsch）II法，囊胞摘出せずに歯槽粘膜から囊胞壁に開窓して創を開いた状態にして歯根尖切除術のみを行う方法をPartsch I 法と呼ばれた．

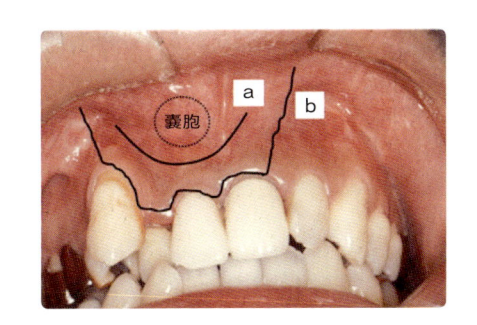

図12-12　歯肉切開の種類
a：Partschの切開；弧状切開.
b：Wassmundの切開；歯肉縁切開.

また，以下に示す方法は歯根囊胞に限らず他の顎骨囊胞にも応用される．

(1) 切開線の設定

切開線には多くの種類があるが，代表例はPartschの切開（弧状切開）とワスムンド（Wassmund）の切開（歯肉縁切開）である（図12-12）．

	Partschの切開	Wassmundの切開
長所	囊胞に到達しやすい．縫合しやすい．	骨欠損が大きくても可能．創の哆開が少ない．術野が広い．
短所	骨欠損上に切開線を設定できない．創が哆開しやすい．	歯周病がある場合は歯肉退縮が生じやすい．

(2) 粘膜骨膜の剝離・挙上

骨膜剝離子を用いて骨面から丁寧に粘膜骨膜弁を剝離する．骨膜内面を損傷しないことが大切である．挙上された粘膜骨膜弁を剝離子で展開し，視野を確保する（図12-13）．

(3) 骨削除

ラウンドバーにて囊胞上の骨を削除し，囊胞壁を露呈させる．その際，囊胞壁を破らずに，囊胞を摘出するのに十分な骨を削除する．

(4) 囊胞の摘出

鋭匙の裏面を使って骨面全周から囊胞を丁寧に剝離する．とくに，歯根の裏側の囊胞壁を残さないようにする．また，囊胞は歯根に固着している

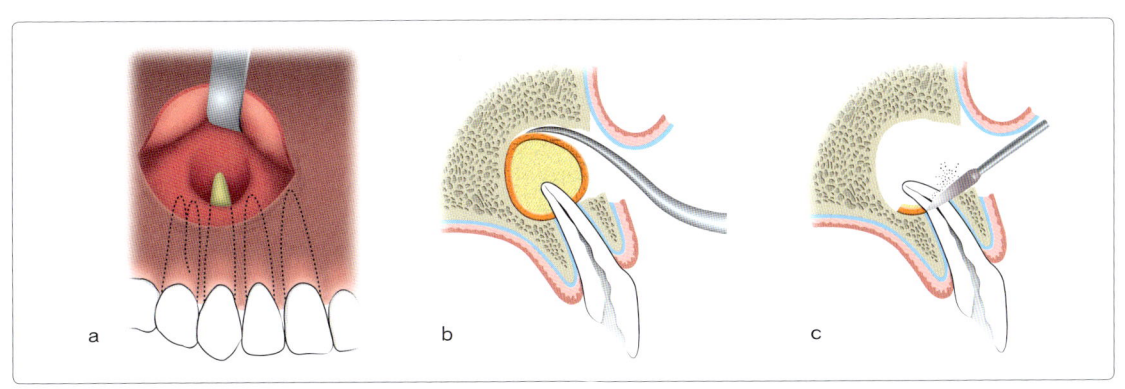

図12-13　歯根尖切除術
a：Partschの切開．b：囊胞の摘出．c：歯根尖の切除．

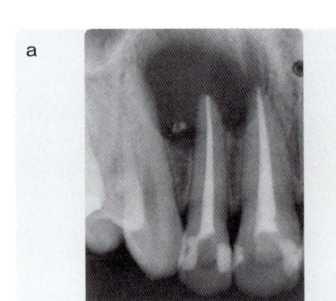

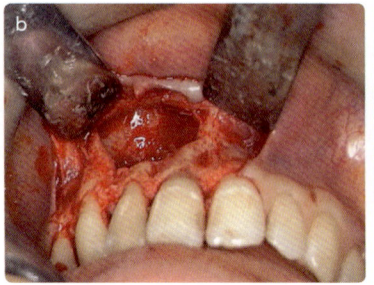

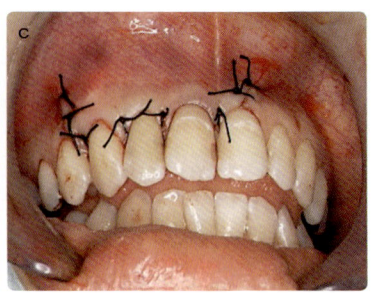

図12-14 歯根嚢胞の摘出術

ため根尖を切除することによって摘出する．
（5）歯根尖の切除
　バーを用いて根尖を切除する．嚢胞腔に突出した部分をすべて削除しなくてもよい．せいぜい根尖側1/3までにとどめ，要は根管の側枝のような根管治療が不十分な部分を除去すればよい．根尖切除後は切除面に根充剤が露出する．露出した部分に窩洞を形成して逆根管充填を行う．
（6）洗浄
（7）縫合
　3-0絹糸または4-0ナイロン糸で縫合する．縫合糸を粘膜骨膜弁のほうから通すのが基本である（図12-14）．

2）嚢胞開窓術

　顎骨嚢胞やエナメル上皮腫が大きいと病巣が下歯槽神経に接していることや顎骨の皮質骨が吸収されて骨外に張り出していることがある．このような嚢胞を摘出すると神経障害や不完全な摘出による取り残しが予想される．その際に，開窓して嚢胞腔を縮小させ，神経からの離脱や骨形成を期待することがある．縮小後にあらためて摘出する．顎骨内の病変が適応であるが，例外としてガマ腫の治療法の一つでもある．
（1）切開線の設定
　病巣の前面（頰側や唇側）にPartschの切開をする．
（2）粘膜骨膜弁の挙上
（3）骨削除
　バーで嚢胞壁を破らないように丁寧に骨を削除し，嚢胞壁を露呈させる．窓は広いほうが効果的である．
（4）開窓の形成
　窓にあたる嚢胞壁をメスで切除し，その他の嚢胞壁は残す．切除した組織は病理組織診断に提出する．
（5）開窓部に相当する歯槽粘膜の切除
　開窓部が確保できれば必ずしも必要ない．

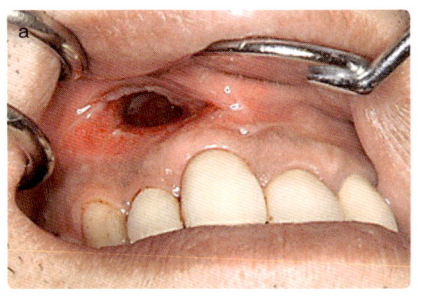

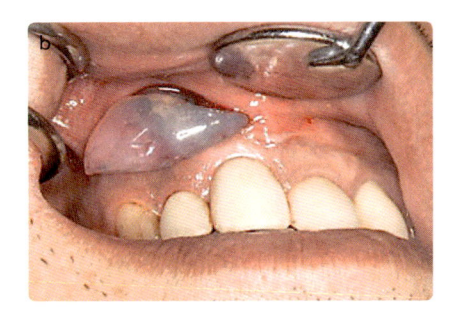

図12-15　囊胞の開窓術
a：開窓．b：オブチュレーター装着．

（6）抗菌薬軟膏ガーゼの囊胞腔への填入
手術直後に止血を兼ねて開窓部を確保するために，抗菌薬軟膏を塗布したガーゼを填入する．すぐにオブチュレーターを作製してもよい．

（7）オブチュレーター（栓塞子）の装着
開窓術(開窓療法とも呼ばれる)は，顎骨囊胞，角化囊胞性歯原性腫瘍およびエナメル上皮腫が適応であるが，下顎骨のほうがよく，上顎骨内の病変では縮小効果が悪い．含歯性囊胞では開窓によって埋伏歯の萌出を誘導することがある(図12-15)．

復習しよう！

1 糖尿病患者の抜歯に際して注意すべきことはどれか．2つ選べ．
a　易感染性
b　出血傾向
c　消化管出血
d　低血糖性ショック

2 抜歯後出血のおそれのある内服薬はどれか．2つ選べ．
a　アスピリン
b　マクロライド
c　副腎皮質ステロイド
d　ワルファリンカリウム

3 骨粗鬆症でビスフォスフォネート製剤を服用している患者の抜歯後，発症し得る合併症はどれか．
a　後出血
b　顎骨壊死
c　心内膜炎
d　皮下気腫

4 ドライソケットの症状はどれか．
a　出　血
b　疼　痛
c　腫　脹
d　知覚麻痺

＜解答＞
1：a, d
2：a, d
3：b
4：b

chapter 13 口腔インプラント治療

学習目標

- □インプラントの基本構造を説明できる．
- □インプラント治療の概要を説明できる．
- □インプラント埋入手術の手順とアシスタントワークを説明できる．
- □インプラント補綴の種類を説明できる．
- □インプラント治療の偶発症を説明できる．

13-1 口腔インプラント治療の概要

1）インプラント治療の特徴

＜利点＞

インプラント治療の成績は10年経過後で80〜100％の残存率が報告されている．また，一般的な部分床義歯や全部床義歯と比較して，咀嚼機能の回復程度はかなり高い．さらに，ブリッジや部分床義歯のように残存歯の負担が増加することはなく，残存歯の保護にも有効であるとされている．

＜欠点＞

従来の補綴治療と比較すると治療期間が長く，治療費が高い．また，健康な口腔組織に外科的な侵襲を加えるという点が大きな特徴である．さらに，治療効果に対する患者の期待も大きいため，術前の十分なインフォームドコンセントから治療後のメインテナンスに至るまで慎重な取り組みが必要である．

2）インプラントの基本構造

インプラント治療は，純チタンまたはチタン合金の人工歯根を外科処置によって顎骨に埋入して，歯根の代用として利用する方法である．インプラントは顎骨に埋入されるインプラント体（フィクスチャー），歯肉粘膜を貫通するアバットメント，インプラント体とアバットメントを連結固定するアバットメント固定スクリュー，アバットメント上に装着される上部構造で構成される（図13-1）．インプラント体の表面は安定した酸化膜で覆われており，骨組織と直接結合するオッセオインテグレーションが達成できる（図13-2）．

3）インプラントの基本術式

インプラントは外科処置の回数によって1回法と2回法に分類される．2回法では初回手術でインプラント体を顎骨に埋入し，粘膜を縫合して完全に閉じる（図13-3）．埋入手術後一定の期間（免荷期間）をおいて粘膜を

オッセオインテグレーション
Osseointegration
チタンと骨が光学顕微鏡のレベルで直接的に接触した状態．

chapter 13　口腔インプラント治療

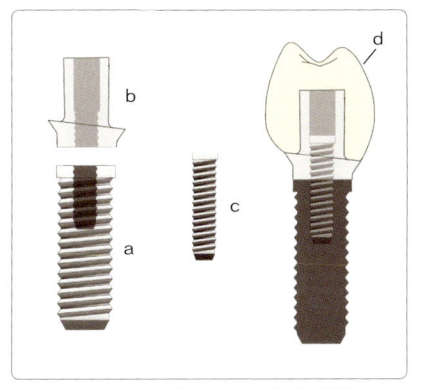

図13-1　インプラントの基本構造
a：インプラント体．b：アバットメント．c：アバットメント固定スクリュー．d：上部構造．

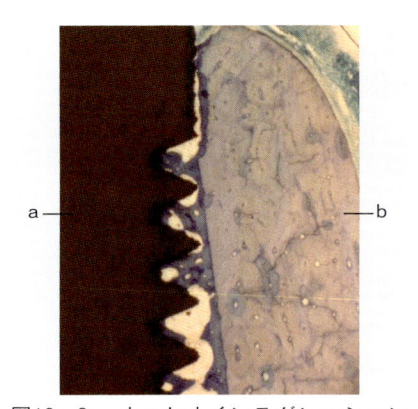

図13-2　オッセオインテグレーションの組織図
a：インプラント体．b：骨組織．

開いてインプラント体を露出させ，アバットメントを連結する二次手術を行う．1回法では，インプラント体の埋入時にアバットメントを連結して口腔内に露出させるため，二次手術は必要としない（図13-4）．インプラント治療の成功はオッセオインテグレーションの達成が前提であり，埋入後のインプラント体に負荷の加わらない期間（免荷期間または安静期間）は重要な因子である．

　免荷期間終了後，2回法では二次手術が行われ，アバットメントが連結される．その後，印象採得と咬合採得が行われ，上部構造が製作され，口腔内に装着される．

免荷期間
原則的に上顎の免荷期間は6か月，下顎は3か月とされてきたが，最近では，インプラント表面性状の改質によって免荷期間の短縮が可能になりつつある（図13-5）．また，抜歯した直後にインプラント体を埋入する抜歯即時埋入や，インプラント埋入直後に上部構造を装着して機能や審美性を回復する即時埋入・即時修復といった方法も良好な臨床成績が報告されている．

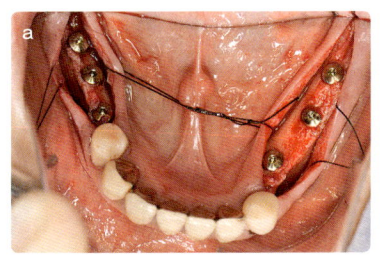

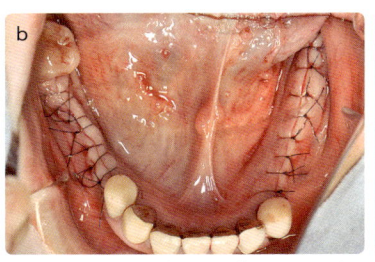

図13-3　2回法インプラントの埋入手術
a：一次手術の縫合，閉鎖直前．b：一次手術終了時．

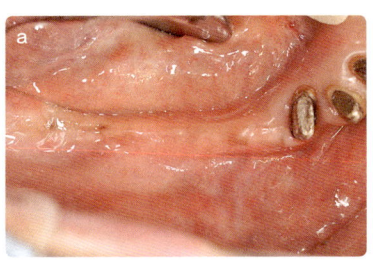

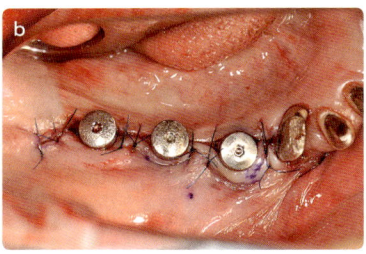

図13-4　1回法インプラントの埋入手術
a：術前．b：術後．

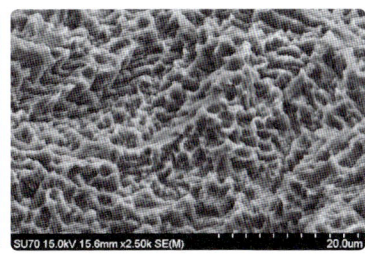

図13-5　インプラント体の表面性状（走査型電子顕微鏡写真）

13-2 口腔インプラント手術

1）インプラント治療の術前診断

（1）全身的評価

　患者の性格や治療の目標，全身状態や既往歴を知ることはインプラント治療を成功させるための重要なステップである．形式的な問診票や質問だけでは重要事項を聞き逃すことがあるので医療面接における質問にはテクニックが必要であり，ときには歯科衛生士のサポートは重要である．手術前の血液検査や尿検査はできるだけ行われるべきであり，かかりつけの医師への問い合わせや対診も積極的に行う必要がある．

　インプラント治療の対象は高齢者が多く，安全な治療を行うために患者の全身状態を正確に把握する必要がある．インプラント治療のリスクとなる全身疾患には手術時のリスク因子と長期的予後のリスク因子の2つがある．高血圧症，虚血性心疾患や抗血栓療法は手術時のリスク因子である．骨粗鬆症はインプラントを支える骨密度に関連するため，インプラントの長期的予後のリスク因子とされる．糖尿病，貧血，肝機能障害，腎機能障害やステロイド薬の投与は両者に関連するリスク因子である．骨粗鬆症の治療薬に用いられるビスフォスフォネート系薬剤（BP製剤）の投与を受けている患者は，口腔内の炎症や外科処置をきっかけとしてBP製剤関連顎骨壊死（Bisphosphonate-Related Osteonecrosis of the Jaws：BRONJ）を発症することが報告されている．

（2）局所的評価

＜口腔内検査＞

　視診，触診により欠損部顎堤の形態，残存歯の状態，対合歯の状態，粘膜の状態を把握する．

＜模型による検査＞

　スタディーモデル上に上部構造のワックスアップを行い（セットアップモデル），治療における問題点を評価する（図13-6）．またセットアップモデルを原型として，画像診断用のガイドプレートをレジンを用いて製作する（図13-7）．

＜画像診断＞

　診断用ガイドプレートを口腔内に装着してパノラマエックス線写真およびCT撮影を行う．パノラマエックス線写真は，下顎管や上顎洞などの重要な解剖学的指標を検査することができる．また，インプラント埋入に必要な骨の高さや近遠心的スペースを評価できるため，スクリーニング検査として有用性が高い（図13-8）．正確な距離・長さはガイドプレートに埋入した金属棒などの指標を使って換算する．

　CT画像は顎骨を立体的に評価することができるため，インプラント体を安全に埋入するには有用性の高い検査法である．近年，コーンビームCTと呼ばれる，比較的被曝量の少ない歯科用CT機器が普及しつつある．

BP製剤関連顎骨壊死
BRONJの発症率はかなり低いが，一度発症すると治療が困難であるため十分な注意が必要である．

画像診断用ガイドプレート
診断用ガイドプレートには一定の長さの金属棒などのエックス線不透過物を埋入しておき，インプラント体の位置決定の指標とする．

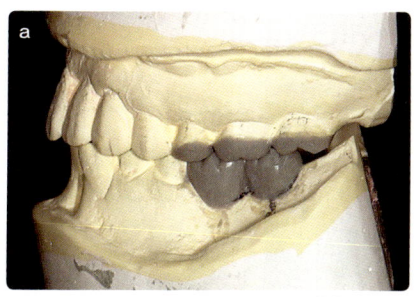

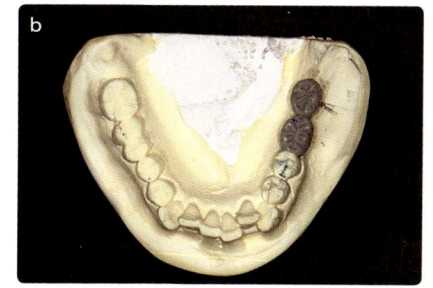

chapter 13　口腔インプラント治療

図13-6　セットアップモデル(6 7 部)による治療計画

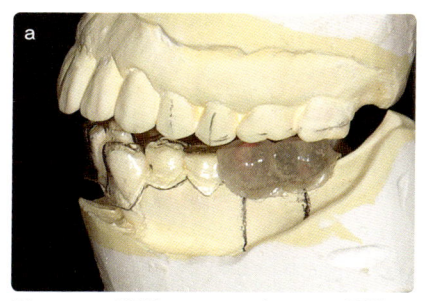

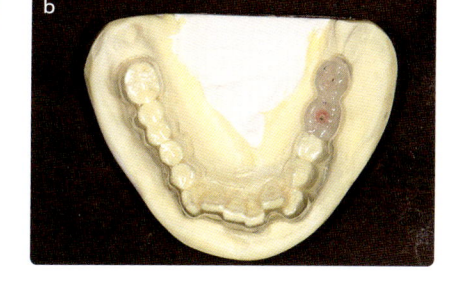

図13-7　診断用ガイドプレート(6 7 部)

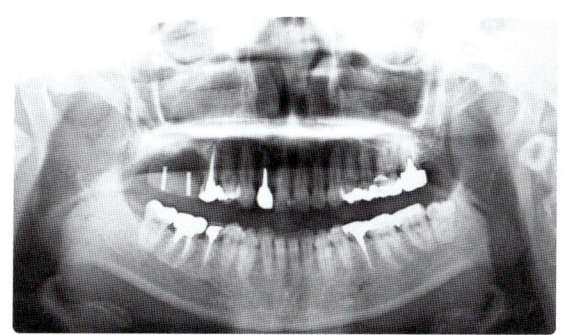

図13-8　診断用ガイドプレートを装着して撮影した術前パノラマエックス線写真(7 6 部)

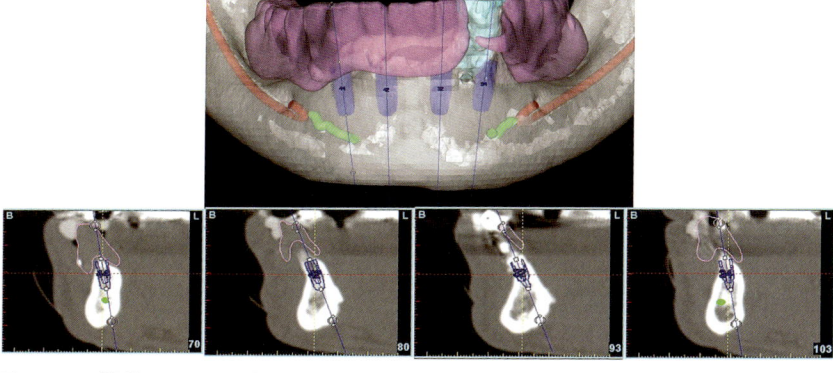

図13-9　術前CTデータを用いたシミュレーション画像

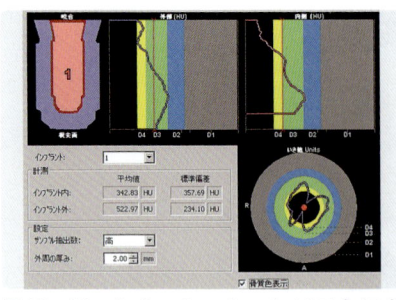

図13-10 シミュレーションソフトによる骨質の診断

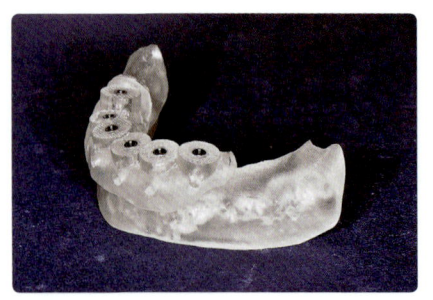

図13-11 シミュレーションから製作したドリルガイド

CTデータをインプラント治療用のシミュレーションソフトで利用すると正確な手術シミュレーションが可能である（図13-9）．また，骨質の診断も可能であり（図13-10），シミュレーション後のデータからドリルガイドを作ることも可能で，これによって正確なインプラント埋入手術が可能となる（図13-11）．

2）インプラント埋入手術の準備

インプラント埋入手術や関連して行われる骨移植手術を成功させるためには清潔な手術が必須である．清潔な手術のためには器械や材料の滅菌，独立した手術室，手指の消毒，滅菌グローブと滅菌された術衣（手術用ガウン）の着用が必要である（図13-12）．手術チームは術者，手術助手（アシスタント）および器械出しを担当する補助者の3名が必要であり（図13-13），助手を担当する歯科衛生士の役割は重要である．

3）インプラント埋入手術

埋入手術は各システムで決められた手順に従って行う．同じメーカーのインプラント体であっても，長さや直径，形態によって使用するドリルの順番や形が異なることがある．さらに患者の骨質に応じてドリルを変更することもあるので，歯科衛生士もドリルシステムについて熟知しておくことが必要である．一般的な術式では最初にラウンドバーで皮質骨を穿孔

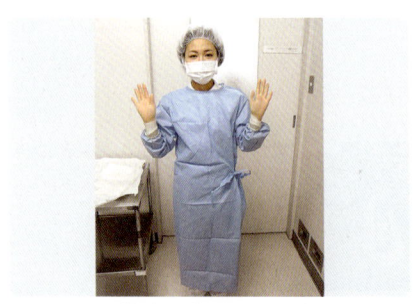

図13-12 術衣を着用した手術助手

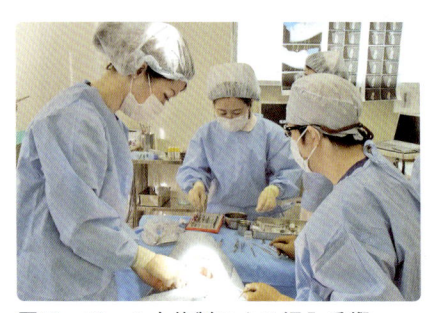

図13-13 3人体制による埋入手術

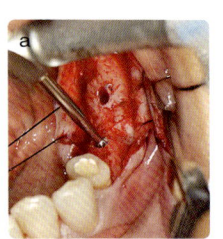

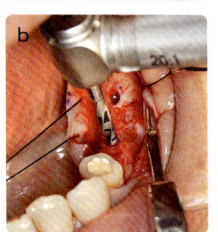

図13-14 a：ラウンドバーによる皮質骨の穿孔．b：直径2.2mmのパイロットドリルによるガイドホールの形成

し，次に直径2.2mmのパイロットドリルで予定した埋入深さと方向にガイドホールを形成し（図13-14），直径2.8mmのドリルで埋入窩を拡大し（図13-15），最終的に直径3.5mmのドリルで埋入窩を完成する（図13-16）．ドリリングは1分間に800～1200回転程度の速度で行い，滅菌された生理食塩水を十分に注水して低温熱傷を防止する．インプラント体の埋入には正確なドリリングが必要であるが，術者は一方向からしかドリリングの方向を確認できないのでアシスタントは別方向からドリリングの方向について助言する．インプラント体の埋入は低速で行い，20Ncmの低いトルクから開始し，徐々にトルクを高くする（図13-17）．

4）インプラント二次手術

2回法では免荷期間後にインプラント体上の粘膜を切開剥離してインプラントの上面（プラットホーム）を露出し，アバットメントを連結する（図13-18）．

5）インプラント関連手術

インプラント治療では歯槽堤の骨の幅や高さを増大させるために，さまざまな骨造成手術が併用されることがある．基本的な方法は骨移植であり，患者自身の骨を移植する自家骨移植，遺体から採取された骨を利用する他家骨移植，動物の骨を使用する異種骨移植，人工的に生成された代用骨を使用する人工骨移植に分類される（図13-19）．GBR法（guided bone regeneration technique）は遮断膜によって軟組織の増殖侵入を防いで骨の再生スペースを確保する方法で，インプラント治療では頻度の高い骨造成法である．遮断膜には吸収性と非吸収性のものがあり，骨移植が併用されることが多い（図13-20）．上顎洞底挙上術は上顎臼歯部の上顎洞内に骨移植を行い，インプラント埋入高さを確保する術式である（図13-21）．その他に骨に切れ目を入れて拡大するスプリットクレスト法（split crest technique）（図13-22）や，切れ目を入れた骨片をゆっくり動かして骨を造成する仮骨延長術など（図13-23）の骨造成手術が行われる．

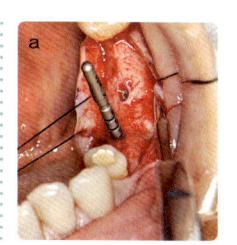

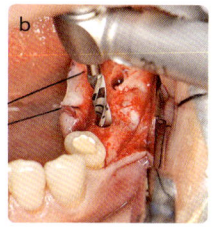

図13-15 埋入窩方向の確認（a）と拡大（b）

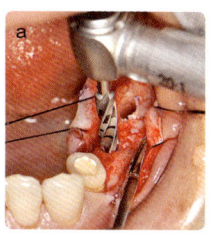

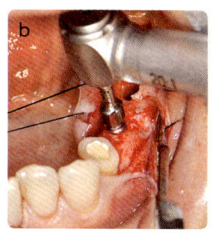

図13-16 直径3.5mmのドリルによる埋入窩形成

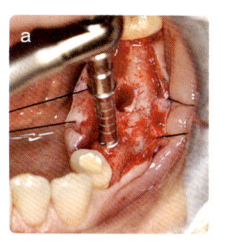

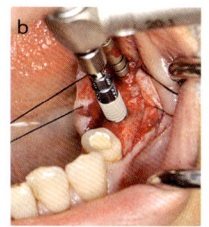

図13-17 タップの形成（a）と埋入（b）

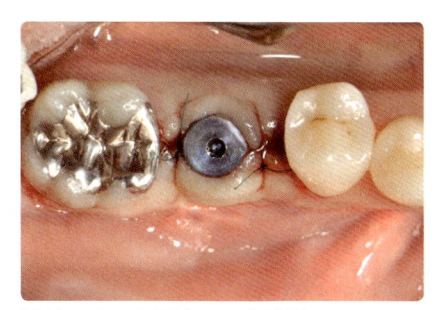

図13-18 2回法の二次手術

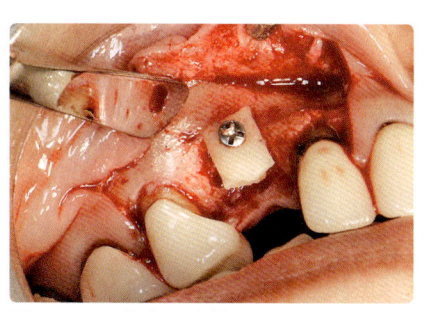

図13-19 自家骨移植による骨造成

Part I 口腔外科学

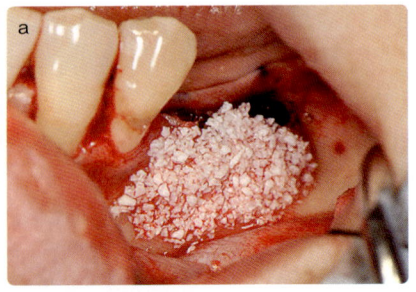

図13-20 自家骨移植併用のGBR法

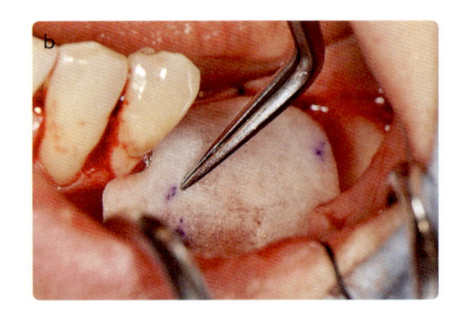

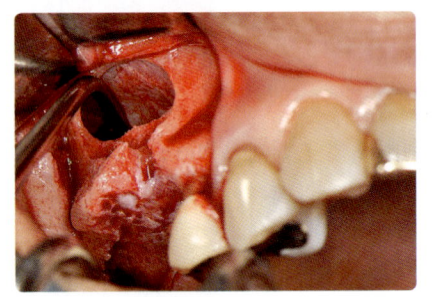

図13-21 上顎洞底挙上術

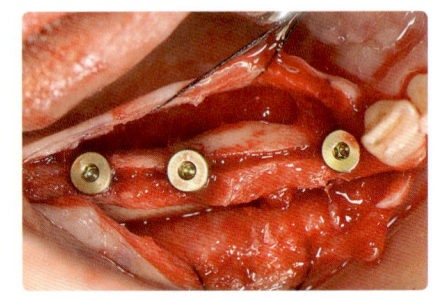

図13-22 split crest法

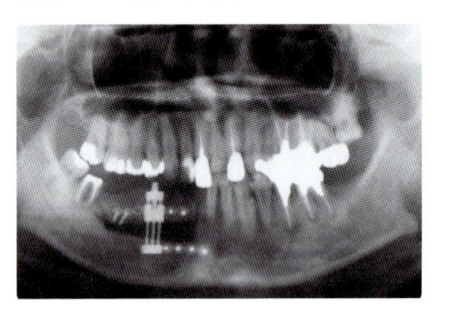

図13-23 仮骨延長法

13-3 口腔インプラント補綴

　上部構造の製作は印象採得，咬合採得，試適，装着の手順で行われ，通常の補綴物製作と同様であるが，インプラント治療にはスクリューによる維持構造を利用した独特の術式がある．また，インプラントは天然歯と比較してほとんど動揺しないため，複数のインプラントを連結する上部構造では高い精度が要求される．

1）印象採得および咬合採得

　印象採得には印象コーピングを使用する．印象コーピングは口腔内のインプラントにスクリューで連結してインプラント体の位置を正確に記録するものである．口腔内のインプラント体に印象コーピングを正確に連結し（図13-24），シリコーン印象材で印象採得を行う．印象に取り込まれた印象コーピングに技工用のインプラントアナログ（インプラントダミー）を連結し，石膏を注入して作業模型を完成する（図13-25）．咬合採得は残存歯

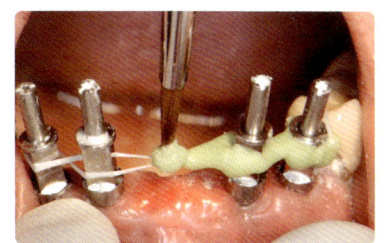

図13-24 印象コーピングの連結

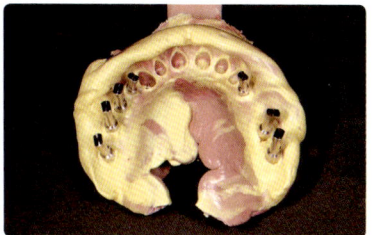

図13-25 インプラントアナログが連結された印象内面

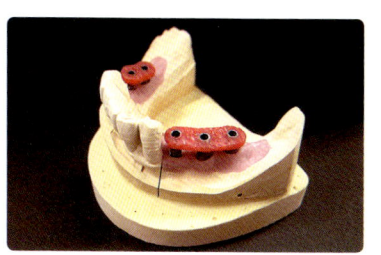

図13-26 咬合採得用のレジンテーブル

の数や咬合支持によって残存歯の咬合記録や咬合床による記録を行う．インプラント上にレジンテーブルをスクリュー固定して咬合採得を行うこともある（図13-26）．

2）上部構造

上部構造の固定方法はスクリュー固定とセメント固定に分類される．スクリュー固定は上部構造がネジ構造で固定されるため術者による撤去と装着が自由に行える（図13-27）．したがってメンテナンスや修理が容易であるが，スクリューを操作するためのアクセスホールが必要であり，審美性や咬合接触において不利である．セメント固定の上部構造はアクセスホールがないため審美的修復に有利であり，天然歯と同様の咬合接触を修復できるが，修理の困難さやセメントの残留によるインプラント周囲炎が問題となることがある（図13-28）．2～4本のインプラントに可撤性の義歯を装着する方法をインプラント上のオーバーデンチャーと呼ぶ（図13-29）．

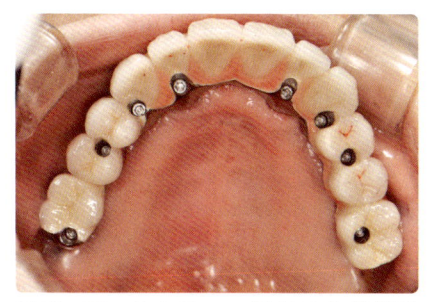

図13-27 スクリュー固定の上部構造（上顎無歯顎症例）

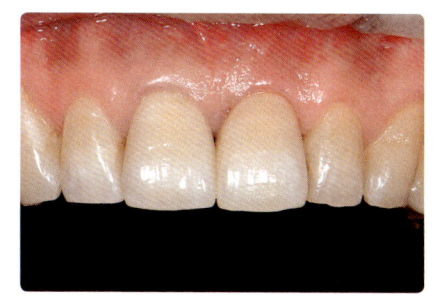

図13-28 セメント固定の上部構造（前歯部単独インプラント）

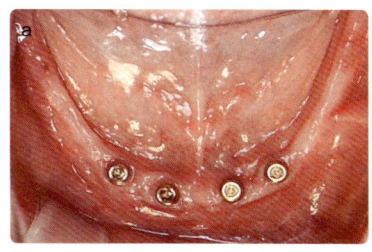

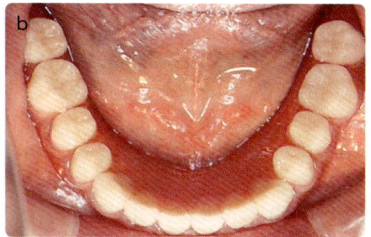

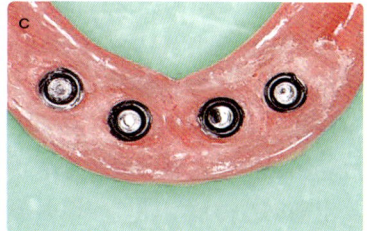

図13-29 インプラント上のオーバーデンチャー（下顎無歯顎症例）

Part I 口腔外科学

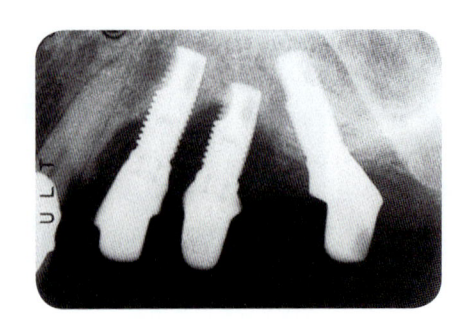

図13-30 進行したインプラント周囲炎

13-4 口腔インプラント治療に伴うトラブル

1) インプラント手術時に発生するトラブル

術中または手術直後に発生するトラブルには全身状態の悪化，出血，上顎洞や鼻腔への穿孔，インプラント体の上顎洞への迷入，下歯槽神経損傷，隣在歯の損傷，インプラント体の初期固定不良，インプラント体の破損，ドリルの破折，熱傷，インプラント体の位置不良が挙げられる．これらのトラブルを防止するには，術前の検査や診断に基づいた正確な治療計画を立案し，十分なトレーニングを積んで手術に望むべきである．さらに重要な神経や血管の走行などについて十分な解剖学的知識が必要であり，インプラントも埋入方向確認や熱傷防止のための注水では手術アシスタントの役割も重要である．

2) オッセオインテグレーション獲得後に発生するトラブル

インプラント体のオッセオインテグレーションが獲得され上部構造が装着された後のトラブルとして，スクリューの緩みや破折，上部構造の破損，インプラント体の破損，インプラント周囲炎（図13-30）が挙げられる．これらのトラブルの防止にはメンテナンス時の口腔ケアによって口腔内の清掃状態を良好に保つことが重要である．また，咬合状態のチェックを定期的に行い，不均等な咬合接触や偏心運動時の干渉は調整する必要がある．

13-5 歯科衛生士としての対応

天然歯の歯頸部周囲の結合組織の走行は歯面に対して垂直であるのに対して，インプラントではアバットメント表面に対して平行である．そのためインプラント周囲は感染源の侵入を受けやすい（図13-31）．

残存歯が進行性の歯周病に罹患した環境でインプラント治療を進めると，インプラント周囲炎を起こすリスクが高いため術前のプラークコントロールとスケーリング・ルートプレーニング（SRP）はインプラント治療を成功に導くために重要である．

上部構造の清掃性は顎堤の形態，残存歯の状態，上部構造の審美性やインプラント体の位置によって異なる．また，インプラント治療を受ける患

インプラント周囲炎
歯槽骨から口腔内に貫通するインプラント（人工物）の周囲に，天然歯の歯周病と同様にプラークによる炎症が発現するインプラント周囲炎が問題となっている．

インプラント周囲粘膜炎
天然歯の歯肉炎に相当するもの．

上部構造の破損のリスク
歯槽骨とインプラント体（フィクスチャー）は直接結合しているため，歯根膜が存在しない．天然歯の場合は歯根膜が咬合圧の緩圧機構として働くが，インプラントでは緩圧機構がないため上部構造破損のリスクが高い．

インプラント周囲のプロービング圧
インプラント周囲の粘膜はアバットメントとは結合していない（線維がアバットメントを取り囲むように円周状に走行している）．したがって，天然歯のプロービング圧（約20g）より弱い圧で慎重に行う必要がある．

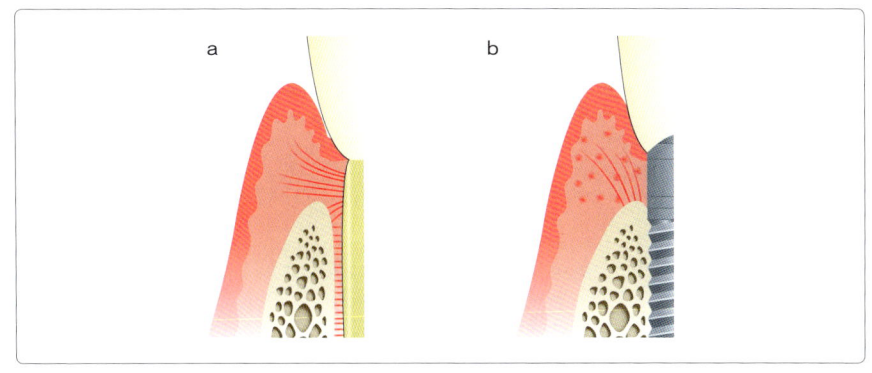

図13-31 天然歯(a)とインプラント(b)の周囲組織の違い

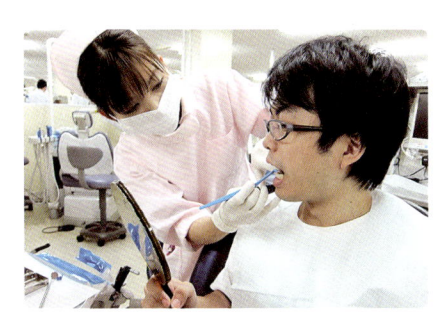

図13-32 インプラント周囲の清掃指導

者の多くは，口腔清掃が不十分であった可能性がある．さらに，高齢者が多いため清掃技術の習得に時間がかかる．したがって術後の清掃指導は患者個々の特徴に合わせた清掃指導を根気よく続ける必要があり，来院頻度は患者の清掃状態を考慮して調整する（図13-32）．

患者の清掃技術によっては，十分な口腔清掃を行うために歯科医と相談して上部構造の形態修正を依頼することも必要である．

血糖値のコントロールが不良になった場合や高血圧治療薬の投与を受けた場合など全身状態の変化もインプラントの経過に影響を及ぼすので，口腔ケアには患者の健康状態にも配慮が必要である．

アバットメントの形態
人工歯根であるインプラント体に固定されるアバットメントは天然歯の歯頸部に相当する部分である．アバットメントに使用される材料はチタン，金合金，ジルコニアなどさまざまであり，既製の円筒形態とカスタムメイド形態のものがあるので，プロービングやデブライドメントにおいては注意が必要である．

復習しよう！

1 インプラントの基本構造で，顎骨に直接触れるのはどれか(’12改)．
a 上部構造
b 固定スクリュー
c アバットメント
d インプラント体

2 口腔インプラント治療のトラブルで口腔衛生指導が予防に有効なのはどれか．
a 下歯槽神経損傷
b 上部構造破損
c インプラント周囲炎
d 上顎洞炎

3 インプラントの埋入窩形成時の火傷予防に有効なのはどれか．
a ドリルを滅菌蒸留水で冷却する．
b よく切れるドリルを使用する．
c 強い圧でドリルを使用する．
d 10,000回転／分で切削する．

＜解答＞
1：d
2：c
3：b

chapter 14 放射線治療と化学療法患者の口腔保健管理

学習目標

- □ がん治療における支持療法について説明できる．
- □ 放射線治療の有害事象について説明できる．
- □ 化学療法の有害事象について説明できる．
- □ 放射線治療，化学療法の口腔保健管理について説明できる．

本章では歯科衛生士ががん治療のサポートを行ううえで必要となる放射線治療とがん化学療法の知識および口腔保健管理の意義について概説する．

14-1 がん治療における支持療法

1）がん治療

人体を構成する細胞は，正確なコピーとプログラミングされた死滅による再生を繰り返し日々新しい体を作り出している．ミスコピーされた細胞は，免疫システムによりすべて廃棄処理されるが，その処理能力は加齢や種々の疾病により低下する．処理されず残ったミスコピー細胞はがん化し，本体の命を奪うまで自律増殖する．高齢化が進む日本において，がんは死因の第1位を占める．2人に1人が罹患し3人に1人が死にいたるがんはいまや特別な存在ではなく，日本人にとってはもっとも身近な疾患であるといえる．

がん治療の3本柱は①手術，②放射線治療，③化学療法（がん薬物療法）であるが，全身状態や合併症の有無，がん細胞の病理組織，病期などを確認しながら治療方法を選択する．単独で行うこともあるが，それぞれを組み合わせて行う集学的な治療を選択することも多い．がん治療は入院で行うのが一般的であったが，近年増加している外来化学療法のように患者のQOLを維持しながら生活の中にがん治療を組み込む工夫がなされている．

QOL
Quality of Life：生活の質．

2）がん治療における支持療法

放射線や抗がん薬（抗がん剤，抗悪性腫瘍薬）は生体に対して使用されると，がん細胞だけでなく正常細胞も含めて無差別に攻撃する．またがん細胞が本人の分身であることから，がん細胞だけを取り除くことは困難であり，がん治療によって本体である自分自身も傷ついてしまう．このような有害事象に対しては生体の修復材であるステロイド薬や骨の強化および疼痛緩和を目的としたビスフォスフォネート製剤，防衛部隊である白血球を増加させるための顆粒球増殖因子を投与したりもするが，安全にがん治療

有害事象
従来は副作用と表現されていたが，副作用が必ずしも有害であるとは限らないことから，生体にとって好ましくない徴候を有害事象と称している．

を行うには，有害事象を軽減するための支持療法が必要となる．そのためには多くの職種がチーム医療として専門的に関わることになる．さらに，がん細胞がさまざまな治療に耐え，強大化し根絶が困難になればがんとの融和を画策し長期生存を図るための最良の支持療法（ベストサポーティブケア）を選択する必要も生じる．

3）がん治療における口腔の有害事象

化学療法を受ける患者の約40％，造血幹細胞移植患者の約80％，口腔領域が照射野に入る放射線治療の頭頸部癌患者はほぼ100％が口腔合併症を発症する．口腔内の強い粘膜障害や感染巣の急性化は治療の中断や延期を余儀なくされる場合も多い．このため口内炎（口腔粘膜炎）の発症をできるだけ予防すること，発症してしまった場合は適切な処置を行うことが必要である．歯科衛生士が口腔管理を担当する場合には口内炎の発症頻度，好中球減少期間など放射線照射および抗がん薬の特徴や投与スケジュールなどについて理解を深めておく必要がある．

14-2 放射線治療患者の口腔管理

1）放射線治療とは

放射線の照射によってがん細胞はDNAが破壊され，増殖できなくなって死滅する．放射線治療は，エックス線や電子線，ガンマ線などの高エネルギーを持つ放射線を用いてがんを治療する方法である（図14-1）．早期がんは完治を目指して放射線治療が選択される場合がある．進行がんにおいてはがんによる出血や痛みなどの症状を緩和することも期待できる．再発や転移した病巣にも有効であり，手術のあとに再発予防を目的として行うこともある．当然，正常な細胞も放射線によってダメージを受けるが，一定の量を超えなければ時間の経過とともに回復する．全身的に放射線が照射される場合には白血球減少などの骨髄抑制が認められるが，通常がん治療で実施される局所的な照射では骨髄抑制は少ない．

2）放射線治療における口腔の有害事象

口腔領域が照射野に入る放射線治療の頭頸部癌患者はほぼ100％が口腔合併症を発症する．頭頸部がんの放射線治療では照射野に口腔粘膜や唾液

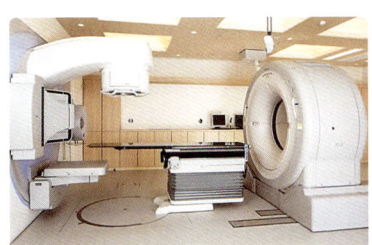

支持療法（サポートケア）
重篤な疾患を持つ患者に対して，精神面も含めてQOLを維持，改善するために行われるケアや治療．

口内炎
放射線治療やがん化学療法時に発現する口腔有害事象のうち口内炎は深刻な合併症である．口内炎と表現されるが，実際には広範囲に発生し，重症化するため口腔粘膜炎と称するのが正しい．

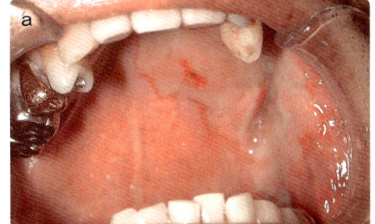

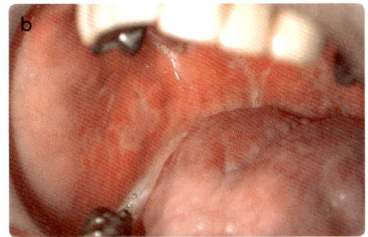

図14-1　リニアック放射線治療装置　　図14-2　放射線治療による口内炎（a：上顎がん，b：中咽頭がん）

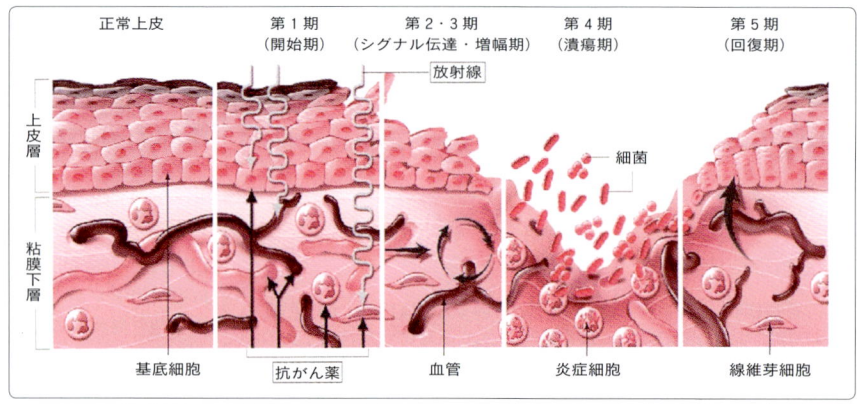

図14-3 　放射線および抗がん薬による口内炎の発生機序(Stephen T Sonis：A biological approach to mucositis. J Support Oncol, 2004：2；21-32より改変, 足立了平編：4疾病のオーラルマネジメント, 金芳堂, 京都, 2012より)

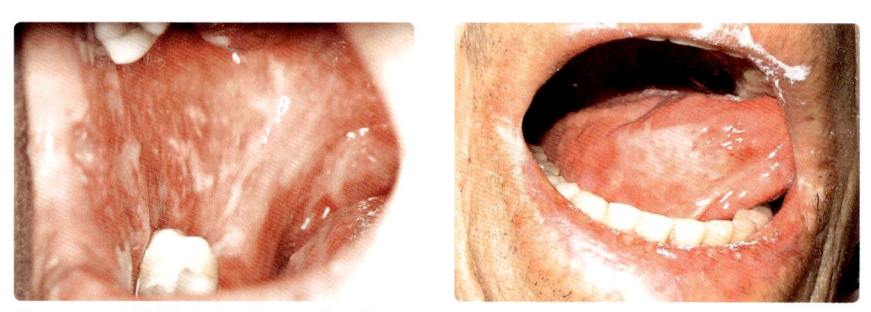

図14-4 　放射線治療と抗がん薬の併用による口内炎

腺などが含まれるため, 早期から口内炎(図14-2)や唾液腺障害(口腔乾燥)などの症状が現れる. 口腔や咽頭に放射線が照射されると, 粘膜の基底細胞に壊死が生じ, 照射開始後1〜2週間で粘膜の腫脹, 発赤, 潰瘍などが発覚し細菌やウイルスに感染しやすくなる(図14-3). このときに免疫低下が存在すると容易に全身に感染が波及して発熱することもある.

　放射線治療による口腔有害事象には上記の急性障害のほか慢性的に持続する障害として, 味覚異常や口腔乾燥, 晩発障害としては放射線性う蝕, 軟組織壊死, 口腔周囲筋の瘢痕化, 放射線性骨壊死などがある. 放射線治療による口内炎や味覚異常, 口腔乾燥などは化学療法より症状が強く, 長期化する.

　放射線と抗がん薬を併用する放射線化学療法を行う場合, 有害事象の症状は強くなる(図14-4).

14-3　化学療法患者の口腔管理
1）がん化学療法の目的

　化学療法単独または手術や放射線療法との併用で完治可能なものもあるが, 多くのがんにおいては化学療法はがんに伴う症状を緩和し日常生活を

可能にするための手段である．このため化学療法の最大の目的は QOL の確保と生存期間の延長を得ることである．術前の化学療法や完治を目標にしているのであれば計画どおりに抗がん薬を投与し腫瘍の縮小を図らなければならないが，QOL 維持や改善を目標にするのであれば投与量や投与の日程をある程度調整することができる．患者ごとに治療目的が異なるため，支持療法に関わる場合には「治癒」「延命」「症状改善」「QOL 維持・改善」のいずれであるかを医療スタッフに確認しておくことが必要である．

> **化学療法**
> 単に化学療法という場合にはがん薬物療法のことを指すが，広義の化学療法には，抗菌薬による感染症治療薬も含まれるため，がん治療の場合にはがん化学療法と称して区別している．

2）がん化学療法の種類

薬によるがん細胞の増殖抑制治療をがん化学療法あるいはがん薬物療法と称し，さまざまな種類の薬剤が用いられる．抗がん薬には口内炎などの副作用を有する薬剤が多い．口内炎を起こしやすい薬剤を**表14-1**に示す．なかでも代謝拮抗薬はその発生頻度が高い．

3）がん化学療法の口腔有害事象

抗がん薬は，がん細胞を破壊すると同時に正常細胞にもダメージを与える．口腔粘膜など分裂の早い細胞が影響を受けやすいため，比較的早期から口腔合併症が現れ，そのうちの約半数は重症化する．とくに，白血病などの治療として行われる抗がん薬の大量投与や造血幹細胞移植では強い口内炎が高頻度で起こる．

表14-1 口内炎の頻度が高いおもな抗がん薬

種類	薬剤名	商品名	略語
アルキル化薬	シクロフォスファミド メルファラン ブスルファン	エンドキサン アルケラン マブリン	CPA L-PAM BUS
代謝拮抗薬	フルオラウラシル テガフール・ギメラシル・オテラシル テガフール・ウラシル メソトレキセート シタラビン	ファイブエフユー TS-1 ユーエフティ メソトレキセート キロサイド	5-FU S1 UFT MTX Ara-C
抗腫瘍性抗生物質	ダウノルビシン ドキソルビシン エピルビシン ブレオマイシン ペプロマイシン アクチノマイシン D	ダウノマイシン アドリアマイシン ファルモルビシン ブレオ ペプレオ アクチノマイシン D	DNR DXR EPI BLM PEP ACT-D
植物アルカロイド	パクリタキセル ドセタキセル ビンカアルカロイド エトポシド	タキソール タキソテール オンコビン ベプシド，ラステット	PTX DOC VCR VP-16
白金製剤	シスプラチン カルボプラチン ネダプラチン	ブリプラチン，ランダなど パラプラチンなど アクプラ	CDDP CBDCA COGP

口内炎は，抗がん薬投与開始後約4～6日程度で発症し，投与開始後10～14日程度で治癒するが，口腔感染症の存在や次の抗がん薬投与によりさらに重症化し遷延する．

口内炎が発生すると，そこから細菌やウイルスが侵入し感染しやすくなる（図14-3）．また，抗がん薬は白血球，とくに好中球を減少させるため，口腔常在菌による二次感染を惹起しやすくなる．このため，抗がん薬治療前から口の中を衛生的に保つことが重要になる．抗がん薬治療による有害事象には，このほか，味覚異常，歯肉出血，歯性感染，ヘルペス感染，カンジダ感染，歯の知覚過敏，口腔乾燥などがある．

14-4 放射線治療，がん化学療法患者の口腔保健管理

放射線治療，がん化学療法における口内炎などの有害事象を完全に予防する方法はない．しかし，口の中を清潔に保ち，がん化学療法や放射線治療の前にう蝕や歯周病の治療を行い，治療後も適切な口腔のケアを続けると，炎症や痛みなどの症状が軽減することが報告されている．口腔保健管理の目標は口腔有害事象の症状緩和と二次感染予防である．

1）放射線治療，がん化学療法前の管理

がん治療の2週間前までに歯科を受診し，プラークコントロールの徹底，歯石除去，う蝕の治療，義歯の調整などを受けることが推奨されている．抜歯は術後感染を考慮して，がん治療開始の2週間前には終了する．とくに放射線照射後の抜歯は顎骨壊死の危険性が高いため，要抜去歯は照射前に抜いておく．また，唾液腺障害による口腔乾燥によりう蝕のリスクが高くなるため，照射前からフッ素塗布やフッ素洗口，フッ素入り歯磨剤の使用など積極的な予防に努める．

2）放射線治療，がん化学療法中の管理

口の中を常に湿った状態に保つ．うがい，氷なめ，保湿剤の使用などを併用する．食後と就寝前に柔らかめの歯ブラシでブラッシングを行う．歯肉出血や痛みが強いときはタフトブラシで歯面だけを磨く．放射線治療によって口唇周囲の筋肉がこわばり開口しにくいときは，ヘッドの小さい歯ブラシを使う．口の中がヒリヒリ痛むときの食事は，水分が多く口当たりのよいものやゼリー状のものとし飲み物と一緒に少しずつ飲み込む．痛みが強く食事ができないときは，リドカイン（キシロカイン®）入りのうがい薬やアセトアミノフェン（カロナール®），メフェナム酸（ポンタール®）シロップで鎮痛効果が得られる．がん化学療法中は，易感染性のため原則として歯科治療は行わず，ケアのみとする（図14-5）．白血球が2000/μL以下（好中球が1000/μL以下）ではとくに注意が必要．不適切な歯ブラシの使用による傷から敗血症をきたした症例の報告もある．

造血幹細胞移植
すべての血球に分化することができ，造血幹細胞を移植して血球系細胞を蘇らせる治療法．骨髄移植，臍帯血幹細胞移植，末梢血幹細胞移植がある．強力な免疫抑制治療を行うため口腔感染により致死的になりうる．GVHD（移植片対宿主病）による口腔症状も発現する．

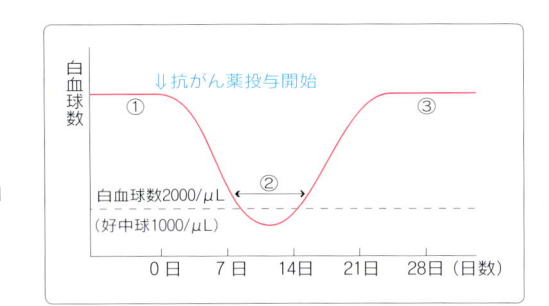

図14-5　がん化学療法による白血球数の変化
①，③：歯科治療可能．
②：歯科治療不可(ナディア期)

ナディア(nadir)
血球数が最低値になる時期．抗がん薬投与後7〜14日に認められるが，抗がん薬によって発現時期や持続期間は異なる．

3) 放射線治療，がん化学療法後の口腔保健管理

　治療前と同様に，ブラッシングやPMCTなどで清潔な状態を保つ．放射線治療後の唾液腺障害によって口腔乾燥が持続するため，保湿剤の使用とともに積極的なフッ素の使用によりう蝕予防に努める．塩酸ピロカルピン錠(サラジェン®)は唾液流出を促進させる．がん化学療法後，白血球数が2000/μL以上に回復すると通常の歯科治療は可能になる．次の化学療法が始まるまでの時期は積極的な口腔保健管理が行える．

＜その他の症状＞
　感染：免疫低下によるヘルペスウイルスやカンジダによる感染も多い．抗ウイルス剤，抗真菌剤にて対応する．汚れた義歯はカンジダ感染の原因になるため，専用ブラシで清掃し，夜間は義歯洗浄剤に浸して保管する．
　口腔出血：粘膜炎では，潰瘍部分から出血することがあり，トロンビン末の塗布や10〜20倍希釈のオキシドールのうがいなどで対処する．また，血小板減少には血小板輸血が有効である．
　味覚異常：抗がん薬投与後，4〜5日で味蕾細胞が障害され，味覚の伝達ができなくなる．濃い味の食事提供などの対症療法を行う．

参考文献
足立了平(編)．4疾病のオーラルマネジメント．東京：金芳堂，2012．

復習しよう！

1　がん治療における支持療法はどれか．
a　抗がん薬の投与
b　口腔の清掃
c　疼痛の緩和
d　放射線の照射

1　がん治療中にみられる口腔有害事象でないのはどれか．
a　口腔乾燥
b　口内炎
c　歯根嚢胞
d　カンジダ症

＜解答＞
1：b，c
2：c

chapter 15 **災害時における歯科衛生士の役割**

学習目標
□災害の定義を説明できる．
□災害関連死（関連死）について説明できる．
□災害サイクルについて説明できる．
□災害サイクルの各期における支援について説明できる．

15-1　災害時における健康被害

1）災害の定義

　災害対策基本法では災害を「暴風，豪雨，豪雪，洪水，高潮，地震，津波，噴火その他の異常な自然現象又は大規模な火事若しくは爆発その他その及ぼす被害の程度においてこれらに類する政令で定める原因により生ずる被害」と定義している（災害対策基本法2条第1号）．そして，「これらに類する政令で定める原因」とは，「放射性物質の大量の放出，多数の者の遭難を伴う船舶の沈没その他の大規模な事故」と定めている（災害対策基本法施行令第1条）．しかし，洪水や土砂崩れなどの現象が発生したとしても，被害や損失を受ける者がいなければ災害とは呼ばない．災害は，人命や人間の社会的活動に被害が生じたときにはじめて成立する．

　災害が発生する場所や時間帯，季節などによって被害の程度は大きく異なる．さらに防災計画がなく適切な危機管理がなされないことで人的被害，経済的被害，環境に対する被害はさらに大きくなる．最終的な被害の大きさは，被災者を支援し災害の拡大を抑えるための人員の数や質に依存する．2011年3月11日に発生した「東北地方太平洋沖地震」によって生じた被害を「東日本大震災」（図15-1）と呼んでいる．同じく1995年1月17日の「兵庫県南部地震」によって引き起こされた災害が「阪神・淡路大震災」（図15-2）である．現在の科学では地震を防ぐことはできないが，震災（災害）は人間の努力によって軽減できる．

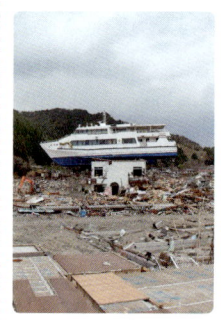

図15-1　「東日本大震災」

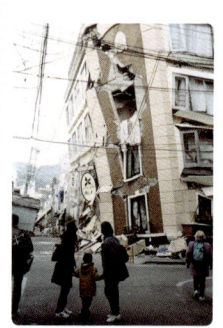

図15-2　「阪神・淡路大震災」

2）災害時に発生する健康被害

　災害時の死亡認定は死に至る理由によって直接死と関連死の2つに分類される．直接死とは，家屋の倒壊による圧死や窒息死，火災による焼死，津波や豪雨，洪水などによる溺死などであり，関連死は災害の発生後に災害に関連して二次的に発生する疾患（関連疾患）による死亡を指す．

　阪神・淡路大震災において，直接死としてもっとも多かったのが窒息・圧死，ついで頭頸部外傷であった．

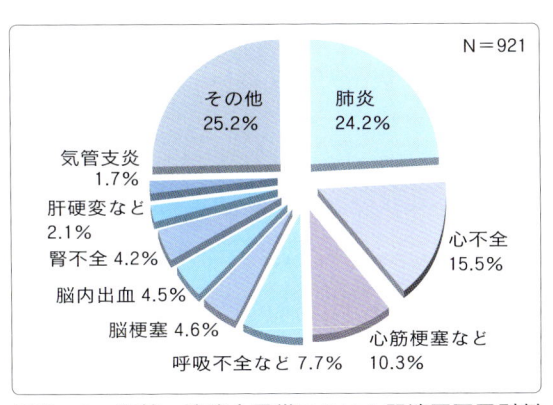

図15-3　阪神・淡路大震災における関連死死因別割合（2004年5月24日付神戸新聞をもとに作図）

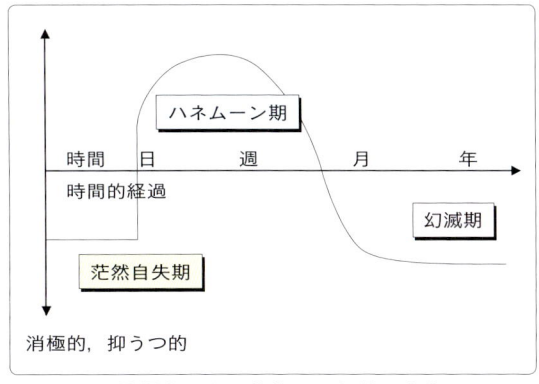

図15-4　被災者の心理状態：3相性の変化

　一方，関連死の死因としてもっとも多かったのが肺炎（24.2％）である．次いで，急性心筋梗塞（10.3％），脳血管疾患（9.1％）と続き，計900人以上の関連死が認定された（図15-3）．これらの関連死は，震災がなければ助かった可能性があり，「救えた命（preventable death）」とも称されることから，あらゆる災害において関連死を発生させない努力が必要となる．そして，それはすべての医療者に求められる災害時の最大の使命でもある．

　関連疾患の発生および増悪は，避難所や仮設住宅の生活環境が影響していると考えられている．災害時にはストレスや脱水，服薬コンプライアンスの低下などによって血液凝固能の促進や高血圧症，糖尿病の増悪が認められるが，それらに加えて劣悪な食糧事情や不活発による廃用など多くの要因が交絡して発生する．関連死でもっとも多い肺炎は，高齢者が多いことからその多くが誤嚥性肺炎であると考えられている．

　被災者の心理状態は3相の変化を示す（図15-4）．災害直後は茫然とした時期（茫然自失期）を過ごすが，時間の経過とともに精神的な高揚期を迎える（ハネムーン期）．そして，幻滅期へと向かう．いずれの状態も大きなストレスによる反応であり，心的外傷後ストレス障害（PTSD）として長期に続く場合もある．このような変化を念頭において，被災者の心情を考え

関連死（追加認定）
災害発生後疾病により死亡した者のうち，その疾患の発生原因や疾病を著しく悪化させたことについて，災害と相当の因果関係があるとして関係市町村で災害による死者とした者【総務省消防庁災害対策本部「阪神・淡路大震災について」第106報：2002年12月26日】．

誤嚥性肺炎
おもに口腔内の細菌が唾液や食物とともに肺に流れ込んで生じる肺炎．

心的外傷後ストレス障害
（PTSD：Post-traumatic Stress Disorder）
強烈なトラウマ体験がストレスの原因となり，心身に支障をきたして社会生活にも影響を及ぼす障害．

表15-1　災害時に増加する歯科疾患（平時との比較）

	平成5年患者統計 ×1000人（％）	阪神・淡路大震災（平成7年） 人（％）
歯牙疾患（C，Pul，Per）	815.1* （64.8）	1765 （41.3）
歯周疾患	133.8 （10.6）	414 （9.7）
歯性感染症	32.2 （2.6）	511* （11.9）
粘膜炎（口内炎）	0.0 （0.0）	54* （1.3）
外傷	4.1 （0.3）	85* （2.0）
義歯関連疾患	253.6 （20.1）	1329* （31.2）
その他	20.1 （1.6）	111 （2.6）

（n＝4,269）

ながら支援することが必要となる．

　災害時の歯科疾患の詳細なデータはほとんどないが，阪神・淡路大震災のデータ（表15-1）から以下の特徴がみえる．

① 義歯の破折，紛失や義歯性潰瘍など義歯関係のトラブルが増加する．
② 歯性感染症，粘膜炎（重症口内炎）が増加する．
③ 歯や粘膜の外傷が増加する．
② からは口腔内微生物の増加，免疫力の低下などの存在が疑われる．

15-2　災害時における医療支援

　わが国には平時から高度な「命を守る社会システム」が存在し，災害時にもいち早く起動する体制が整備されている．なかでも医療は災害発生直後からの活動が必要とされる．しかし，阪神・淡路大震災や東日本大震災のように想定を超える地震や津波などが発生する大規模災害では，医療機関や医療関係者も等しく被害を受け（図15-5, 6），被災地の医療資源は著しく低下する．このため，被災地外からの医療支援が必要となる．

　災害時の医療支援の内容は，災害の規模や時期（災害サイクル：図15-7）によって変化する．しかし，どんな場面であっても目的はつねに，被災者の生命と身体および精神の健康な生活への回復を支援することが基本となる（表15-2）．以下に災害サイクルを示す．

(1) 急性期（フェーズ0～1）：災害発生直後の超急性期とその後3日間ほどの間

　災害発生期はフェーズ0ともいわれ，救助が来るまでの期間をいう．この時期は，自分自身で身を守ること（自助）および家族や身の回りの人たちの安全を確保することになる（共助）．がれきに閉じ込められた人間の生存率は72時間を超えると急激に低下する．災害発生直後の救命救急医療の担い手として組織されるDMATは，まさに「がれきの下の医療」として直接死の減少に寄与する．災害医療の目標は「助かる命を助けること」であり，以下の3Tを実施することで救命率が上がり社会復帰は向上する．トリアージ（Triage）：選別，トリートメント（Treatment）：治療，トランスポーテーション（Transportation）：搬送

DMAT（Disaster Medical Asistance Team：ディーマット）
災害急性期に活動できる機動性を持ったトレーニングを受けた医療チーム．

トリアージ
多数の傷病者が一度に発生する状況下において，限られた医療資源の中でまず助かる可能性のある傷病者から救命し，社会復帰に結びつけるための選別方法．重症度と緊急性によって治療の優先度を決定する．重症度や緊急度が高くても優先度が高いわけではない．

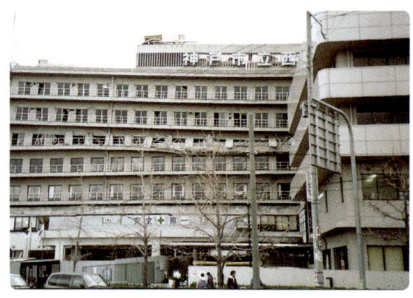

図15-5　5階がクラッシュした病院（阪神・淡路大震災）

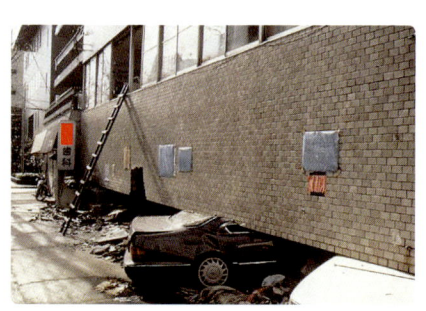

図15-6　歯科診療所の崩壊（阪神・淡路大震災）

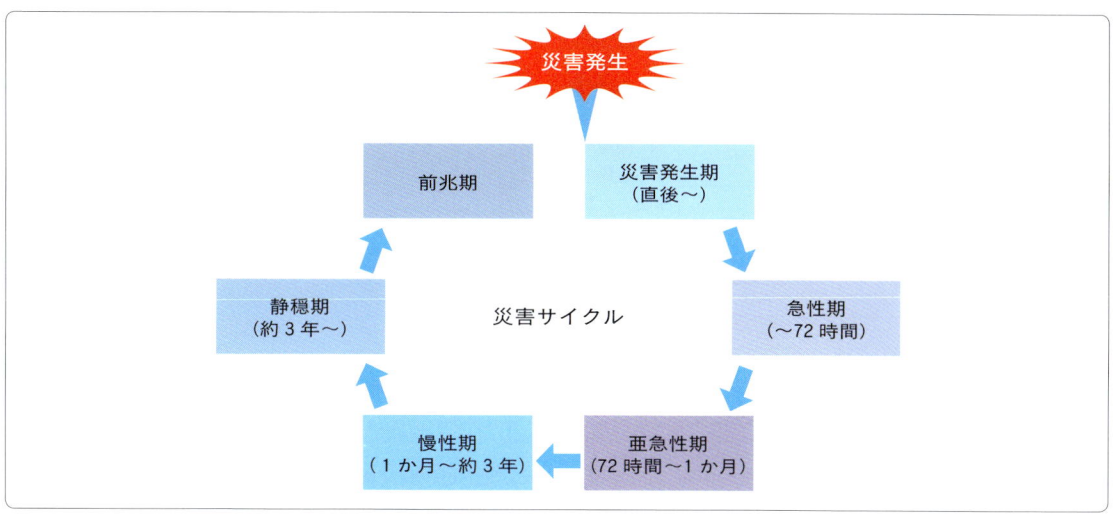

chapter 15　災害時における歯科衛生士の役割

図15-7　災害サイクル

表15-2　災害サイクルにおける医療・歯科医療関係者の働き

災害サイクル	医療関係の働き	歯科医師・歯科衛生士の働き	必要物品，その他
災害発生期	・自身・周りの人の安全確保 ・救護活動，傷病者への救急処置 ・トリアージ	・自身・周りの人の安全確保 ・救護活動（CPR，AED） ・傷病者への救急処置 ・トリアージ	・CPR，AED の知識・技術 ・縫合器具，麻酔薬など
急性期	・救護所，避難所の立ち上げ ・ライフラインの確保 ・トリアージ ・救命救急医療，集中治療 ・心のケア ・巡回診療 ・救護・救援物資の搬出・供給	・検死活動 ・救急歯科医療（外傷） ・巡回診療，歯科保健指導 ・災害関連疾患（肺炎）予防の啓発 ・歯科関連救援物資の仕分け ・口腔からわかる栄養状態の把握 ・食支援 ・災害コーディネーター	・訪問診療に必要な器具一式 ・啓発ポスター ・口腔清掃グッズ
亜急性期	・被災者の救助，要支援者の移送 ・保健・防疫 ・急性・慢性期疾患医療 ・巡回診療，感染対策 ・生活指導，心のケア	・検死活動 ・応急歯科医療（外傷、義歯） ・巡回診療，歯科保健指導 ・災害関連疾患（肺炎）予防啓発 ・小児う蝕予防啓発 ・口腔清掃，口腔機能向上，食支援 ・災害歯科コーディネーター	・訪問診療に必要な器具一式 ・啓発ポスター ・口腔清掃グッズ
慢性期	・リハビリテーション ・被災者の福祉・生活指導 ・自立支援 ・長期的心のケア	・巡回診療（避難所，仮設住宅） ・歯科保健指導 ・肺炎予防啓発 ・食事指導 ・口腔清掃，口腔機能向上	歯科関連用品の配布 歯科診療機械・ 器具・材料の提供
静穏期	・災害予防・災害への備え ・救護組織・物品準備 ・災害教育・訓練 ・ネットワーク作り ・被災者の福祉	・災害時口腔管理の重要性を啓発 ・避難リュックに口腔保健グッズ ・身元確認用にカルテ整理 ・災害教育 ・災害歯科コーディネーターの育成 ・医科・歯科・福祉ネットワーク作り	

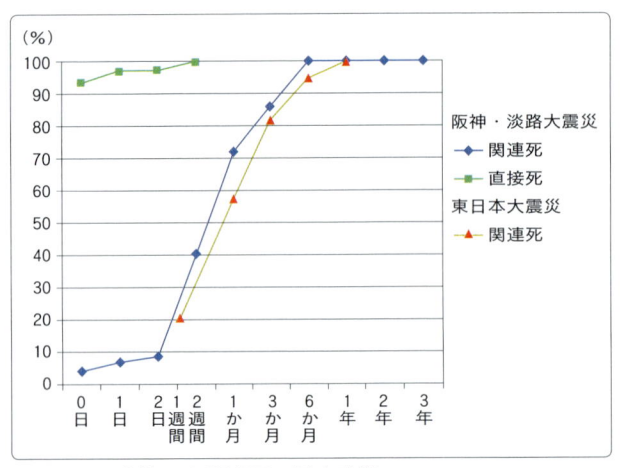

図15-8　直接死と関連死の死亡時期
関連死は1か月で60%，2か月で80%が死亡する．2～3か月間は集中的な医療支援が必要である．

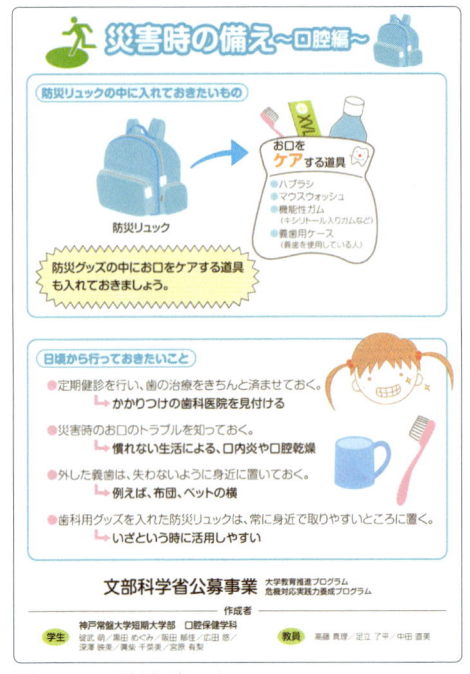

図15-9　啓発ポスター

(2) 亜急性期(フェーズ2)：3日～約1か月間

　被災地の医療機能は極端に低下し，医療を必要とする傷病者の数に見合うだけの供給がないため需給バランスが大きく崩れる．外傷患者は減少し，内科疾患が急激に増加する．多くは高齢者であり，関連死の約60%がこの時期に集中する(2か月で約80%：図15-8)．そのため，外部からの多くの医療支援を必要とする時期である．医療支援とともに歯科医療支援も行われる．

(3) 慢性期(フェーズ3)：1か月～約3年の期間

　被災地内の医療機関が復旧し，地元での治療が可能になると外部からの医療支援は縮小され，終息に向かう．

(4) 静穏期(サイレントフェーズ)：3年以上～次の災害発生までの間

　次に起こる災害に備えての準備期間である．関連死を増やさないための備えが求められる．

15-3　災害時における歯科医師・歯科衛生士の役割

　災害時には，歯科医師は地域全体のコーディネーター，歯科衛生士にはいくつかの避難所ごとの現地コーディネーターを担わなければならない．そして可及的早期に歯科医療・保健支援に着手する必要がある．なお，被災地外部からの支援の場合，現地の負担を増やさないように，完全自己完結型の支援体制を組む必要がある．

1）災害発生期

　歯科医師，歯科衛生士も医療人として，救急医療に参加する義務がある．そのためには，日ごろから救急蘇生法や縫合処置などの知識と技術を習得しておく必要がある．

2）急性期

　避難所での口腔保健活動はできる限り早い時期から必要である．口腔のケアの重要性についてポスターなどで啓発する．大震災直後の早いフェーズでは，水が少なくても可能な口腔清掃方法や画期的な口腔ケアグッズの開発が待たれる．

3）亜急性期

　何よりもこの時期には，高齢者の誤嚥性肺炎による死亡を防ぐ手立てが必要である．被災者に向けて「高齢者の肺炎は生命の危機に及び，これを防ぐには口腔のケアは簡単かつ有効な手段である」ことを啓発することが重要であり，そのためには平時から生活習慣に溶け込むような文化としての口腔ケアを浸透させておくことが必要である．

4）慢性期

　仮設歯科診療所や検診バスによる巡回診療が積極的に行われる時期である．巡回による口腔保健啓発と仮設診療所による定点歯科診療の組合せが推奨される．避難所においても歯科治療の提供が可能な時期になるとさらに質の高い口腔保健管理が可能になる．口腔内の整備に加えて歯周病の重症度の診断，咀嚼・嚥下の回復を目的とした義歯の修理や製作，全身疾患を考慮したケア方法の選定，緊急度の見極めなど歯科医療が関わることで口腔保健管理の質は大きく向上する．

　被災地内の歯科診療所の復旧の程度に合わせて，支援チームの数を減らしていくことが，コーディネーターの重要な役目である．

5）静穏期

　防災グッズに口腔のケア用品を入れることや，災害時の肺炎予防には口腔保健が重要であることを平時から啓発しておく．国民，行政や医療関係者に対して，口腔のケアは，う蝕や歯周病の予防だけでなく，高齢者においては「肺炎から命を守るケアである」ことを強調し，平時から口腔保健管理の重要性を理解させる必要がある．このような静穏期における活動が，災害時の肺炎を減少させることにつながる（図15-9）．

〈災害時の肺炎発生の機序〉

　災害時肺炎の直接的な原因としては，極端な水不足から口腔内の清掃が

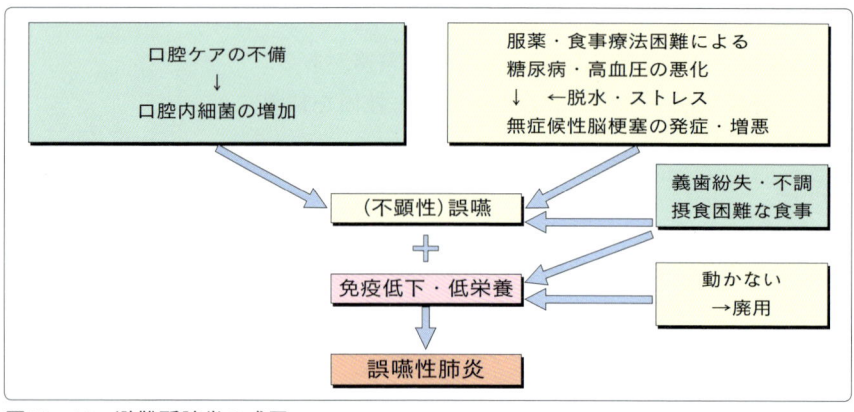

図15-10 避難所肺炎の成因

不備になり免疫力の低下した高齢者に肺炎を発生させたと考えられる．さらに義歯は嚥下を補助する役割を持つことから，とくに総義歯の紛失は誤嚥につながり肺炎発症の誘因になると思われる．避難所は冷暖房がなく提供される食事は画一であるため，高齢者・障害者にとっては過酷な生活の場となる．物資が行き届かず，食糧事情も劣悪な発災後2か月ほどの間に体力の蓄えのない高齢者から順に亡くなっていくと推察される（図15-10）．「災害時の口腔ケア」は，う蝕や歯周病の予防ではなく高齢者の肺炎を防ぐための手立てであり，医科-歯科連携のもとに「命を守るための総合的なケアの一環」として位置付けなければならない．被災地におけるすべての高齢者を「肺炎の予備群」ととらえ，口腔ケアの重要性を啓発し発症を予防する視点が重要である．

震災と義歯
震災時には義歯の紛失が多い．義歯は咀嚼だけでなく嚥下の補助装置でもあるため，突然紛失すると摂食困難となる．栄養低下を防ぐためにも義歯の作製は緊急度の高い治療といえる．

廃用
避難所では精神的なストレスのために無気力となり，生活不活発状態になり，高齢者では廃用が進行する．避難所や仮設住宅での運動は重要である．

医科-歯科連携
歯科医療関係者のマンパワーは限られているため，看護師，保健師などの医療関係者にも口腔保健管理の重要性を理解してもらうことが必要である．

参考文献
1）足立了平ほか．大規模災害における気道感染予防の重要性．日本口腔感染症学会雑誌，2012；19(1)，2-10．
2）Yamamoto K. et al. Plasminogen activator inhibitor-1 is a major stress-regulated gene: implications for stress-induced thrombosis in aged individuals. Proc Natl Acad Sci USA. 2002. p890-895.

復習しよう！

1 大規模災害における関連死で多い疾患はどれか．3つ選べ．
a がん
b 急性心筋梗塞
c 脳血管疾患
d 肺炎

2 災害時，歯科衛生士に求められる役割はどれか．2つ選べ．
a 口腔保健指導
b 肺炎治療
c 検死
d 義歯の管理指導

＜解答＞
1：b，c，d
2：a，d

Part II
歯科麻酔学

chapter 1 全身状態の評価

学習目標
- □ バイタルサインを列挙できる．
- □ バイタルサインについて説明できる．
- □ パルスオキシメータについて説明できる．
- □ 必要な臨床検査について説明できる

1-1 バイタルサイン

バイタルサインとは，Vital(生命)のSign(徴候)と示されるように，患者の生命に関与する重要器官である心臓，肺，脳などの機能を示す基本的な情報である．一般に意識，呼吸，脈拍，血圧，体温をいい，最低限のチェック項目である．緊急時には意識，呼吸，脈拍の触知が可能かをチェックする．

1) 意識

バイタルサインの中で，最初に確認すべき項目である．脳機能の状態を示すが，意識障害は必ずしも脳だけが原因とは限らない(表1-1)．
① 確認の方法には呼びかけや肩をたたくなどの方法があるが，決して肩は揺り動かさないようにする．
② 意識レベルの評価法は種々あるが，以下の3点に注意する．
- 会話の内容(名前，住所，生年月日などを尋ねる)
- 開眼するか
- 刺激による反応の程度(開眼しないときの疼痛刺激時の反応)

意識の確認
意識が明瞭であれば，呼吸や血圧，心拍数はある程度保たれているといえる．逆に意識レベルに異常があるときは呼吸や脈拍の確認を急がなければならない．

過換気症候群
⇒ p.221参照

脳圧亢進
頭蓋内圧亢進ともいう．脳は頭蓋骨に覆われており，腫瘍や脳出血による血腫，あるいは脳血管拡張などで，頭蓋骨の中の圧力が高まる．この状態を脳圧亢進といい，意識状態に影響を与える．

表1-1 意識障害の原因

1. 脳の異常
    - 脳出血，脳梗塞，けいれん
2. 脳血流の低下
    - 低血圧，過換気症候群，心疾患
3. 脳圧の亢進
    - 異常高血圧，脳出血
4. その他
    - 低血糖，高二酸化炭素症

chapter 1　全身状態の評価

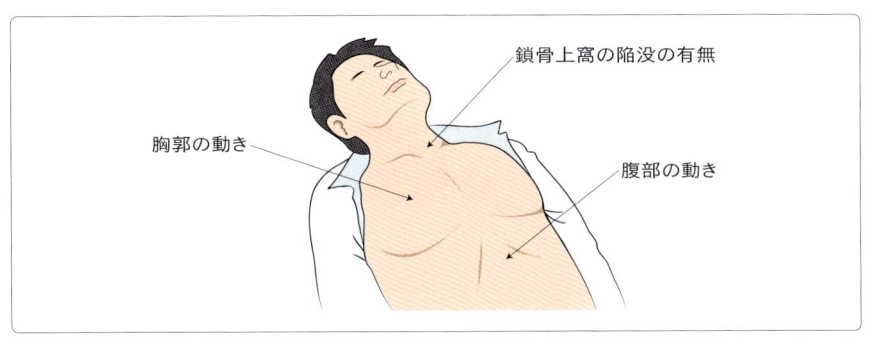

図1-1　呼吸状態のチェック

表1-2　呼吸状態の異常

数	（正常14～20回／分）	
	増加	呼吸器疾患，過換気症候群
	減少	薬物の影響
深さ	大	過換気症候群
	小	呼吸器疾患，神経性ショック
リズム	異常	中枢神経疾患
胸郭の動き （膨らみ，左右差）	異常	気胸
シーソー呼吸	有	気道閉塞
チアノーゼの有無	有	低酸素症
鎖骨上窩の陥没	有	気道狭窄（または閉塞）

2）呼吸

呼吸とは横隔膜と胸郭の動きにより，気管を通じて肺と大気とで空気を出入りさせてガス交換を行う生理機能である．呼吸状態の評価には呼吸困難などの症状以外に呼吸数や深さ，リズムなど呼吸様式を観察する必要がある．呼吸困難の原因には肺，気管支，心臓などの疾患のほか，心因性に発症する過換気症候群やパニック障害などもある（図1-1，表1-2）．

3）脈拍

左右の橈骨動脈を指で触れて血圧や心拍数など心臓の動き，血管壁の性状などを推測する方法である．1分間の脈拍数とリズム，そして緊張度で表現する．

（1）脈拍の測定方法

脈拍は体のいくつかの部位で触れることができるが，日常の臨床では橈骨動脈が使用される（図1-2）．両手の第2・3・4指の指尖を両手の橈骨動脈にあて，脈拍の左右差の有無を確認する．左右差がなければどちらかの手の橈骨動脈の脈拍数，不整の有無，緊張度を測る．脈拍数は通常は，

気胸
肺に穴が開き，胸腔や縦隔へ空気が漏れ出した状態で，肺の囊胞の破裂や外傷などが原因となる．症状として呼吸困難・胸痛・咳がみられる．

気道閉塞
気道が閉塞して十分な呼吸ができなくなるもので，原因として食物や異物（歯科治療では補綴物など）の誤飲が挙げられる．

シーソー呼吸（奇異呼吸）
肺が吸気時にへこみ，呼気時に膨らむなど，正常とは逆の動きをする呼吸状態で気道閉塞時にみられる．

チアノーゼ
酸素と結合していないヘモグロビンを還元型ヘモグロビンといい皮膚や粘膜が青紫色に見える．呼吸器疾患や心奇形，血流障害などでみられる．

左右差が生じる原因
大動脈炎症候群，動脈硬化，胸郭出口症候群などによる一側の血管の狭窄．

図1-2 全身で触知可能な動脈

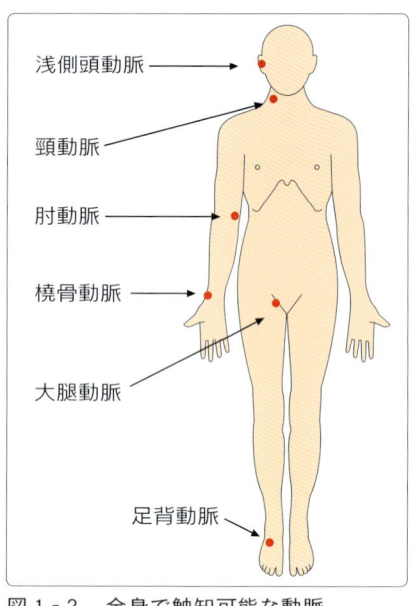

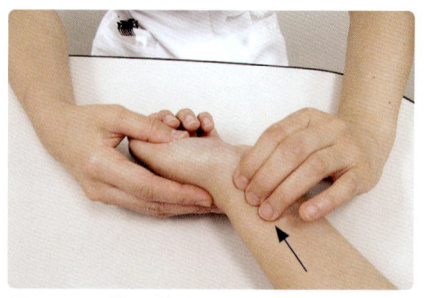

図1-3 橈骨動脈(矢印)の触知

15秒間測定して脈拍を数え4倍して1分間に換算する．不整脈がみられた場合には1分間以上測定する．緊張度は血圧のだいたいの推定であり，第2・4指の触診する強さを変化させたときに，第3指の指尖に触れる脈拍の強さの変化で推定する(図1-3)．脈拍数の正常値は毎分60～100回で，60回未満を徐脈，100回を超えるものを頻脈という．また，リズムでは拍動感覚がほぼ一定のものを整脈，拍動感覚が一定でない場合を不整脈という．緊張度は拍動が強く感じられるものを「緊張が強い」と表現する．

4）血圧

血管内の血液の有する圧力のことで，一般に動脈の血圧をいう．測定には水銀血圧計または自動血圧計が使用される．水銀血圧計による測定法には触診法とコロトコフ音による聴診法とがある．

(1) 触診法による血圧測定(図1-4, 5)
　①上腕動脈を触知しマンシェットのカフが上腕動脈にかかるように巻く．
　②マンシェットの下端がひじの2～3cm上になるようにする．

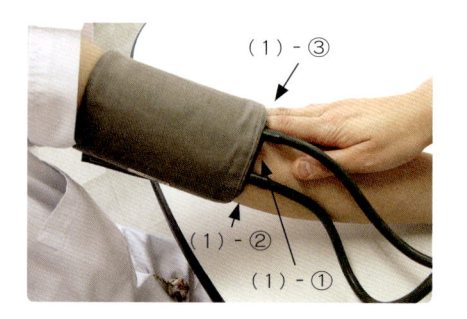

図1-4 マンシェットの巻き方

徐脈
高度の徐脈(40～45回／分以下)が認められる場合は，内科などへの対診が必要である．ただ，スポーツ選手などでは，徐脈を呈することも多い．

コロトコフ音
動脈にカフで圧をかけたときに発生する音．動脈内で発生する乱流が作る音のことで，聴診器で聞こえ始めるときと音が消失するときの音により血圧を測定できる．

血圧測定時の注意
緊張しているときや運動後は血圧は高くなる．少し休ませるか落ち着かせて測定する．

図1-5 触診法による血圧測定

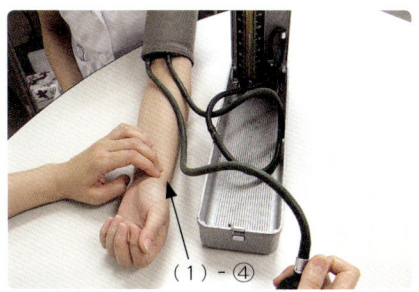

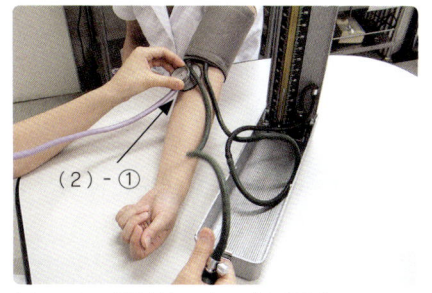

図1-6 聴診法による血圧測定

　③マンシェットと皮膚の間に指が1，2本入る程度にする．
　④検者は指（第2・3・4指）で橈骨動脈に触れながら，マンシェットに送気し，脈拍が触れなくなってからさらに20～30mmHg高くなるように加圧する．その後，脈拍ごとに2～3mmHgの速さで水銀柱が下がるように排気弁をゆっくり開く．最初に拍動を感じたときの目盛りを目の高さで見た値が収縮期血圧となる（触診法では収縮期血圧しか測定できない）．

（2）聴診法による血圧測定（図1-6，7）
　①聴診器を上腕動脈の上とマンシェットの内側に軽く密着させる．
　②送気球により触診法の推定血圧値より20～30mmHg上に加圧する．
　③最初に血管音（コロトコフ音）が聞こえてゆっくりきたときに目盛を読む（このときが収縮期血圧）．さらに下げていき，最後に血管音が消失したときの目盛を読む（このときの値が拡張期血圧）．

＜血圧測定に影響を与える因子＞
　・マンシェットの幅：通常より幅の狭いマンシェットを使用すると実際

マンシェットの大きさ
成人では13～17cm，6歳～9歳未満は9cm，3歳～6歳未満は7cm．

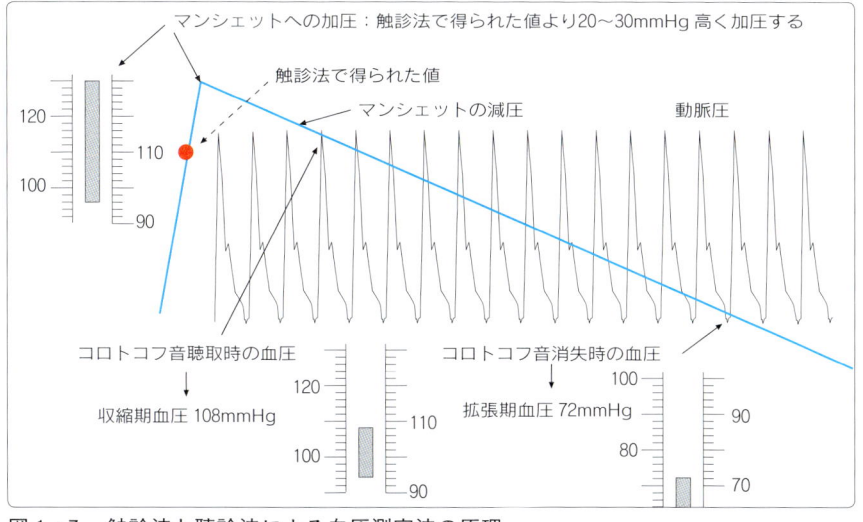

図1-7 触診法と聴診法による血圧測定法の原理

の値より血圧は高く測定される.
- マンシェットの巻き方：強く巻くと血圧は低く測定される.
- 測定部位が心臓の高さよりも高いと，実際の値よりも低くなる.
- 測定時に，上着・セーターなどで腕を圧迫すると，実際よりも低く測定されるため，圧迫しないように着衣状況に注意する.

5）体温

疾患の兆候として現れる熱を観察し，患者さんの状態を把握するために行う．体温の測定部位としては直腸，口腔，腋窩，鼓膜があるが，従来は腋窩や口腔で行われ，水銀体温計または電子体温計が用いられてきた．最近は鼓膜温での測定が増えてきている．

（1）腋窩での測定

腋窩が開いた状態では正確な測定ができない．上肢は体幹側に密着させる．

（2）鼓膜での測定

測定時間が短く，小児でも受け入れやすい．欠点として，接触の仕方により誤差が生じることが挙げられる．

1-2 経皮的動脈血酸素飽和度（SpO₂）

呼吸状態の評価にはバイタルサインの「呼吸」で述べたような評価項目が必要である．しかし，酸素が十分に末梢の組織に行き渡っているかの判断は，実際は血液の中の酸素の量（分圧）を知る必要がある．しかし，実際の測定には動脈血を採取して血液ガス分析装置で測定する必要があり，機器の設置が必要で時間も要し，一般の歯科診療には向かない．これを解決するのがパルスオキシメータによる経皮的動脈血酸素飽和度（SpO₂）測定である（図1-8）．

動脈血の酸素分圧（pO₂）は健康成人で90〜100mmHgである．すなわち動脈血酸素飽和度（SpO₂）は94〜100％である．SpO₂が90％のとき，pO₂は

> SpO₂
> S：saturation 飽和度．パルスオキシメータを使用して測定した動脈血酸素飽和度．

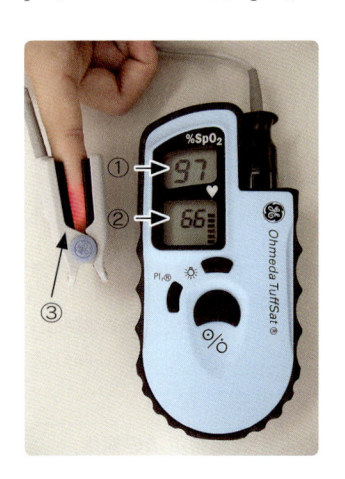

図1-8　パルスオキシメータ
①経皮的動脈血酸素飽和度，②脈拍数，③プローブ．

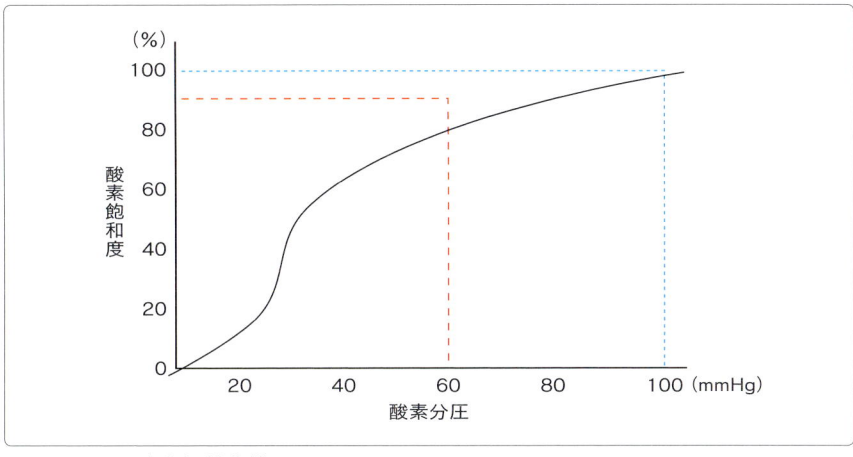

図1-9　Hb 酸素解離曲線

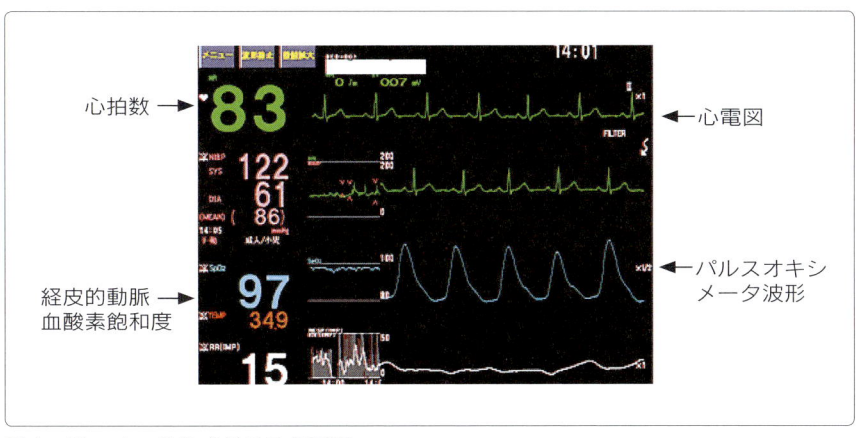

図1-10　ベッドサイドモニタ画面

> **Hb 酸素解離曲線**
> 血液の酸素分圧と血液中 Hb の酸素飽和度との関係を示した曲線である．パルスオキシメータはこの曲線が酸素分圧60mmHg～100mmHg の範囲では直線に近いことを利用している．パルスオキシメータにより測定される経皮的動脈血酸素濃度を SpO_2 と呼ぶのに対し，血液中 Hb の酸素飽和度を SaO_2 と呼ぶ．

60mmHg を示し，危険な状態であるといえる（図1-9）．このようにパルスオキシメータは採血をしなくても非侵襲的に酸素が十分かを知ることが可能である．パルスオキシメータが正確な値を示さない，あるいは測定不能なときは，原因として体動，ショック状態，手指が冷たいなどが挙げられる．

＜ベッドサイドモニタによる生体情報の取得＞（図1-10）

ベッドサイドモニタは心電図，自動血圧計，パルスオキシメータなどが備わっており，状態の悪い患者では有用な測定機器である．また，記録もとることができる．

1-3　臨床検査

診断あるいは状態を知るために，バイタルサインを含む身体所見や問診が行われるが，それだけでは不十分なため，詳細な情報を得るために行われるのが臨床検査である．血液や尿が検体として用いられる．

> **侵襲**
> 薬剤投与，採血，カテーテル挿入，観血的処置あるいはストレスなど生体に害を及ぼす事象．
>
> **パルスオキシメータの測定値に影響を与えるもの**
> マニキュア，末梢循環不全，激しい体動，血圧計のマンシェットと同側の指での測定．

1）血液検査（採血して，機器により測定する）

（1）一般血液検査および止血／凝固機能検査

項　目	基準値	意　味	
赤血球数	男450〜610万／μL	増加	脱水，多血症
	女380〜530万／μL	減少	貧血
血色素量	男13〜18 g/dL	増加	脱水や赤血球増多症
（ヘモグロビン）	女11〜16g/dL	減少	貧血
白血球数	4000〜10000/μL	増加	急性感染症，白血病
		減少	薬剤・放射線の副作用，肝硬変，再生不良性貧血，顆粒球減少症
血小板数	15〜40万／μL	減少	血小板減少性紫斑病，肝硬変，再生不良性貧血
出血時間	1〜5分	延長	特発性血小板減少性紫斑病，血小板無力症，Osler病
プロトロンビン時間（PT）	11〜13秒	延長	肝硬変，肝炎
活性化部分トロンボプラスチン時間（APTT）	25〜40秒	延長	血友病，von Willebrand病
PT-INRトロンボテスト	1.15以下	延長	ワルファリン投与中，肝硬変，肝炎

出血時間
耳朶を針で刺して30秒ごとにろ紙で血液を吸い取り，止血するまでの時間を測定する．

プロトロンビン時間
外因系（血管外）凝固因子のスクリーニング検査法．

活性化部分トロンボプラスチン時間
内因系（血管内）凝固因子のスクリーニング検査法．

PT-INR
ワルファリン投与中のコントロールの指標．

（2）血液生化学検査

項　目	基準値	意　味	
総タンパク（TP）	7〜8 g/dL	増加	脱水
		低下	肝硬変，ネフローゼ症候群，低栄養
アルブミン	4〜5 g/dL	増加	脱水
		低下	肝硬変，ネフローゼ症候群，低栄養
ビリルビン	0.1〜1.0mg/dL	増加	肝・胆道疾患（黄疸）
AST（GOT）	0〜40IU/L	増加	肝・胆道疾患（黄疸）
ALT（GPT）	0〜40IU/L	増加	肝・胆道疾患（黄疸），心筋梗塞
コリンエステラーゼ（ChE）	男250〜500U/L	増加	ネフローゼ症候群，甲状腺機能亢進症
	女200〜450U/L	低下	肝炎，肝硬変
γ-GTP	10〜50（成人男性）	増加	アルコール性肝障害，脂肪肝，肝炎
	9〜32（成人女性）		
アミラーゼ	100〜400IU/L	増加	膵炎，腸炎，唾液腺炎
血糖値	65〜105mg/dL	増加	糖尿病，耐糖能障害
ヘモグロビンA1c（HbA1c）	4.7〜6.2%	増加	糖尿病のコントロール不良
尿素窒素（BUN）	10〜20mg/dL	増加	腎障害
クレアチニン	0.5〜1.0mg/dL	増加	腎障害
ナトリウム（Na）	135〜145mEq/L	増加	脱水
		低下	水過剰，腎障害
カリウム（K）	3.5〜5.0mEq/L	増加	腎障害，アシドーシス
C反応性タンパク（CRP）	0.3mg/dL 以下	増加	炎症，感染など
		低下	腎障害，副腎疾患など
クレアチンキナーゼ	男30〜190（IU/L）	増加	心筋梗塞，筋肉疾患
	女20〜150（IU/L）		

2）その他の検査

（1）尿検査
　糖，タンパク，潜血，pH，ケトン体，比重などは試験紙で測定する．比重は機械で測定することもある．
- 糖　　　　：正常は陰性であるが，糖尿病で陽性となる．
- タンパク：正常は陰性であるが，腎疾患などで陽性となる．
- 潜血　　　：正常は陰性であるが，腎・尿路系疾患で陽性となる．
- pH　　　　：正常は4.5〜7.5であるが，食事，疾患などで変化する．
- ケトン体：正常は陰性であるが，糖尿病や飢餓状態で陽性となる．
- 比重　　　：正常は1.010〜1.030，食事，脱水，疾患などで変化する．
- 色調　　　：肉眼で見る．正常は淡い小麦色〜琥珀色を示す．血尿や黄疸などで変化する．

（2）心電図検査
　心臓の機能を電気的な活動を波形でとらえるものである．
　不整脈，心房・心室肥大，心筋虚血，伝導異常などがわかる．

（3）胸部エックス線写真
　エックス線撮影により濃淡の差で体内の心臓，肺，肋骨，縦隔，気管，気管支などの病変の変化を見ることができる．

（4）肺機能検査（スパイロメトリー）
　スパイロメーターにて肺活量，1秒量を調べることで呼吸器疾患の有無を調べるものである．
　努力性肺活量が低下するものを拘束性換気障害といい肺炎や肺線維症でみられる．1秒率が低下するものを閉塞性換気障害といい気管支炎，肺気腫などでみられる．

ケトン体
アセト酢酸，3-ヒドロキシ酪酸（β-ヒドロキシ酪酸），アセトンの総称で，脂肪酸ならびにアミノ酸の代謝障害時に出現する．

心筋虚血
冠動脈の狭窄により心筋への血流が障害されるもので，狭心症や心筋梗塞などが代表的な疾患である．

伝導異常
心臓において心房から心室への刺激伝導系に障害があり，不整脈を呈するもので，いくつかの種類がある．

復習しよう！

1　バイタルサインでないのはどれか．
- a　意　識
- b　呼　吸
- c　体　温
- d　尿　量

2　20歳の女性．異常値はどれか．
- a　呼吸数　　　18回／分
- b　血　圧　　　145 mmHg
- c　体　温　　　36.0℃
- d　脈拍数　　　88／分

3　パルスオキシメータでわかるのはどれか．
- a　呼吸数
- b　呼気炭酸ガス濃度
- c　動脈血酸素分圧
- d　動脈血酸素飽和度

＜解答＞
1：d
2：b
3：d

chapter 2 歯科麻酔学

学習目標

- □ 局所麻酔法を説明できる.
- □ 血管収縮薬を説明できる.
- □ 局所麻酔に使用する器材を説明できる.
- □ 精神鎮静法を説明できる.
- □ 吸入鎮静法の使用薬物・適応症・禁忌症を説明できる.
- □ 静脈内鎮静法の使用薬剤・適応症・禁忌症を説明できる.
- □ 全身麻酔法を説明できる.
- □ 術前・術中・術後管理を説明できる.

2-1 局所麻酔

　局所麻酔とは意識レベルに影響を与えることなく知覚伝導路である末梢神経線維に作用させ，活動電位の発生を可逆的に抑制することで知覚を麻痺させる方法のことをいう．この目的に使用する薬剤を局所麻酔薬という．

1）局所麻酔法

　局所麻酔は，その手技から表面麻酔，浸潤麻酔，伝達麻酔などに分けることができる．

（1）表面麻酔

　局所麻酔薬を，粘膜や皮膚の表面に塗布，貼付させることで知覚を麻痺させる方法．粘膜では数分の薬剤接触で知覚が麻痺する．一般には注射針の刺入部位やスケーリング部位，表在性切開部位などの麻酔に使用するが，嘔吐反射の強い患者に対しては，印象採得やデンタルエックス線撮影時の口腔内知覚鈍麻を目的に使用することもある．

（2）浸潤麻酔

　痛みが発生する部位やその周囲組織に，注射器を使用して局所麻酔薬を投与することで知覚を麻痺させる方法（図2-1）．抜歯を含む歯科治療の

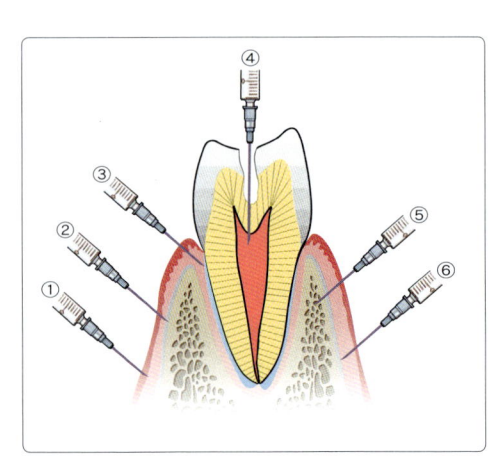

図2-1 浸潤麻酔法の種類
①粘膜下麻酔，②骨膜下麻酔，③歯根膜内麻酔，④歯髄腔内麻酔，⑤骨内麻酔，⑥傍骨膜麻酔．

ほとんどは，浸潤麻酔で除痛を図った後に行われている．麻酔法の種類により，粘膜下麻酔，傍骨膜麻酔，骨膜下麻酔，骨内麻酔，歯髄腔内麻酔，歯根膜内麻酔などに分けられる．その中でも傍骨膜麻酔が一般的な方法である．歯髄腔内麻酔や歯根膜内麻酔は少量の注射量で高い効果を示すものの，薬液注入時には強い疼痛を伴う．歯根膜内麻酔では，歯根膜炎をきたしやすく，患者が「歯が浮いた感じ」を訴えることが多い．歯垢や歯石を歯根膜内に押し込まないように注意が必要であるが，とくに歯周炎の部位では，歯根膜内麻酔は禁忌である．

(3) 伝達麻酔

注射器を使用して，局所麻酔薬を神経幹の近傍に投与し作用させることで，その神経幹の支配領域の知覚を麻痺させる方法．少量の局所麻酔で比較的広範囲かつ長時間の麻酔効果を得ることができる．手術部位が広範囲にわたる場合，局所の炎症のため浸潤麻酔では対応できない場合，浸潤麻酔に伴う術野の変形を避けたい場合，ペインクリニックなどが適応であるが，血管内に薬剤を注入しないように吸引操作が行える注射器を使用するなどの配慮が必要であり，浸潤麻酔よりも技術的にやや困難である．

歯科領域では，三叉神経節，正円孔，眼窩下孔，上顎結節，卵円孔，下顎孔，オトガイ孔，大口蓋孔，切歯孔などへの伝達麻酔があり，下顎孔伝達麻酔が代表的である．下顎孔伝達麻酔が奏功すると，下歯槽神経支配領域である同側の歯の歯髄，歯根膜，小臼歯より後方の舌側歯槽骨と歯肉，前歯部歯槽骨と歯肉，口唇粘膜，口唇皮膚，オトガイ部皮膚と，舌神経支配領域である同側の舌前方2/3の粘膜，口腔底粘膜が麻酔される（頰神経支配領域である臼歯部頰側歯肉には麻酔が及ばない）（図2-2）．

浸潤麻酔と異なり，血管収縮薬が添加された局所麻酔製剤を伝達麻酔に使用しても，出血量を減少させる効果はない．一般に，浸潤麻酔よりも太く，長い注射針を使用する．抗凝固薬を投与されている患者では，伝達麻酔は禁忌である．なお医科領域での脊椎に対して行う麻酔（腹部，胸部，下肢などの手術や無痛分娩などで行われる脊椎麻酔や硬膜外麻酔）も伝達麻酔の一種である．

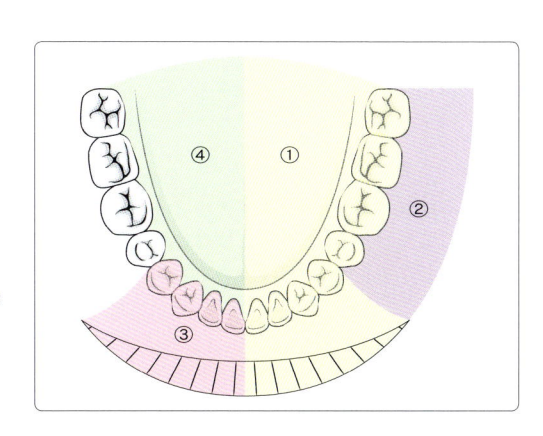

図2-2　下顎における伝達麻酔の奏功範囲
①下顎孔，②頰神経，③オトガイ孔，④舌神経．

2) 局所麻酔薬

局所麻酔薬は，その化学構造からエステル型とアミド型に分類される．エステル型の局所麻酔薬には，コカイン，プロカイン，テトラカイン，アミノ安息香酸エチル(ベンゾカイン)などがあり，アミド型の局所麻酔薬にはリドカイン，プロピトカイン，メピバカイン，ブピバカイン，レボブピバカイン，ロピバカイン，ジブカインなどがある．歯科領域では，テトラカイン，アミノ安息香酸エチル(ベンゾカイン)が表面麻酔に使用される(表2-1)．歯科用局所麻酔カートリッジには，リドカイン，プロピトカイン，メピバカインを含有するものがあり，これらが浸潤麻酔や伝達麻酔に使用される(表2-2)．

エステル型の局所麻酔薬は，アミド型の局所麻酔薬よりもアレルギー反応を起こしやすい．効力の強い局所麻酔薬は毒性も強く，効力の弱い局所麻酔薬は毒性も弱いが，エステル型とアミド型の局所麻酔薬を同効力で比較した場合，エステル型の局所麻酔薬の毒性はアミド型の2倍である．

いずれの局所麻酔薬も，炎症部位では効果が減弱する．

(1) リドカイン

歯科領域の浸潤麻酔では，もっとも多用されている局所麻酔薬で，組織浸透性がもっとも高く，効果発現が速い．浸潤麻酔や伝達麻酔のみならず，表面麻酔にも使われている．抗不整脈作用もある．血管収縮薬無添加では，血管拡張作用があり，作用時間は中等度であるが，歯科用カートリッジではアドレナリンが添加されている．歯科用カートリッジのリドカイン濃度は2％である．

> **局所麻酔薬のエステル型とアミド型の見分け方**
> 局所麻酔薬の一般名は必ず「○○カイン」であるが，一部の例外を除いて「○○」の部分に「イ段」がなければエステル型，あればアミド型である．

表2-1 歯科用表面麻酔薬

商品名	局所麻酔薬	容器・容量・剤形など	フレーバー
ビーゾカイン歯科用ゼリー20％	20％アミノ安息香酸エチル	チューブ・20g・ゲル	バナナ
ジンジカインゲル	20％アミノ安息香酸エチル	小瓶・30g・ゲル	バナナ
ハリケインゲル	20％アミノ安息香酸エチル	小瓶・28.35g・ゲル	ワイルドチェリー
ハリケインリキッド	20％アミノ安息香酸エチル	小瓶・29.35g・液体	ワイルドチェリー
プロネスパスタアロマ	10％アミノ安息香酸エチル 1％テトラカイン 1％ジブカイン	チューブ・20g・ゲル	ストロベリー
ネオザロカインパスタ	25％アミノ安息香酸エチル 5％パラブチルアミノ安息香酸ジエチルアミノエチル	チューブ・15g・パスタ	ラズベリー
コーパロン歯科用表面麻酔液6％	6％テトラカイン	小瓶・円形ビニールスポンジ200枚・貼付剤(薬液が含浸したスポンジ)	なし

表2-2 歯科用局所麻酔薬（カートリッジ）

商品名	局部麻酔薬	血管収縮薬	防腐剤	酸化防止剤
歯科用キシロカインカートリッジ	2％リドカイン	8万倍アドレナリン	無添加	添加
キシレステシンA注射液（カートリッジ）	2％リドカイン	8万倍アドレナリン	無添加	添加
オーラ注歯科用カートリッジ	2％リドカイン	4万倍酒石酸水素アドレナリン（7.3万倍アドレナリンに相当）	無添加	添加
デンタカインカートリッジ	2％リドカイン	4万倍酒石酸水素アドレナリン（7.3万倍アドレナリンに相当）	無添加	添加
歯科用シタネスト-オクタプレシン	3％プロピトカイン	フェリプレシン 0.03単位／mL	添加	無添加
スキャンドネストカートリッジ3％	3％メピバカイン	無添加	無添加	無添加

（冨永晋二著／竹原直道，廣藤卓雄監修：必修臨床研修歯科医ハンドブック 平成24年度診療報酬改訂対応版，医歯薬出版，東京，2012より引用）

（2）プロピトカイン

リドカインよりも効力，毒性ともに低く，作用時間もやや短い．血管拡張作用もリドカインよりも弱く，歯科用カートリッジではアドレナリンよりも血管収縮作用の弱いフェリプレシンが添加されている．歯科用カートリッジのプロピトカイン濃度は3％である．

（3）メピバカイン

リドカインとほぼ同等の効力，毒性であるが，作用時間はやや長い．また弱い血管収縮作用を持つ．歯科用カートリッジは血管収縮薬が無添加で，メピバカイン濃度は3％である．

3）血管収縮薬

歯科用局所麻酔カートリッジでは，歯科用メピバカインカートリッジ以外のすべてで，局所麻酔薬に血管収縮薬が添加してある．

そのことにより注射部位の末梢血管が収縮し，その部位に局所麻酔薬を長時間とどまらせることになる．その結果局所麻酔効果が増強，延長し，局所麻酔薬の使用量を減少させることができるうえ，全身に移行する局所麻酔薬も減少するので局所麻酔薬中毒も予防し，より多くの局所麻酔薬の使用も可能にする．また浸潤麻酔に用いると，出血量を減少させる効果があり手術野の明視にも役立つ．

歯科用局所麻酔カートリッジに含まれる血管収縮薬には，アドレナリンとフェリプレシンの2種類がある．それぞれに副作用もあるので，注意して使い分ける必要がある．

（1）アドレナリン（エピネフリン，エピレナミン）

副腎髄質ホルモンの一種．アドレナリンには末梢血管収縮，冠動脈拡張，頻脈，心拍出量増加，血糖値上昇，気管支拡張などの作用があり，心疾患，高血圧，糖尿病などの患者では，注意が必要である．

歯科用カートリッジでは，2％リドカインとの組み合わせであるが，他のカートリッジよりも局所麻酔の効力と持続時間に優れる．

（2）フェリプレシン

下垂体から分泌される抗利尿ホルモンのバゾプレシンの分子構造を，一部変更した合成ポリペプチド．アドレナリンよりも血管収縮作用および全身に与える影響が小さいため，一般に心疾患，高血圧，糖尿病などの患者に使われる．しかし冠動脈収縮，分娩促進などの作用があり，冠動脈疾患，妊娠末期の患者などでは，注意が必要である．

歯科用カートリッジでは，3％プロピトカインとの組み合わせである．

4）局所麻酔に使用する機材

（1）注射器（図2-3～6）

カートリッジ式の歯科用局所麻酔注射器には，浸潤麻酔用と伝達麻酔用がある．浸潤麻酔用はプランジャーの先端が平坦で，ハンドルがT型である．伝達麻酔では，局所麻酔薬中毒を予防するために針先が血管内に入っていないことを確認する必要があるので，伝達麻酔用は吸引操作がで

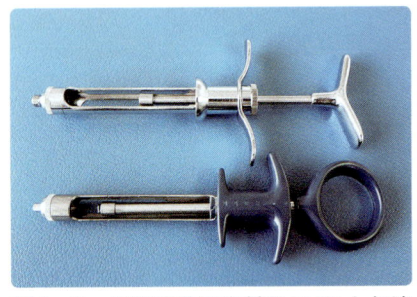

図2-3　浸潤麻酔用注射器（上段）と伝達麻酔用注射器（下段）

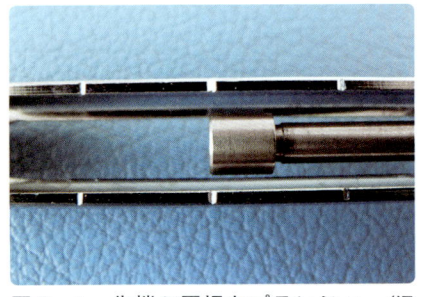

図2-4　先端が平坦なプランジャー（浸潤麻酔用）

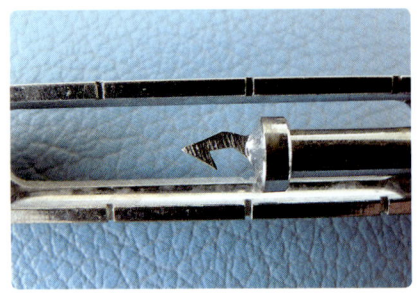

図2-5　先端がモリ状のプランジャー（伝達麻酔用）

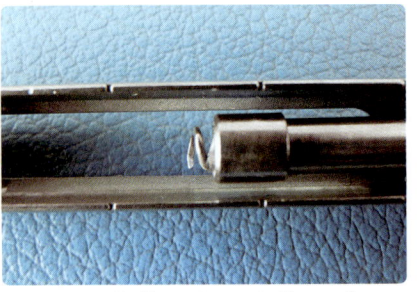

図2-6　先端がらせん状のプランジャー（伝達麻酔用）

きるようになっている．そのためプランジャーの先端はらせん状やモリ状となっており，ハンドルはリング状である．一部の部品を交換することで，浸潤麻酔用および伝達麻酔用は相互切り替えが可能なものもある．

（2）歯科用局所麻酔カートリッジ

歯科用局所麻酔カートリッジはガラス製筒状で，その一端は中心部がゴムの金属で覆われており，他方はゴム栓がされている．中に充填されている薬液は，ほとんどが1.8mLであるが，一部に1.0mLのものもある．容量およびメーカーを問わず，カートリッジの太さは共通（1.8mLのカートリッジに比べて，1.0mLのものは長さが短い）である．

保管は凍結を避けて15℃以下の遮光（冷蔵庫内）で行うが，使用時は室温に戻しておく．カートリッジの消毒は，酒精綿での清拭にとどめる．加熱や加温，紫外線の照射は，カートリッジの破損や，アドレナリンの分解を引き起こす．薬液への浸漬では，カートリッジ内に薬液が浸透するおそれがある．

（3）注射針

カートリッジ式の歯科用注射器では，専用の注射針を使用する．強い圧をかけても針が脱落しないよう，ロックがかかる構造となっている．注射針には各種の太さと長さがあるが，浸潤麻酔よりも伝達麻酔のほうが太く，長い針を使用する．注射針の太さはゲージ（G）で表示するが，その数字が大きいほどに針は細くなる．浸潤麻酔では長さが21mm，伝達麻酔では30mmの針が多用されている．

歯科用注射針のベベル（尖端角度）は，骨に当って針先がめくれあがるのを防ぐため一般注射針よりも鈍角である．

（4）特殊な注射器

とくに術者の手に強い圧がかかる歯根膜内麻酔用に，専用の注射器がある．これはテコの原理を応用し，1回のレバー操作で規定量が流れ出る仕組みになっている．ピストル型とペン型がある（図2-7，8）．また，電動の注射器もある．これは，緩徐に一定量の薬液を投与するのに有用である（図2-9）．

注射針のゲージと太さ
＜浸潤麻酔用＞
・30G（0.3mm）
・31G（0.28mm）
・33G（0.26mm）
＜伝達麻酔用＞
・25G（0.5mm）
・27G（0.4mm）

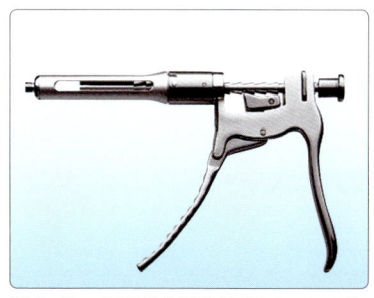

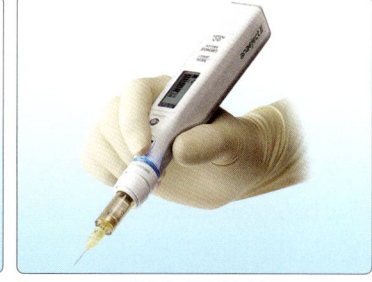

図2-7　歯根膜内用注射器（ピストル型）　図2-8　歯根膜内用注射器（ペン型）　図2-9　電動歯科用注射器

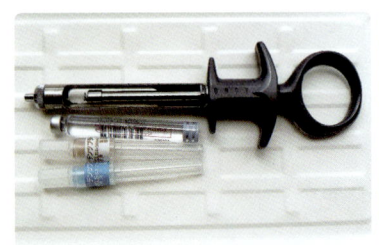

図2-10 歯科用局所麻酔注射器の準備（下は浸潤麻酔用と伝達麻酔用の注射針）．

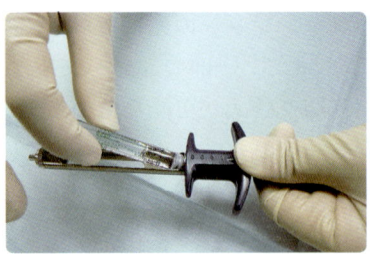

図2-11 局所麻酔用カートリッジから注射器に装填する

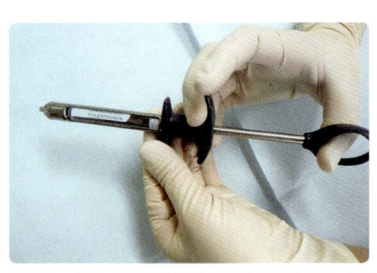

図2-12 伝達麻酔ではプランジャーの先端を局麻カートリッジのゴム栓に突き刺す

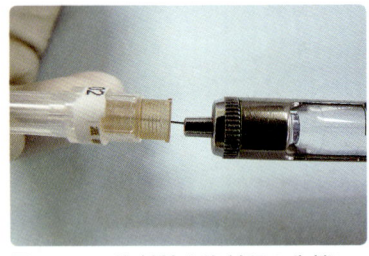

図2-13 注射針を注射器の先端に刺す

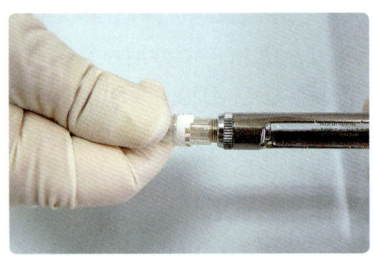

図2-14 注射針を回し，確実に装着する

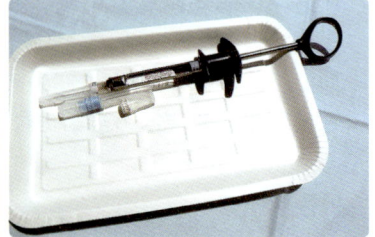

図2-15 準備完了

（5）注射器の準備と片付け（図2-10～15）
①指示にそって，正しい注射針と局所麻酔カートリッジを準備する．
②カートリッジを酒精綿で清拭する．
③注射器のプランジャーを引いて，カートリッジを正しい向きで装填する．
④伝達麻酔用の注射器では，らせん状やモリ状となっているプランジャーの先端をカートリッジのゴム栓に押し込む．
⑤針を装着する．
⑥使用後，リキャップの必要がある場合は，すくい取り法やピンセットを使用する（注射針処理器を使用すると安全である）．
⑦針を外した後に，カートリッジを外す．

2-2　精神鎮静法

　精神鎮静法とは，各種薬剤を用いて，治療，手術，検査中の恐怖心，不安感，嘔吐反射などを取り除く方法のことをいう．全身麻酔と違い意識や反射が残るが，記憶がなくなる（健忘効果）こともある．全身麻酔と違い痛みは取り除かないので，疼痛を伴う処置では局所麻酔が必要である．
　ガス状の薬剤を吸入させることで効果を得る吸入鎮静法と，静脈内に薬剤を投与することで効果を得る静脈内鎮静法などがある．

chapter 2　歯科麻酔学

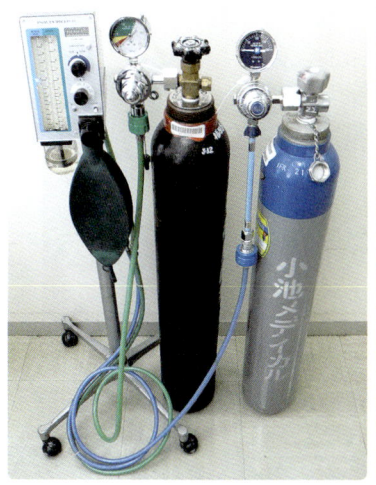

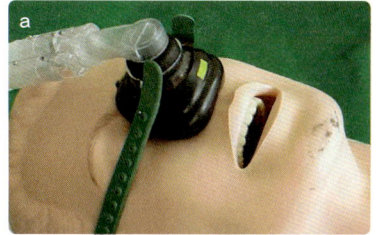

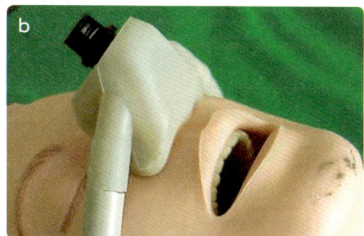

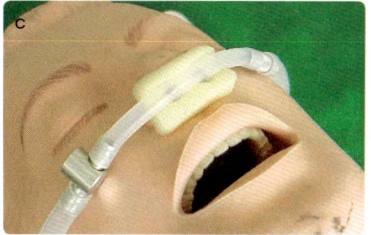

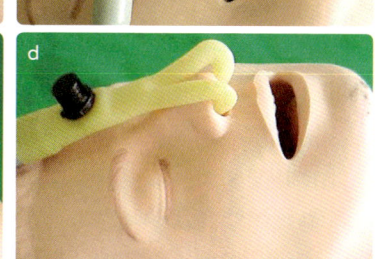

図2-16　笑気吸入鎮静器と酸素・笑気ボンベ

図2-17　各種笑気吸入用マスク

1）吸入鎮静法

（1）使用薬剤

　笑気（亜酸化窒素，N₂O）のみ．酸素と混合して，最大30％の笑気濃度で使用する（図2-16）．

（2）特徴

　手技が簡単で，呼吸抑制がなく，覚醒が速く，調節性に富むので，比較的安全性が高い．そのため比較的多くの歯科医院で行われている．

　鼻マスクで笑気を吸入させるので，口呼吸に伴い効果が不安定となりやすく，鼻閉患者は適応外である．また鼻マスクが歯科治療の妨げになることがある．そして絶対的な鎮静効果は，静脈内鎮静法に劣る．

（3）使用器具

　①笑気吸入鎮静器

　　笑気吸入鎮静器は，ボンベから供給された笑気と酸素を吸入させるための機械で，流量計，蛇管，リザーバーバッグ，鼻マスクなどから構成されている（図2-17）．

　②笑気ボンベ

　　笑気ボンベは上部が青，下部が灰色である．笑気は常温，常圧では気体のガスであるが，ボンベ内は高圧のため，液化している．ボンベ内に液化した笑気がある限り，量の多少に関わらずボンベ内の圧は一定である．圧力計は残量を反映しないが，ボンベの重量を測定することで残量がわかる（図2-18）．笑気には甘い芳香があり，助燃性を有する．ボンベの大きさには数種類あるが，10Lの大きさのボンベには，7.5kg（約4,000L）の笑気が充填されている．

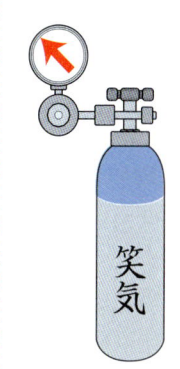

図2-18　笑気ボンベの圧力計表示は残量を反映しない．残量にかかわらず液体の笑気がある限りは52kg/cm²（5.1MPa）で一定だが，残量が約13％になると低下し始める．

213

③酸素ボンベ

酸素ボンベの色は黒である．ボンベ内の酸素は気体であり，ボンベ内の圧力は残量を反映する（図2-19）．酸素は無臭で，助燃性を有する．笑気同様ボンベの大きさには数種類あるが，10Lの大きさのボンベには1500Lの酸素が充填されている．

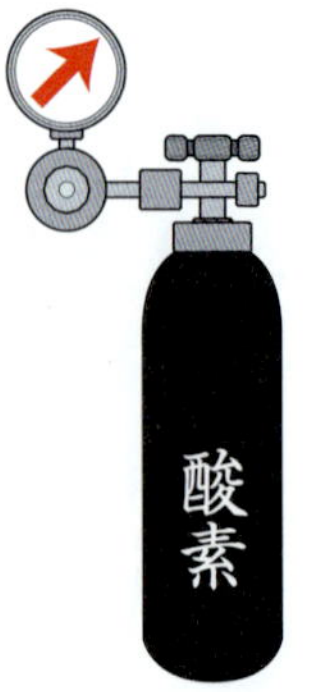

（4）適応症

①歯科治療に不安・恐怖感を持つ患者．
②嘔吐反射の強い患者．
③高血圧や心疾患などの全身疾患を有し，ストレスを軽減したい患者．
④長時間・大きな侵襲の歯科治療や口腔外科手術．
⑤静脈内鎮静法が禁忌の，急性狭隅角緑内障，重症筋無力症，睡眠時無呼吸症候群，小顎症，開口障害の患者も適応．

（5）禁忌症

①妊婦．
②中耳疾患患者や気胸など体内に閉鎖腔を持つ患者．
③感冒・鼻炎などによる鼻閉患者．
④過換気症候群や，気管支喘息の患者．
⑤治療に非強力な患者．

（6）笑気吸入鎮静法の流れ

①モニタリング機器を装着．
②ガスの総流量は小児3〜5L/分，成人6〜10L/分とし，鼻マスクをフィットさせる．
③声かけを行いながら，至滴鎮静状態まで5％程度ずつ笑気濃度を上げる（最大30％まで）．
④歯科治療や手術などを実施．
⑤鎮静後は5分間程度純酸素を吸入させ，その後待合室での回復を確認してから帰宅させる．

図2-19 酸素ボンベの圧力計表示は残量を反映する．満充填時に150kg/cm^2（14.7MPa）であるが，残量の減少とともに圧力表示が低下する（残量が50％では75kg/cm^{2}を表示する）．

2）静脈内鎮静法

（1）使用薬剤

ベンゾジアゼピン系薬物のミダゾラム，ジアゼパム，フルニトラゼパムや，静脈麻酔薬のプロポフォールなどが使われる．

局所麻酔薬で鎮痛を図ることが原則ではあるが，比較的侵襲の大きな手術では非麻薬性鎮痛薬のペンタゾシンなどが補助薬として使われることもある．ベンゾジアゼピン系薬物による鎮静後，患者の覚醒が不十分な場合には拮抗薬であるフルマゼニルが投与されることもある．

（2）特徴

笑気吸入鎮静法よりも，効果は強力で確実．健忘効果は大きいが，手技がやや難しく（点滴が必要），合併症に対処できる能力（人工呼吸など）が必

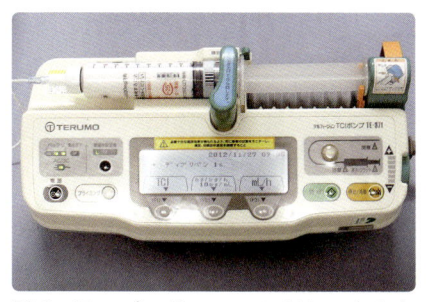

図2-20 プロポフォールがセットされたシリンジポンプ

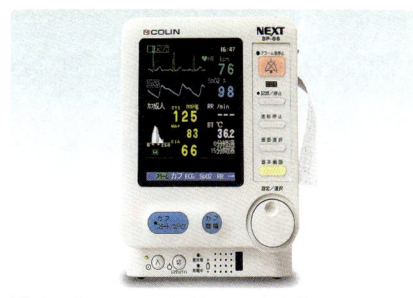

図2-21 モニタ(血圧,酸素飽和度,心電図,心拍数,体温などが測定できる)

要．調節性に乏しく，覚醒が遅い．鼻マスクは不要だが，呼吸抑制があり酸素吸入を併用することがある．嘔吐反射(異常絞扼反射)，過換気症候群，歯科治療恐怖症などに有効．全身麻酔に準じた前術の経口摂取制限が必要である．

(3)使用器具

　基本的には輸液回路と注射器，プロポフォール投与のためのシリンジポンプがあれば静脈鎮静を行うことは可能だが，循環，呼吸状態を監視するためのモニタや，酸素投与のための一連の器具，人工呼吸のためのバッグバルブマスクなども必要である(図2-20, 21)．

(4)適応症

①笑気吸入鎮静法同様に，歯科治療に不安・恐怖感を持つ患者，嘔吐反射の強い患者，ストレスを軽減したい患者，長時間・大きな侵襲を伴う場合などが適応ではあるが，笑気吸入鎮静法よりも強力な効果を得たい場合．

②笑気吸入鎮静法が禁忌の，中耳疾患や気胸など体内に閉鎖腔を持つ患者，鼻閉患者，過換気症候群や気管支喘息の患者も適応．

(5)禁忌症

①妊婦．

②急性狭隅角緑内障，重症筋無力症，睡眠時無呼吸症候群，小顎症，開口障害の患者．

③治療に非協力な患者(治療に非協力な障害者などは全身麻酔が適応)．

(6)静脈内鎮静法の流れ

①モニタリング機器を装着．

②静脈路確保．

③ベリル(Verrill)のサイン(図2-22)などを指標に，適切な鎮静状態となるよう鎮静剤を投与．

④歯科治療や手術などを実施．

⑤鎮静後は30分以上の観察を行い，十分な回復を確認してから帰宅させる．鎮静当日は自動車の運転や危険な作業を禁止する．

シリンジポンプ
注射器内の薬物を，一定の投与速度で微量投与するためのポンプ．

(動脈血中)酸素飽和度
動脈血中の「酸素化ヘモグロビン／総ヘモグロビン」すなわち酸素と結合しているヘモグロビンの比率のことで，加齢で減少するが一般に95%以上が正常値．呼吸が抑制されたり窒息などすると低下し，酸素吸入などで上昇する．これを経皮的に測定する機器をパルスオキシメータという．

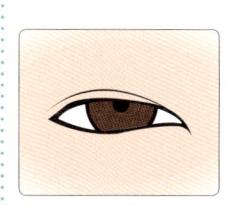

図2-22 ベリルのサイン
上眼瞼が下垂し，半眼状態となっているのが至適鎮静状態である．鎮静が浅いと下垂せず，深すぎると閉眼する．

2-3 全身麻酔

　全身麻酔とは，薬物投与によって意識の消失と無痛をもたらす方法で，意識消失，無痛，筋弛緩，自律神経の安定が全身麻酔の4要素である．全身麻酔は口腔外科手術のみならず，障害者や歯科治療恐怖症などを伴う患者の歯科治療にも応用されている．

　薬物の投与経路により，吸入麻酔，静脈麻酔などに分けられる．

1）術前管理

（1）全身状態評価

　①カルテや問診票などで，現病歴，既往歴，体質，禁忌薬剤，麻酔経験の有無など患者に関する情報を収集するとともに，血圧測定，聴診，臨床検査結果などを踏まえて全身状態を評価する．
　②必要に応じて，かかりつけ医や専門医に照会する．

（2）経口摂取制限（絶飲食）

　全身麻酔導入時の嘔吐に伴う誤嚥性肺炎や窒息を防止するために，全身麻酔前には経口摂取制限を行う．

　近年，絶飲食時間は短縮される傾向にあり，年齢を問わず清澄水は2時間，母乳は4時間，人工乳や牛乳は6時間，固形物は6〜8時間の絶飲食を行う．

（3）麻酔前投薬

　しばしば全身麻酔前には，鎮静・不安の軽減，気道分泌の抑制，有害反射の抑制，鎮痛・疼痛閾値の上昇，代謝の低下，誤嚥性肺炎の予防などを目的に前投薬を行う．投与経路は筋肉注射や経口投与が多い．

2）全身麻酔法

（1）全身麻酔器

　麻酔ガス（吸入麻酔薬）と酸素を患者に投与する機械．手動で人工呼吸を行うことができるが，多くの麻酔器は電動でも人工呼吸が行えるように人工呼吸器が備わっている．酸素や笑気の流量を調節する流量計，揮発性吸入麻酔薬の濃度を調節する気化器なども備わっている．

（2）気管挿管（気管チューブ）

　多くの全身麻酔では，患者の呼吸が弱くなるか停止する．そこで全身麻酔中は人工呼吸が必要となる．患者にマスクをかぶせて人工呼吸をしていたのでは，歯科治療や口腔外科手術が行えない．そこで全身麻酔中は口や鼻から管を気管に通し，それを介して人工呼吸する．そのことを気管挿管といい，その際に使用する管を気管チューブと呼ぶ（図2-23）．

（3）生体モニタ（モニタリング機器）

　全身麻酔中は心電図，血圧，心拍数もしくは脈拍数，動脈血中酸素飽和度，体温などを監視する．生体モニタはこれらを測定できる機器である．

清澄水
線維や脂肪，タンパク質，アミノ酸などを含まない飲料のことで，水やお茶など．

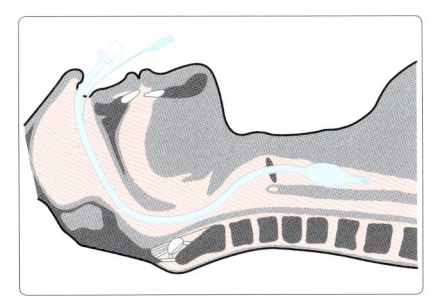

図2-23 経鼻挿管（気管チューブが鼻腔を通過している）

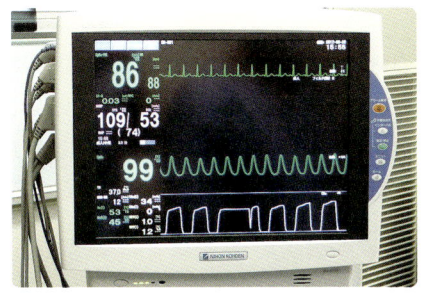

図2-24 モニタ（静脈内鎮静法で使用するものよりも測定項目が多い）

全身麻酔以外でも，鎮静法や有病者などの治療では生体モニタを使用する（図2-24）．

3）全身麻酔薬

（1）吸入麻酔薬

気体状で患者に吸入させることで効果を現す全身麻酔薬を吸入麻酔薬といい，それで行われる全身麻酔のことを吸入麻酔と呼ぶ．吸入麻酔薬は常温，常圧で気体のガス麻酔薬と液体の揮発性吸入麻酔薬に分けられる．現在臨床使用されているガス麻酔薬は笑気（亜酸化窒素）のみで，揮発性吸入麻酔薬はセボフルラン，イソフルラン，ハロタン，デスフルランの4種がある．笑気単独では麻酔効果が弱いので，全身麻酔時には他の薬剤と併用する（鎮静は笑気単独でも可能）．

（2）静脈麻酔薬

患者の静脈内に投与することで，意識を消失させる液体の全身麻酔薬のことを静脈麻酔薬といい，プロポフォール，チオペンタール，チアミラール，ケタミンなどがある．静脈麻酔薬で行われる麻酔のことを静脈麻酔と呼ぶ．

吸入麻酔薬もしくは静脈麻酔薬のみで手術を行うこともあるが，麻酔導入には静脈麻酔薬を使用し，麻酔維持は吸入麻酔薬を使用するなど両者を併用することも多い．

（3）全身麻酔のための補助薬

①筋弛緩薬

気管挿管時や手術中に患者が体動しないために使用する薬剤．心臓を除くすべての筋肉が弛緩する．脱分極性筋弛緩薬のスキサメトニウムと，非脱分極性筋弛緩薬のベクロニウム，ロクロニウムが臨床使用されているが，非脱分極性筋弛緩薬のほうが多く使用される．

②麻薬性，非麻薬性鎮痛薬

鎮痛効果を得るために使用される薬剤．麻薬性鎮痛薬にはフェンタニル，レミフェンタニルなどが，非麻薬性鎮痛薬にはペンタゾシンなどがある．

麻酔導入
全身麻酔薬で患者の意識を消失させること．

麻酔維持
患者の意識消失状態を保ちつづけること．

4）術中管理

　全身麻酔中は，患者の呼吸，循環，麻酔深度，体温，尿量などの全身状態を常に監視し，必要に応じて薬物，輸液，輸血の投与や加温・冷却などを行う．歯科治療や手術が終われば，麻酔薬の投与を終了し，意識や呼吸の回復を確認したら，気管チューブを抜く．全身麻酔から患者を覚ますことを麻酔覚醒，気管チューブを抜去することを抜管という．

5）術後管理

　抜管後は，酸素吸入を行いながら，引き続き呼吸，循環状態，体温などを監視する．術後に低酸素症，循環変動，疼痛，悪心・嘔吐などがあれば適宜対応する．

6）日帰り外来全身麻酔

　小児や障害者などに対して，全身麻酔下に歯科治療が行われることがある．小児や障害者では，生活環境の変化でパニック状態となることもあり，全身麻酔の当日に帰宅させることもある．またそのことは医療費の節減や，院内感染の機会減少，病棟の効率的運用などの面でもメリットがあり，近年増加傾向である．しかし，以下の条件を満たす必要がある．

①全身状態が良好．
②全身麻酔からの覚醒に異常がない．
③手術侵襲が小さく，処置時間がおおむね2時間以内．
④術後の出血や疼痛に対して特別な処置を必要としない．
⑤患者の自宅が近隣で，緊急時にも医療機関への受診が可能．
⑥責任ある家族がおり，主治医との連絡が可能．

＜日帰り外来全身麻酔で歯科衛生士が注意すべき事項＞

　実際の周術期管理は，歯科麻酔科医や主治医が行うことが多いが，歯科衛生士もそれぞれの目的を理解することが大切である．そして患者の急変時には，歯科衛生士もそのことを察知できなくてはならない．主治医や歯科麻酔科医に速やかに報告，また最悪の状況においてはただちにBLSを開始することが求められる．

参考文献

1) 吉田和市(編著). 歯科麻酔・生体管理学. 東京：学建書院, 2012：47-70, 93-184.
2) 福島和昭ほか(編著). 歯科麻酔学(第7版). 東京：医歯薬出版, 2011：147-374.
3) 山根源之ほか. 顎・口腔粘膜疾患　口腔外科・歯科麻酔. 東京：医歯薬出版, 2011：169-189.
4) 古森孝英(編著). 医療従事者のための口腔外科学. 京都：永末出版, 2008：306-321.

復習しよう！

1　局所麻酔薬に血管収縮薬を添加する目的を2つ選べ('98).
a　術中出血を減らす．
b　急性中毒を防ぐ．
c　血圧低下を防ぐ．
d　不整脈を防ぐ．

2　正しいのはどれか.
a　高注射針のリキャップは両手で行う．
b　伝達麻酔用注射針の長さは，浸潤麻酔用より短い．
c　カートリッジ用注射針は使い捨てである．
d　ゲージの数が大きくなるほど，針は太くなる．

3　笑気吸入鎮静法について正しいのはどれか．2つ選べ('99).
a　徐々に笑気濃度を上げる．
b　酸素濃度は30％以下とする．
c　実施中は口呼吸を行わせる．
d　処置後は酸素を吸入させる．

＜解答＞
1：a, b
2：c
3：a, d

chapter 3 歯科治療時の不快事項

学習目標
- □ 神経性ショックの症状を説明できる．
- □ 神経性ショックの対処法について説明できる．
- □ 過換気症候群の症状を説明できる．
- □ 過換気症候群の対処法について説明できる．

3-1 神経性ショック

歯科治療時に起こりやすい全身的偶発症として，神経性ショック，過換気症候群，アナフィラキシーショック，異常高血圧，アドレナリン過敏症などがあるが，その中でもっとも頻度の高いのは神経性ショックと過換気症候群である．

神経性ショックは疼痛性ショック，デンタルショックともいわれる．

【成因・発症機序】疲労時や歯科治療に対する不安，興奮，恐怖は交感神経・副腎系を刺激し脈拍増加および血圧の上昇をもたらす．この血圧上昇に対し圧受容体反射として副交感神経の緊張状態が起こり，過剰になるとショック状態となる．さらに，局所麻酔の注射針の刺入や歯科治療の痛み刺激が加わると三叉-迷走神経反射が起こり，副交感神経優位状態となるため，血圧低下と徐脈が起こる（図3-1）．

【症状】血圧下降と徐脈により顔面蒼白，冷汗，めまい感，悪心，嘔気，嘔吐，虚脱感，浅呼吸などが起こる．症状が強いと意識消失することもある．

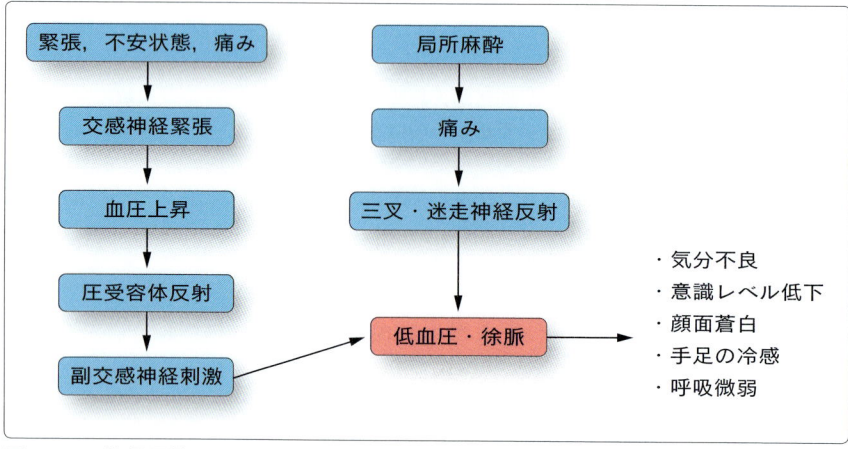

図3-1 神経原性ショックの発症機序

アナフィラキシーショック
薬剤やラテックスなどで起こるⅠ型アレルギー反応の一つで，蕁麻疹，血圧低下，呼吸困難などが起こる．

アドレナリン過敏症
アドレナリン受容体の感受性の亢進により，アドレナリン投与時に血圧上昇，頻脈などをきたすもの．

交感神経
自律神経の一つで交感神経が刺激されると心臓の収縮力や心拍数が増加，血管の収縮が起こる．

圧受容体反射
頸動脈洞や大動脈弓にある血圧を感受する圧受容器で，血圧の調節機構の一つである．

副交感神経
交感神経と同様に自律神経系の一つで，刺激されると心臓の収縮力や心拍数が低下し，血管の拡張と併せて血圧低下が起こる．

【治療】
①治療を中断し，口腔内から器具を取り除く．
②水平仰臥位とする．
③バイタルサインを確認する．パルスオキシメータがあれば装着する．
④ネクタイをゆるめ，服のボタンをはずすなど，リラックスさせ緊張状態を和らげる．
⑤下肢を挙上する．
⑥酸素があれば投与する．
⑦低血圧が持続する場合はアトロピンや昇圧薬の投与を行う．

【予防的配慮】
①歯科治療や局所麻酔についてわかりやすく説明し，患者との十分な信頼関係を確立する．とくに不安，緊張，精神的ストレスがあれば，取り除くように努める．
②精神鎮静法の併用が有効である．
③局所麻酔を行う際に表面麻酔を行うことも有効である．

3-2 過換気症候群

局所麻酔や歯科治療に対する不安，緊張などにより誘発される過換気発作である．歯科治療時の偶発症では，神経性ショックとともに発症頻度の高い疾患である．比較的若い女性に発症しやすい．

【発症機序】歯科治療への恐怖，不安感などの心理的要因により誘発されて息苦しさを訴える．過換気により二酸化炭素が過剰に排泄されるため，血中の二酸化炭素が減少し，呼吸性アルカローシスの状態を呈する．その結果として脳血管収縮や血中のイオン化カルシウムの減少が起こる（図3-2）．

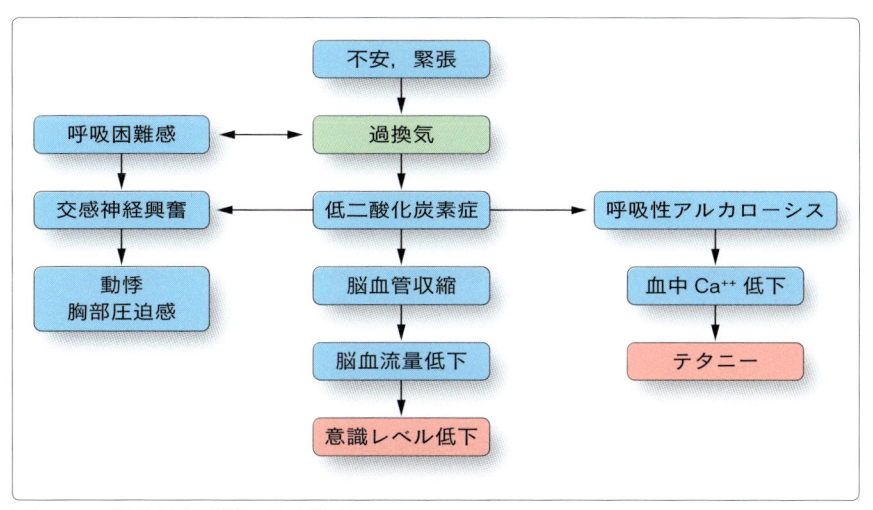

図3-2 過換気症候群の発症機序

三叉－迷走神経反射
三叉神経刺激により迷走神経刺激が起こるもので，血圧低下と徐脈が起こる．

下肢挙上
下肢を心臓より高くすることで，下肢の血液が心臓に還る量を増加させ，心拍出量を増加させ血圧を上げる．静脈確保を行い，輸液を行うのも同じ理由による．

アトロピン
副交感神経遮断薬で，副交感神経優位状態を改善する．静脈内投与だけでなく筋肉内投与も可能である．

精神鎮静法
笑気吸入鎮静法，静脈内鎮静法（⇒ p.212参照）

血圧に影響するおもな因子
・心拍出量
・血管抵抗
・循環血液量

呼吸性アルカローシス
過換気により血中から二酸化炭素が排出され，pHが正常範囲より塩基側に傾く現象．

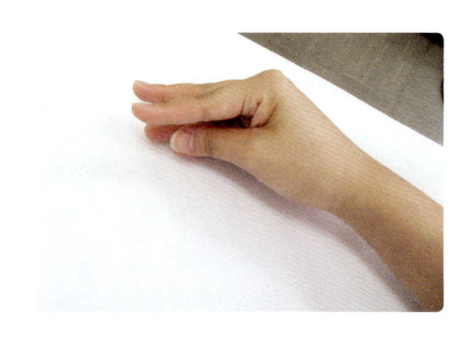

図3-3　手指の強直：テタニー

【症状】呼吸困難以外に，脳血管収縮による意識障害，血中のイオン化カルシウムの減少による四肢や手指の強直（テタニー：図3-3），動悸など多彩な症状を呈する．呼吸困難は過換気をさらに増強する．

【処置】
① 患者に心配がないことを伝え，息を吸い過ぎることが症状を引き起こしていることを説明する．
② 呼吸をゆっくり行うように指示する．
③ 紙袋を口に当て，自分の呼気を吸入させる（呼気再呼吸）．
④ 症状が改善しない場合，ジアゼパムなどの抗不安薬の投与が有効である．
⑤ 腹式呼吸をするように指示する．

【予防的配慮】
① 歯科治療や局所麻酔についてわかりやすく説明し，患者との十分な信頼関係を確立する．とくに不安，緊張，精神的ストレスがあれば，取り除くように努める．
② 精神鎮静法の併用が有効である．
③ 発作の既往があることが多く，心療内科などで治療を受けていることがある．治療の状況を把握しておく必要がある．はじめて発作が起こった場合は心療内科などへの対診も必要である．

テタニー
手足の指に屈曲した拘縮を起こす症状で，低カルシウム血症や低マグネシウム血症により起こる．軽症では口周囲や指先のしびれ・ピリピリ感がみられる．

電解質濃度の筋肉への影響
カリウムやカルシウムは筋収縮に影響する．

呼気再呼吸
自分の呼気を吸入させることにより，血中の炭酸ガス分圧を上昇させる．有効でないこともある．

ジアゼパム
ベンゾジアゼピン系．投与の目的として，不安感や恐怖心の除去，呼吸困難感の消失，薬剤による呼吸抑制によるか換気の改善などが挙げられる．

腹式呼吸
横隔膜による呼吸は，呼吸数を下げ，発作が起こったときに自分で対処することができるためである．

復習しよう！

1　神経性ショックの症状でないのはどれか（'05）．
a　顔面蒼白
b　冷感
c　血圧上昇
d　悪心

2　過換気症候群の症状で誤っているのはどれか．
a　呼吸数の減少
b　手指のけいれん
c　血圧上昇
d　動悸

3　過換気症候群の対処法で誤っているのはどれか．
a　患者への説明
b　直ちに酸素吸入を行う
c　紙袋での呼気の再吸入
d　鎮静剤注射の準備

〈解答〉
1：c
2：a
3：b

chapter 4 救急救命処置

学習目標

□歯科医院での救命処置の手順を説明できる．
□心肺蘇生（CPR）について説明できる．
□自動体外式除細動器（AED）による除細動の適応を説明できる．
□気道異物による窒息の解除方法を説明できる．
□二次救命処置におけるチームアプローチについて説明できる．
□血管収縮薬，抗不整脈薬の使用方法について説明できる．

4-1 一次救命処置

1）一次救命処置とは

胸骨圧迫，気道確保，人工呼吸，自動体外式除細動器（Automated External Defibrillator：AED）を用いた除細動，窒息の解除を一次救命処置（Basic Life Support：BLS）と総称する．救命処置は心肺停止の傷病者に対して行わなければならない処置であり，とくにBLSは一般市民にも普及している概念であることから，医療従事者は熟知すべき概念かつ習得すべき手技である．心肺停止の傷病者の救命率を上げるために「救命の連鎖」という概念が提唱されている．

2）救命の連鎖

①心停止の予防
②心停止の早期認識と通報
③一次救命処置
④二次救命処置と心拍再開後の集中治療

によって構成される．

心停止の予防は可能性のある傷病を心停止にならないように未然に防ぐことである．成人では急性冠症候群や脳卒中初期症状に気づくことが大切であり，それによって心停止に至る前に医療機関で治療を開始することが可能になる．

心停止の早期認識は突然倒れた人や，反応のない人を見たら，ただちに心停止を疑うことで始まる．心停止の可能性を認識したら，大声で叫んで応援を呼び，救急通報（119番通報）とAED要請とを行い，専門家が早く到着するように努める．

BLSは，心停止の傷病者の社会復帰する確率を上昇させるために非常に重要である．二次救命処置はBLSに引き続き，薬剤や医療機器を用いて行う．自己心拍再開後は，必要に応じて専門の医療機関で集中治療を行うことで社会復帰の可能性を高めることができる．

AED

歯科外来診療環境加算の条件の一つとして「AED」の設置が含まれる．また「歯科衛生士が1名以上いること」も条件に含まれる．したがって歯科衛生士がAEDを使用できる必要性がある．

急性冠症候群（ACS）

急性心筋梗塞，不安定狭心症を合わせてACSという．症状としては胸部症状といわれる胸痛あるいは胸部不快感，圧迫痛，絞扼感，灼熱感が挙げられる．また嘔気，嘔吐，冷汗を伴うこともある．下顎や歯の痛みとして症状が発現する場合もある．

脳卒中初期症状

脳卒中には脳梗塞と脳出血がある．脳梗塞の初期症状は手足の麻痺，顔面の麻痺，ろれつが回らないなどが挙げられる．脳出血の初期症状は上記に加えて頭痛を伴うこともある．

3）BLS のアルゴリズム（図4-1）

（1）心停止の判断と救急通報
　誰かが倒れるのを目撃した，あるいは倒れている傷病者を発見した場合の手順として，以下に示すとおりに行動する．
- 周囲の安全を確認する．
- 両肩をかるくたたいて，大声で呼びかけても何の反応もなければ，「反応なし」と判断する．
- 反応がなければその場にて大声で叫んで，周囲の人員を集める．
- 胸の上がりをみて呼吸の有無を判断する．胸が上がっていないかしゃくりあげるような不規則な呼吸をしている状態（死戦期呼吸）の場合，呼吸がないと判断する．死戦期呼吸は，心停止直後の傷病者で認められる．
- もしも，意識と呼吸がなければ，「あなたは119番通報してください」「あなたは AED を持ってきて下さい」と具体的に通報を要請する．
- 10秒以内に頸動脈で循環の確認を行う（図4-2のa，b）．
- 市民救助者は心停止確認のために脈拍の触知を行うべきでない．医療従事者であっても BLS に熟練していない救助者は同様の対応でよい．
- 熟練した救助者は患者の呼吸を観察しながら，同時に頸動脈の拍動の有無を確認してもよい．ただし，脈拍の有無に自信が持てないときは呼吸の観察に専念し，呼吸がない，または死戦期呼吸と判断した場合にはすみやかに 心肺蘇生（Cardiopulmonary Resuscitation：CPR）を開始する．脈拍の確認のために迅速な CPR の開始を遅らせてはならない．呼吸と脈拍の確認に10秒以上かけないようにする．

（2）心肺蘇生（Cardiopulmonary Resuscitation：CPR）
　CPR とは狭義の心肺蘇生という意味で用いられる概念である．胸骨圧迫と人工呼吸から構成され，一次救命処置，二次救命処置を行ううえで中核をなす手技であり，あらゆる高度なデバイスが使用されるとき（高度な気道確保，除細動，静脈路確保など）においても継続しなければならない．
- ただちに胸骨圧迫を開始する．胸骨圧迫の際に手を置く位置は，「胸骨の下半分」である．
- 胸骨圧迫は強く行う．成人においては少なくとも5cm押す（図4-3のa，b）．小児乳児では胸郭前後径の1/3を押す．
- 胸骨圧迫は早く行う．1分間あたり少なくとも100回のテンポで行う．
- 胸骨圧迫の中断時間を10秒以内にする．
- 胸骨圧迫の30回と人工呼吸2回の割合で行う．小児で2人法の場合は15：2の割合で行う．
- 気道確保は頭部後屈あご先挙上法にて行う（図4-3のc，d）．
- 人工呼吸は1回1秒間で，胸が上がる程度で行う．
- 成人および小児の場合には口対口人工呼吸（図4-3のe），年齢の小さい小児および乳児の場合は口対鼻口人工呼吸を行う．

死戦期呼吸
心肺停止後に認められる有効ではない呼吸．自発呼吸とは異なり呼吸パターンは少なく不整．特徴としては短い吸気時間と長いポーズである．頻度としては心肺停止直後の約4～5割に認められるといわれている．「死戦期呼吸」を認識できるかが早期の CPR のカギとなる．

質の高い胸骨圧迫の重要性
ガイドライン2010（G2010）では質の高い胸骨圧迫の重要性が強調されている．より強く（すくなくとも5cm），より速く，絶え間ない（少なくとも1分間に100回のテンポ）胸骨圧迫である．胸骨圧迫の深さが深いほど転帰（生存入院率）が改善する．絶え間ない胸骨圧迫を行うことで，蘇生の成功率を上昇させる冠動脈灌流圧を上昇させることができる．

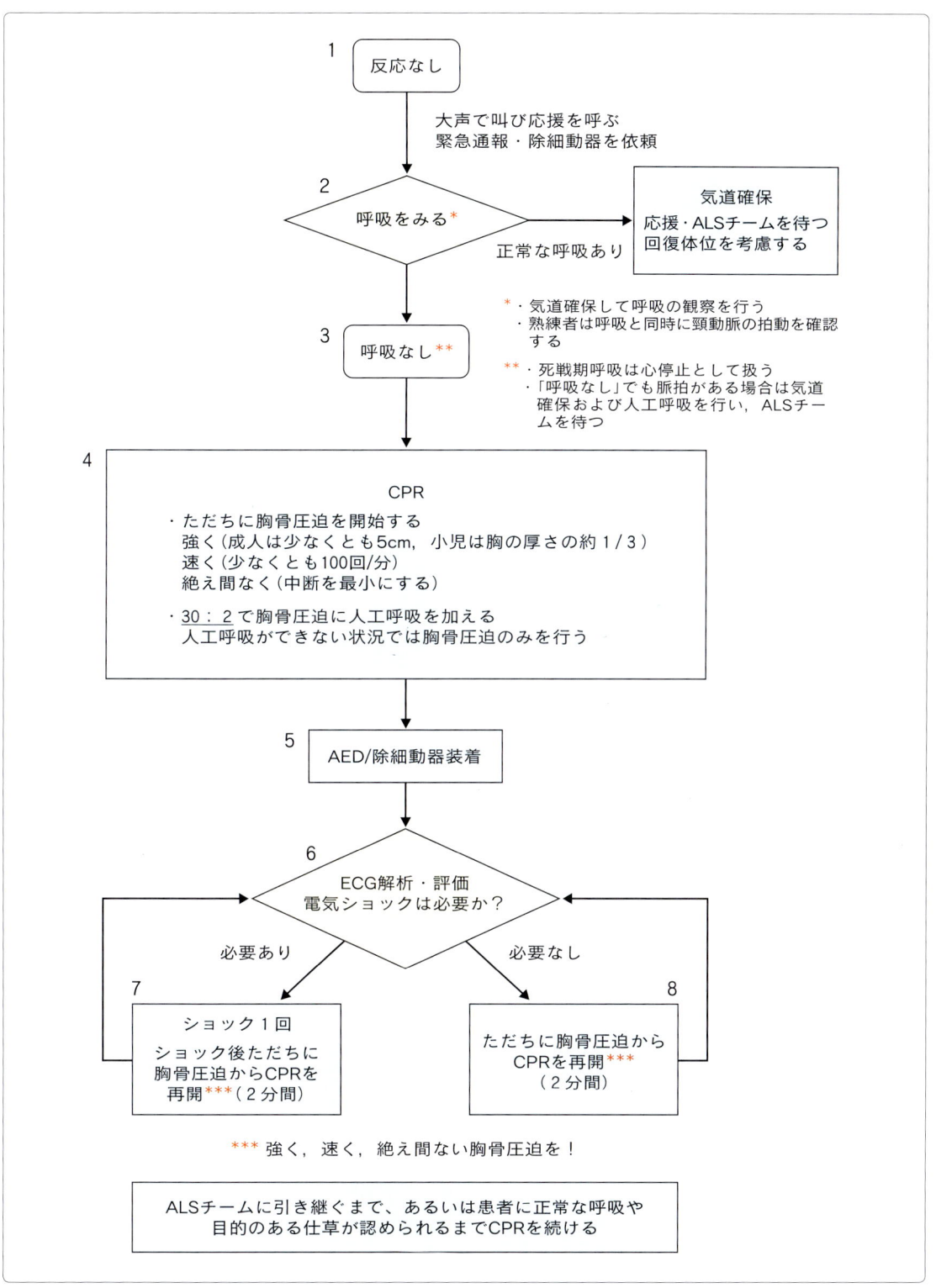

```
1  反応なし
      ↓ 大声で叫び応援を呼ぶ
        緊急通報・除細動器を依頼
2  呼吸をみる*  ──正常な呼吸あり──→  気道確保
                                      応援・ALSチームを待つ
                                      回復体位を考慮する
      ↓
3  呼吸なし**

  *・気道確保して呼吸の観察を行う
   ・熟練者は呼吸と同時に頸動脈の拍動を確認する
  **・死戦期呼吸は心停止として扱う
    ・「呼吸なし」でも脈拍がある場合は気道確保および人工呼吸を行い,ALSチームを待つ

4  CPR
   ・ただちに胸骨圧迫を開始する
     強く(成人は少なくとも5cm,小児は胸の厚さの約1/3)
     速く(少なくとも100回/分)
     絶え間なく(中断を最小にする)
   ・30:2で胸骨圧迫に人工呼吸を加える
     人工呼吸ができない状況では胸骨圧迫のみを行う

5  AED/除細動器装着

6  ECG解析・評価
   電気ショックは必要か?
    必要あり↓            ↓必要なし
7  ショック1回          8  ただちに胸骨圧迫から
   ショック後ただちに        CPRを再開***
   胸骨圧迫からCPRを         (2分間)
   再開***(2分間)

***強く,速く,絶え間ない胸骨圧迫を!

ALSチームに引き継ぐまで、あるいは患者に正常な呼吸や
目的のある仕草が認められるまでCPRを続ける
```

図4-1 BLSアルゴリズム(日本蘇生協議会・日本救急医療財団監修:JRC蘇生ガイドライン2010.へるす出版,東京,2011より引用)

Part II 歯科麻酔学

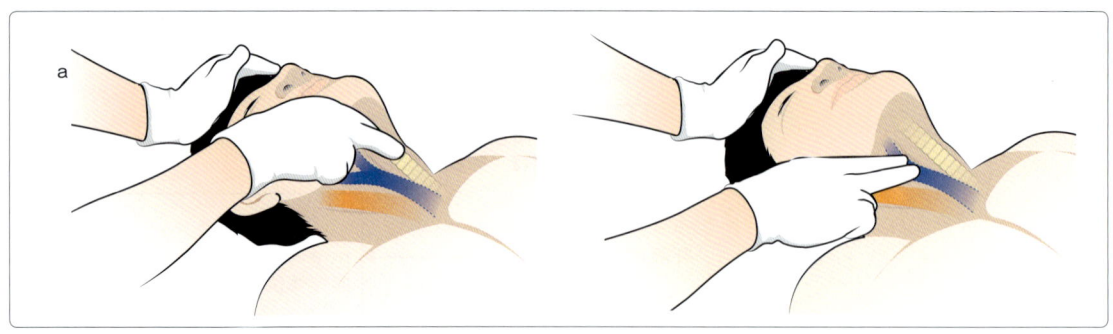

図4-2 頸動脈で循環の確認(a：気管の位置を確認する．b：頸動脈を触れる)

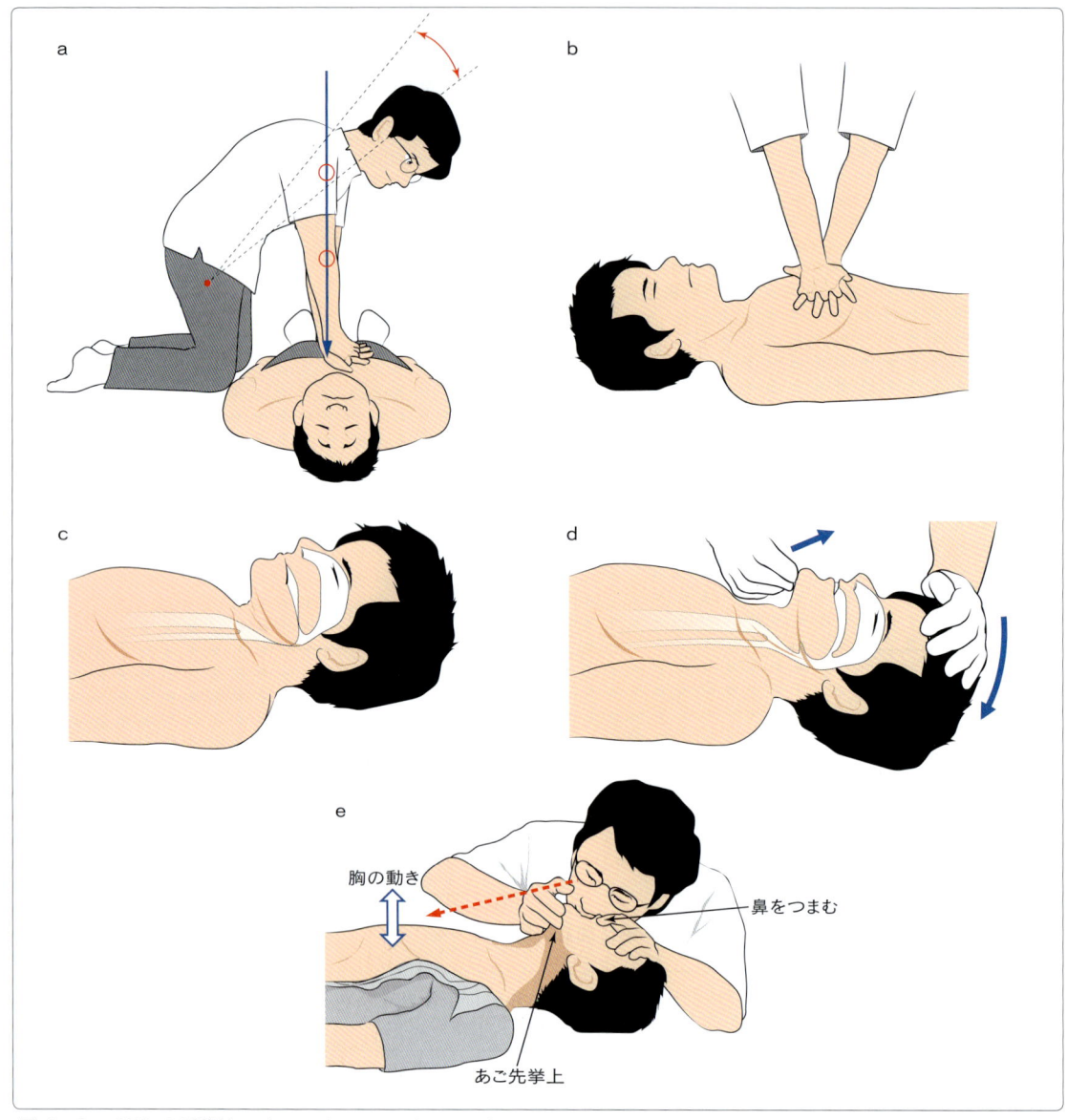

図4-3 CRPの手順(a：胸骨圧迫．b：両手の置き方．c：舌と喉頭蓋による閉塞．d：頭部後屈－あご先挙上．e：口対口人工呼吸．鼻をつまんで口を合わせ，呼気を吹き込む．胸郭の挙上を確認し口を離して呼気を出す)．

226

（3）AEDによる除細動

除細動の適応となるのは心室細動と無脈性心室頻拍であり，心静止と無脈性電気的活動は適応外である．AEDは除細動の適応であるか，適応外かを自動で判断できる．

- 周囲の安全を確認する．傷病者が水に濡れていた場合は胸全体をタオルなどで水分を拭き取る．
- 電源を入れ音声ガイダンスに従うことを原則とする．
- 電極パッドを傷病者の所定の位置に貼付する．
- 思春期以前の傷病者であれば，小児用電極パッド貼付するか，小児用キーを差し込んで使用する．
- ペースメーカーや埋め込み型除細動器があれば，電極パッドを数センチ離して貼付する．
- 経皮貼付薬が電極パッドを貼る位置にあれば，はがして貼付する．
- 電極が貼れないほどの胸毛があれば剃る．予備の電極パッドがあれば，1枚目を貼った後に勢い良く剥がして2枚目を貼る．
- AEDによるリズム解析が開始されたら，傷病者に触れないようにする．
- AEDの音声メッセージに従って，ショックボタンを押し電気ショックを行う．
- 電気ショック後は脈の確認やリズムの解析を行うことなく，すぐに胸骨圧迫から始まるCPRを再開する．

4）BLSの継続

BLSは，患者に十分な循環が回復する，あるいは，救急隊など，二次救命処置を行うことができる救助者に引き継ぐまで続ける．十分な循環が回復した際には，明らかな体動が出ることが多く，一つの指標とする．AEDがある場合には，AEDの音声ガイドに従って心電図解析，必要なら電気ショックを行う．電気ショックを行ったらただちに胸骨圧迫からCPRを再開する．

5）気道異物による窒息

意識のある成人や1歳以上の小児の気道異物による窒息では，応援と救急通報依頼を行った後に，背部叩打，腹部突き上げ，胸部突き上げなどを行って異物除去を試みる（図4-4）．これらの一連の手技を閉塞が解除されるか，意識をなくすまですばやく反復実施する．乳児では，有効な強い咳ができずいまだ反応のある場合には，頭部を下げて，背部叩打と胸部突き上げを行う．気道異物による窒息により反応がなくなった場合には，ただちにCPRを開始する．なお，意識のない窒息の傷病者では，口腔内にある異物は指でつまみ出してもよい．

除細動後の胸骨圧迫の再開

除細動直後に自己心拍が再開することはまれであることが研究により示されており，除細動成功後においても心臓は効果的なポンプ機能を果たすことができない．組織的なリズムを示すものは患者の25～40％にすぎないといわれている．また，胸骨圧迫が心室細動を誘発するという科学的根拠はない．以上により除細動後はすぐに胸骨圧迫を再開すべきである．

デンタルユニットでの気道異物除去

水平位にて歯科診療中で気道異物による窒息になった場合，起こさず患者の上にまたがってへそのやや上を押す．胸骨圧迫のように手を組んで，胸部突き上げ法の位置を，異物が出るか意識をなくすまで押し続ける．意識がなくなった場合はただちにCPRを開始するべきである．

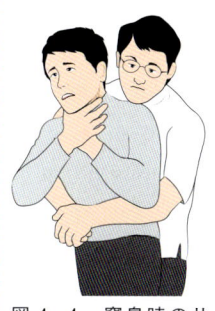

図4-4 窒息時のサインと腹部突き上げ法

4-2 二次救命処置

1）二次救命処置を含む心停止アルゴリズム

十分な医療提供環境の整った中で，心停止の患者に行う処置の手順の流れをまとめたものが二次救命処置を含む心停止アルゴリズム（図4-1）である．チームの全員が手順についての認識を共有するためにアルゴリズムは重要となる．アルゴリズムは心停止の認識から除細動までの一次救命処置（BLS），二次救命処置（ALS），自己心拍再開（ROSC）後のモニタリングと管理の3つの部分に大別される．ROSC後のモニタリングと管理は本稿では省略する．

2）一次救命処置（BLS）

医療環境の整った中で蘇生を行う場合は，ALSの始まりとしてBLSが開始される．医療従事者における医療用BLSアルゴリズムと市民におけるBLSアルゴリズムの主たる相違点を以下に示す．

（1）反応の確認と緊急通報

医療従事者は倒れる患者を見たり，横になっている患者の異常に気づいた場合，ただちに反応の確認を行う．市民救助者による緊急通報は119番通報であるのに対し，病院内の緊急通報はALSチームのコールであるなど環境による．医療従事者が日常的に蘇生を行う場所でマニュアル除細動器が準備されていれば，除細動器としてこれを依頼すべきである．

（2）心停止の判断

医療従事者は反応と同時に，胸の挙上の有無にて呼吸の確認を行い，反応および呼吸がない，または死戦期呼吸であれば緊急通報を行った後に頸動脈で循環の確認を行う．循環がない，あるいは明確でない場合は，ただちにCPRを開始する．

（3）CPR

胸骨圧迫から開始し，胸骨の下半分を少なくとも5 cmの深さで，1分間当たり少なくとも100回のテンポで行い，中断を最小限にする．胸骨圧迫後は完全に胸壁が元の位置に戻るようにする．胸骨圧迫と人工呼吸を30：2の比で行う．人工呼吸を実施する場合には気道確保が必要となるが，気道確保は頭部後屈‐あご先挙上法を用い，必要に応じて下顎挙上法を行う（図4-5）．人工呼吸は酸素投与の有無にかかわらず，約1秒かけて胸が上がる程度の換気量で行う．病院で人工呼吸を実施する際は，ポケットマスクやバッグバルブマスク（BVM）などを用いたほうがよい．したがって，使用方法を習熟しておくことが望ましい（図4-6）．

（4）心電図（ECG）解析・評価

AED，あるいはマニュアル除細動器のいずれを使用する場合でも，心電図（ECG）解析・評価を行う直前までCPRを継続する．AEDでは波形が自動解析されるが，マニュアル除細動器では波形を確認し判断する必要が

歯科医院での二次救命処置

一般的に開業歯科医院にモニタ付マニュアル除細動器が置いてあるところは少ない．しかしながら病院歯科や大学の口腔外科ではそれらを装備することが可能であり，その施設で就労する看護師や医師と同等のスキルと知識が必要となる．したがって歯科衛生士でも二次救命処置の知識は具備すべきことである．

図4-5　下顎挙上法

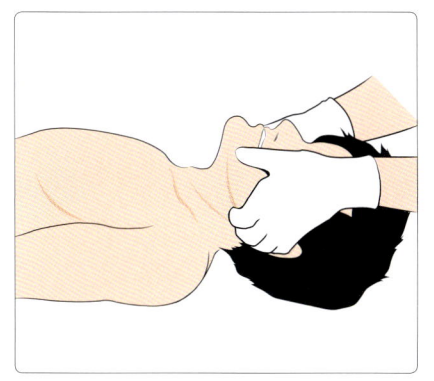

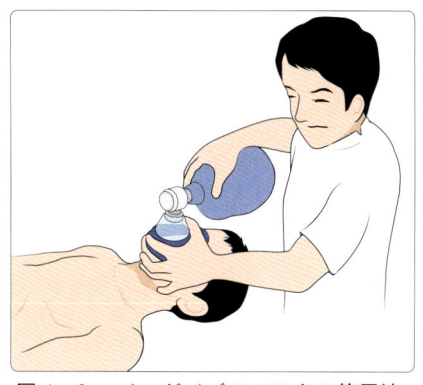

図4-6　バッグバブルマスクの使用法

ある．したがって，AEDモードに切り換えられるタイプの除細動器の場合は波形の自動解析が可能であり，蘇生に従事する機会が少ない医療従事者にとって有用である．

(5) 除細動が必要である場合

　マニュアル除細動器を用いる場合，心室細動(VF)/無脈性心室頻拍(VT)(図4-7のa, b)であれば，除細動を行う．電気ショックを1回実施したら，ただちに胸骨圧迫からCPRを再開し，2分間行う．以後2分おきに，ECG波形の確認と電気ショックを繰り返す．

(6) 電気ショックが必要でない場合

　マニュアル除細動器を用いる場合で，ROSCの可能性があるQRS波形が認められる場合は循環の確認を行う．脈拍を触知すればROSC後のモニタリングと管理を開始する．無脈性電気活動(PEA)や心静止であれば，ただちに胸骨圧迫からCPRを再開し2分間行う．以後2分おきにECG波形の確認を繰り返す．

3) 二次救命処置(ALS)（図4-8）

　BLSを行いながら，ALSの環境を準備し，整いしだいALSに移行する．

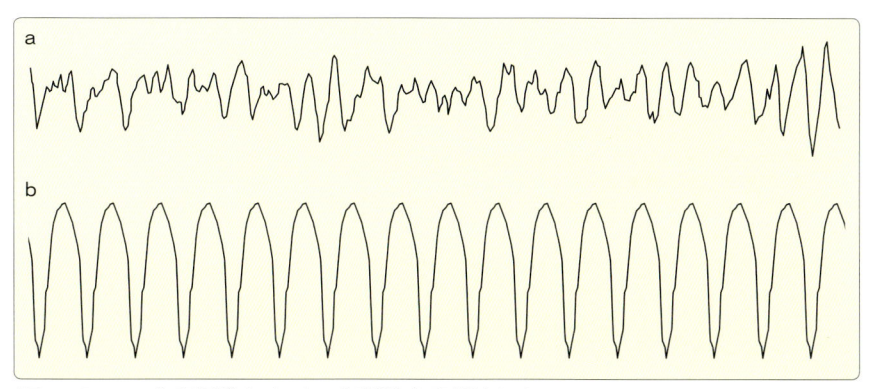

図4-7　a：心室細動(VF)．b：無脈性心室頻拍(VT)

バッグバブルマスク
マスクを鼻と口に密着させて，用手換気を行うための医療機器．通称「アンビューバッグ®」と呼称されることが多い．バッグに送気逆流弁と自動膨張機能が付与されている．医療従事者が人工呼吸を行う際には，これを用いるのが一般的である．

心停止
心停止とは心臓が全身に血液を送る機能を停止した状態を指す．心室がけいれんを起こしている状態とそうでない状態に大きく分類される．「心室細動(VF)」「無脈性心室頻拍(VT)」が心室がけいれんを起こしている状態であり，「心静止」「無脈性電気的活動」がそうでない状態である．この4つの状態は心電図でのみ確認することが可能である．

マニュアル除細動器
ショックを与える間に胸骨圧迫を中断する瞬間を10秒以内にすると自己心拍再開効果を上昇させる．そのためマニュアル除細動器では心電図解析をすばやく行った後，充電が行われる間は胸骨圧迫を続行すべきである．AEDはその間は患者から離れるように指示するため10秒以内にできない可能性がある．したがって用意できるのであれば，マニュアル除細動器を使用すべきである

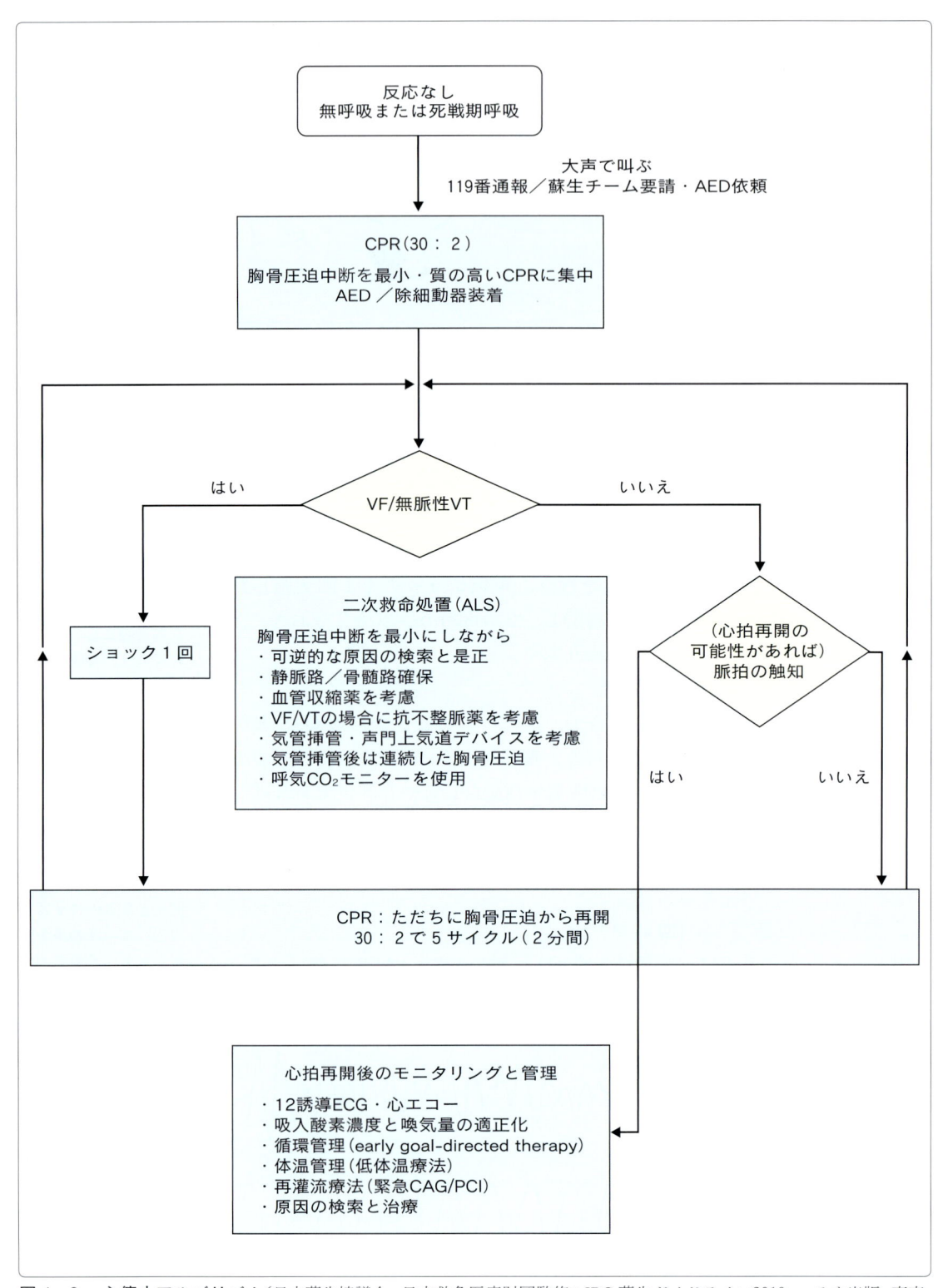

図4-8 心停止アルゴリズム(日本蘇生協議会・日本救急医療財団監修：JRC蘇生ガイドライン2010. へるす出版, 東京, 2011より引用)

絶え間ない効果的な胸骨圧迫の実施は，BLSのみでなくALSが成功するための条件ともなる．ALSにおいても胸骨圧迫の中断はできるだけ避けるべきであり，人工呼吸を行うとき，ECGやROSCを評価するとき，電気ショックを実施するときのみ胸骨圧迫を中断する．

(1)原因の検索と是正

　救急救命処置のすべての段階において，心停止の原因の検索と是正を行う．原因の検索は心停止に至った状況や既往歴，身体所見などから行うが，迅速に結果の得られる動脈血ガス分析や電解質の検査結果が役立つこともある．

(2)静脈路／骨髄路の確保

　CPRを継続しながら，すみやかに静脈路確保を行う．末梢静脈路を第一選択とするが，静脈路確保が難しい場合は骨髄路を確保する．

(3)血管収縮薬

　血管収縮薬(アドレナリン)がROSC率と短期間の生存率を改善するというエビデンスがあるので，投与を考慮する．通常，アドレナリンは1回1mgを静脈内投与し，3〜5分間隔で追加投与する．

(4)抗不整脈薬

　治療抵抗性のVF/無脈性VTには抗不整脈薬の投与を考慮する．アミオダロン，ニフェカラント，リドカインが使用されることが多い．アミオダロン(300mg静脈内投与)もしくはニフェカラント(0.3mg/kg静脈内投与)は除細動で停止しない難治性のVF/無脈性VT，あるいはVF/無脈性VTが再発する症例に考慮する．リドカインは1〜1.5mg/kgで静脈内投与する．

(5)気管挿管・声門上気道デバイスによる気道確保

　CPR中に，気管挿管がもっとも適切な気道確保の方法であるとされてきた．しかし，胸骨圧迫中断時間が長引くと気管挿管は有害となる．したがって，気管挿管を行う場合も胸骨圧迫の中断時間は可能な限り短くするべきである．

　声門上気道デバイス〔コンビチューブとラリンゲアルマスクエアウエイ(LMA)〕(図4-9, 10)をCPR中に使用することを考慮する．

(6)連続した胸骨圧迫

　気管挿管した際は，胸骨圧迫と人工呼吸は非同期(30：2ではなく)とし，連続した胸骨圧迫を行う．胸骨圧迫は1分間に少なくとも100回のテンポで行い，人工呼吸は1分間に約10回行う．声門上気道デバイスを用いた場合は，適切な換気が可能な場合に限り連続した胸骨圧迫を行う．

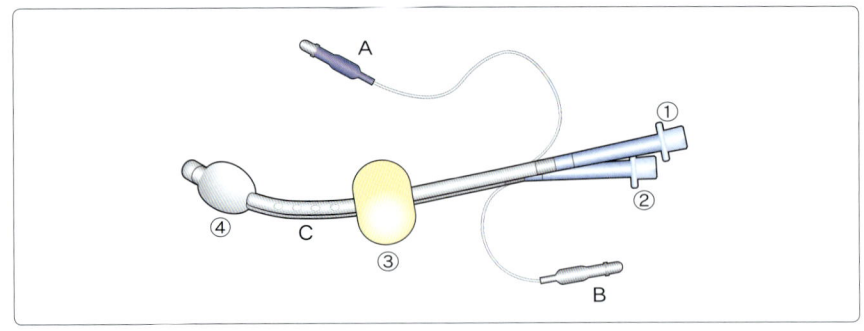

図4-9 コンビチューブ
①食道閉鎖チューブ（Cの側孔から気管に換気する）．②気管チューブ．③咽頭カフ（Aから膨らませる）．④食道カフ（Bから膨らませる）

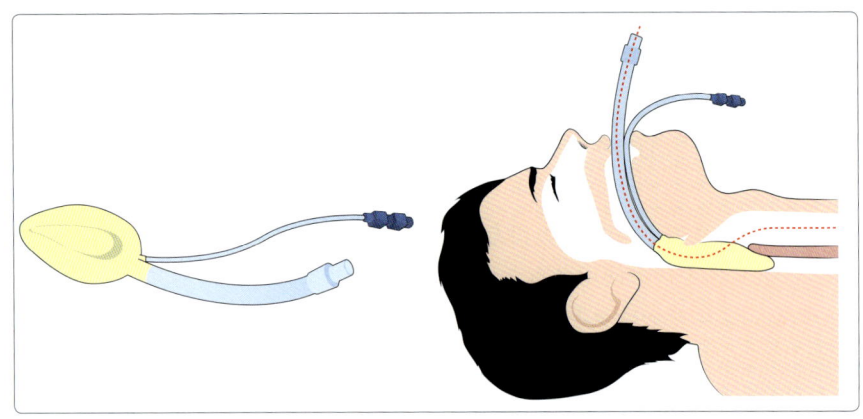

図4-10 ラリンゲルマスクエアウェイ

参考文献

1）日本蘇生協議会・日本救急医療財団（監修）．JRC蘇生ガイドライン2010．東京：へるす出版，2011；16-141．
2）金子譲（監修），福島和昭・原田純・嶋田昌彦・一戸達也・丹羽均（編）．歯科麻酔学 第7版．東京：医歯薬出版，2011；569-586．

復習しよう！

1 人工呼吸法で正しいのはどれか．2つ選べ（'02）．
a 顎を下げた状態で行う．
b 呼吸の有無を確認しながら行う．
c 胸郭が膨らむように吹き込む．
d 1分間に5回吹き込む．

2 一次救命処置に含まれないのはどれか（'10）．
a 除細動
b 胸骨圧迫
c 人工呼吸
d 気管内挿管

〈解答〉
1：b, c
2：d

索　引

ア

アジソン(Addison)病	74
アスピリン	151, 158
──喘息	19
アセトアミノフェン	157
アッペ法	37
アドレナリン	210
──過敏症	220
アトロピン	221
アナフィラキシーショック	19, 220
アバットメント	175
アフタ	62
アマルガム刺青	73
アルコール性肝炎	157
亜酸化窒素	213
悪性黒色腫	73
悪性貧血	77, 147
悪性リンパ腫	149
圧受容体反射	220
圧迫止血	166

イ

ECG	228
インスリン	155
インフォームドコンセント	41, 161
インプラント周囲炎	182
インプラント体	174
インプラント治療	176
1回法インプラント	175
一次救命処置	223
一次手術(インプラントの)	175
一次治癒	51
医療面接	19
異物除去	227
移植片対宿主病	149
萎縮性カンジダ症	72
意識障害	198
遺伝性血管神経性浮腫	78
遺伝性出血性末梢血管拡張症	152
院内感染防止	163

ウ

ウイルス性肝炎	157
ウイルス性疾患	65
ウイルス性唾液腺炎	133
ウォーターズ法	98

エ

AED	223, 227
AIDS	58
ALS	228
APTT	151
HAART	68
HANE	78
HIV	68
HSV	65
NAM 法	33
SpO_2	202
エイズ	68
エックス線透過性・不透過性	96
エナメル上皮腫	106
エナメル質の形成不全	29
エプーリス	116
エブネル腺	131
エプスタイン真珠	99
エリス・ヴァンクレベルト (Ellis-van Creveld)症候群	27
エリス(Ellis)の分類	50
エンテロウイルス71	67
壊死性潰瘍性口内炎	64
鋭匙	162
円刃刀	162
塩化ベンザルコニウム	164
遠隔転移	112

オ

オーバーデンチャー	181
オーラルジスキネジア	144
オスラー(Osler)病	152
オッセオインテグレーション	174
オトガイ形式術	44

オトガイ孔	141
オブチュレーター	105, 173
横顔裂	39
温度的損傷	52

カ

Candida albicans	71, 76
カルナン(Calnan)の三徴候	38
カートリッジ式歯科用局所麻酔注射器	210
カフェオレ斑	74
ガマ腫	103
ガムテスト	138
カリニ肺炎	68
ガレー(Garré)骨髄炎	84
カルバニー電流	54
カンジダ菌	71
がん治療	184
下顎孔伝達麻酔	207
下顎後退症	41
下顎骨骨折	58
下顎枝矢状分割術	45
下顎枝垂直骨切り術	45
下顎前突症	41
下肢挙上	221, 229
下歯槽神経の障害	169
下唇知覚麻痺	169
化学的損傷	53
化学療法	115, 187
仮骨	56
画像診断用ガイドプレート	176
家族歴	23
過蓋咬合	41
過換気症候群	221
過剰歯	27
介達骨折	57
外骨症	116
外傷性歯根膜炎	48
外胚葉異形成症	27
開口域	128
開口障害	169

233

索引

開咬	41	吸入麻酔薬	217	血小板減少性紫斑病	151
開窓療法	97, 99	急性冠症候群	223	血小板数	150
角化嚢胞性歯原性腫瘍	108	急性骨髄炎	84	血友病	150
顎下腺	131	急性骨髄性白血病	148	結核	90
顎間牽引	57	急性骨膜炎	83	原始性嚢胞	101
顎間固定	57	急性リンパ性白血病	148	現病歴	23
顎関節強直症	127	救命の連鎖	223	絹糸	165

コ

顎関節授動術	128	球状上顎嚢胞	101		
顎関節症	123	巨赤芽球性貧血	147	コールドウェル・ラック(Caldwell-Luc)法	98
顎関節脱臼	120	巨唇症	31	コクサッキーウイルス A, A16	67
顎矯正手術	33, 44	巨舌症	30	コプリック(Koplik)斑	68
顎骨炎	83	巨大歯	26	ゴム腫	91
顎骨骨折	56	虚血性心疾患	154	コラーゲン線維	167
顎内固定	57	仰臥位低血圧症候群	158	コレステリン結晶	96
顎変形症	39	狭心症	154	コロトコフ音	200
活性化部分トロンボプラスチン時間	150, 204	胸骨圧迫	224, 230	呼気再呼吸	222
含歯性嚢胞	100	凝固因子	149	呼吸性アルカローシス	221
完全脱臼	49	頬骨骨折	60	誤嚥性肺炎	191
肝硬変	157	頬小帯異常	29	口角炎	77, 147
感染性心内膜炎	155	局所麻酔	206	口腔カンジダ症	68, 71
関節円板	120	──カートリッジ	211	口腔乾燥症	74
関連死	191	──薬	208	口腔癌の分類	113
癌腫	109	菌交代現象	76	口腔上顎洞瘻孔	170
顔面神経麻痺	142	菌血症	91	口腔扁平苔癬	70
観血的整復・固定法	58	筋弛緩薬	217	口蓋形成術	34
		筋膜隙	89	口蓋隆起	116

キ

QOL	184	クインケ(Quinke)浮腫	78	口蓋裂	31
キュットネル腫瘍	132	クリック音	125	口唇形成術	33
気管挿管	216			口唇ヘルペス	66
気胸	199			口唇裂	31

ク

ケ

気道異物除去	227	ケトン体	205	口底炎	88
気道確保	230	経皮的動脈血酸素飽和度	202	口内炎	63
気道閉塞	199	経鼻挿管	217	甲状舌管嚢胞	104
奇異呼吸	199	頸部リンパ節炎	88	交感神経	220
既往歴	23	頸部リンパ節転移	112	交叉咬合	41
偽関節	57	欠如歯	27	抗 La/SS-B 抗体	138
偽嚢胞	95	血圧測定	200	抗 Ro/SS-A 抗体	138
義歯性線維症	119	血液検査	147, 204	抗ウイルス薬	66
機械的損傷	51	血液生化学検査	204	抗がん薬(抗がん剤，抗悪性腫瘍薬)	115, 187
逆行性感染	131	血液透析	156		
吸収糸	165	血管腫	111	抗血栓薬	158
吸収性プレート	58	血管収縮薬	209	抗真菌薬	72
吸入鎮静法	213	血色素	146	抗不整脈薬	230

INDEX

後天性梅毒	91	止血法	166	術前矯正治療	33, 42
後天性免疫不全症候群	68	死戦期呼吸	224	徐脈	200
紅板症	69	耳下腺	130	上顎後退症	41
高血圧症	153	自己心拍再開	228	上顎正中嚢胞	101
硬結	113	自己免疫疾患	63, 68	上顎前突症	41
溝状舌	30, 76	自動体外式除細動器	223	上顎洞炎	89
黒毛舌	76	持針器	162	上顎洞穿孔	170
骨異形成症	118	歯牙腫	109	上顎洞底挙上術	179
骨髄炎	84	歯牙代償	42	上唇小帯異常	29
骨性癒着	127	歯科衛生過程	19	上皮真珠	99
骨粗鬆症	159	歯科衛生活動	19, 24	上部構造	181
骨造成手術	179	歯科衛生ケアプラン	24	小球性低色素性貧血	147
骨片呼吸	59	歯科衛生ケアプロセス	19	小舌症	30
骨膜炎	83	歯科衛生診断	21, 22, 24	笑気吸入鎮静器	213
骨膜下麻酔	206	歯科診断	21	消毒	163
骨膜剥離子	162	歯冠周囲炎	81	静脈内鎮静法	214
骨隆起	116	歯冠破折	49	褥瘡性潰瘍	63
		歯原性腫瘍	95, 106, 110	人工呼吸	224
サ		歯原性嚢胞	98	人工唾液	75
サクソンテスト	138	歯根尖切除術	97, 170	心筋虚血	205
サポートケア	185	歯根嚢胞	96, 170	心筋梗塞	154
鎖骨頭蓋異骨症	27	歯根破折	49	心室細動	229
再生不良性貧血	148	歯根膜内麻酔	206	心停止	229
再発性アフタ	62	歯根膜内用注射器	211	心的外傷後ストレス障害	191
災害サイクル	192	歯周嚢胞	98	心電図	203
鰓嚢胞	104	歯周膿瘍	80	心肺蘇生	224
三環系抗うつ薬	144	歯髄腔内麻酔	206	神経性ショック	220
三叉神経痛	140	歯性上顎洞炎	89	振盪	48
三叉神経麻痺	142	歯性病巣感染	92	浸潤麻酔	206
三叉-迷走神経反射	221	歯槽骨炎	83	腎性骨異栄養症	156
残留嚢胞	97	歯槽骨骨折	55	診断	21, 24
酸素ボンベ	214	歯槽膿瘍	81	新鮮脱臼	120
		歯内歯	26	滲出性中耳炎	37
シ		歯肉膿瘍	80		
CPR	224	歯列接触癖	126	**ス**	
CRP	132	歯瘻	85	スタンダードプレコーション	163
C型肝炎	157	色素性母斑	72	スティーブンス・ジョンソン	
GBR法	179	斜顔裂	39	(Stevens-Johnson)症候群	70
GVHD	149	主訴	23	ステロイドカバー	159
ジアゼパム	222	出血時間	150, 204	ステンセン管	130
シーソー呼吸	199	出血性素因	149	スパイロメトリー	205
シェーグレン(Sjögren)症候群	74, 138	腫瘍	106	スピーチエイド	35
支持療法	185	周術期口腔機能管理	16	スプリットクレスト法	179
止血機構	149	習慣性脱臼	120	スプリント	125
止血床	166	術後性上顎嚢胞	97	水痘・帯状疱疹ウイルス	66

235

索引

セ

セットアップモデル	177
セファログラム	40
セルレス上皮真珠	99
正球性正色素性貧血	148
正中過剰埋伏歯	27
正中下唇裂	39
正中口蓋囊胞	101
正中上唇裂	38
正中菱形舌炎	76
生体モニタ	216
清澄水	216
精神鎮静法	212
舌咽神経麻痺	143
舌下神経麻痺	143
舌下腺	131
舌癌	114
舌強直症	29
舌小帯短縮症	29
舌神経障害	169
舌痛症	144
舌扁桃肥大	77
舌裂	30
接触性口唇炎	78
先天性口唇瘻	30
先天性心疾患	155
先天性鼻咽腔閉鎖不全症	38
先天梅毒	26
尖刃刀	162
全身麻酔	216
──薬	217
前癌病変	69, 71
穿刺吸引検査	98
栓塞子	173
剪刀	162
腺様囊胞癌	136
腺リンパ腫	135
線維腫	111
線維性異形成症	117
線維性強直症	128
線副子	50, 57

ソ

ゾンデ	168

双指診 | 134
造影検査	98
造血幹細胞移植	188
創傷治癒過程	51
側頸囊胞	104

タ

ターナー(Turner)の歯	26
打診痛	85
多形滲出性紅斑	70
多形腺腫	135
多発性線維性骨異形成症	74
唾液腺アミラーゼ	132
唾液腺炎	131
唾液腺腫瘍	135
唾腫	134
唾石症	133
唾仙痛	134
大唾液腺	131
帯状疱疹	66
単純性骨囊胞	102
単純ヘルペスウイルス	65

チ

チアノーゼ	199
地図状舌	76
中枢性顔面神経麻痺	142
中毒性表皮壊死症	70
陳旧性脱臼	121

テ

TCH	126
TNM分類	112
デキサメタゾン	159
テタニー	222
デブリードマン	52
デューク(Duke)法	150
デンタルショック	220
手足口病	67
挺子	162
鉄欠乏性貧血	146
天疱瘡	68
伝達麻酔	207
伝導異常	205
電気的損傷	54
電動注射器	211

ト

ドライソケット	82, 168
ドライマウス	75
トリアージ	192
徒手整復	121
凍傷	52
疼痛性ショック	220
橈骨動脈	200
糖尿病	155
頭部エックス線規格写真	40
特異性炎	90
特発性血小板減少性紫斑病	151

ナ

ナディア	189
軟口蓋挙上装置	35
軟組織の損傷	51

ニ

ニコルスキー現象	69
二次救命処置	228
二次手術(インプラントの)	175
二次治癒	51
二重唇	31
二重舌	104
肉芽腫性口唇炎	78
肉腫	109
乳頭腫	110

ネ

熱傷	52
粘液腫	102
粘液囊胞	102
粘表皮癌	137
粘膜麻酔	206
粘膜剥離子	162

ノ

脳圧亢進	198
脳梗塞	154
脳卒中	154
膿瘍	80
囊胞	94

ハ

パーキンソン病	144
バイタルサイン	198
バッグバブルマスク	229
パッサーバン隆起	32
ハッチンソン(Hutchinson)の歯	26, 91
パトリック(Patrick)発痛帯	140
パルスオキシメータ	203
パルチェ(Partsch)の切開	171
パルチェ(Partsch)の分類	97
バレー(Valleix)の圧痛点	140
ハンター(Hunter)舌炎	77, 147
波動	94
歯の打撲	48
歯の脱臼	48
歯の破折	49
播種性血管内凝固症候群	151
肺機能検査	205
敗血症	91
梅毒	91
白血球	146, 148
白血病	148
白板症	71
剝離子	162
抜歯窩搔爬	165
抜歯窩の治癒過程	167
抜歯鉗子	162
抜歯後感染	168
抜歯後出血	168
抜歯後疼痛	168
針刺し事故	167
晩期萌出	27
瘢痕組織	51

ヒ

BSL	224
BP	86
BRONJ	86
B型肝炎	157
PT	151
PT-INR	150, 158, 204
PTSD	191
ビスフォスフォネート	159
――製剤関連顎骨壊死	86, 160, 176
ビタミンA・D欠乏	28
ヒト免疫不全ウイルス	68
ピポクラテス法	122
びらん	65, 69
日帰り外来全身麻酔	218
皮下気腫	169
鼻口蓋管囊胞	101
鼻口唇修正術	37
鼻歯槽囊胞	101
表面麻酔	206
――薬	208
病的骨折	57
標準予防策	163

フ

VF	229
VT	229
VZV	66
ファーロー(Furlow)法	34
フェリプレシン	210
フォーダイス(Fordyce)斑	79
フォン ウィルブランド(von Willebrand)病	151
フォン レックリングハウゼン(von Recklinghausen)症候群	74
プッシュバック法	34
ブラキシズム	125
フラビーガム	119
ブランダン・ヌーン腺	131
ブランダン・ヌーン(Blandin-Nuhn)囊胞	103
プランマー・ビンソン(Plummer-Vinson)症候群	77, 147
プレドニゾロン	159
プロトロンビン時間	150, 204
プロピトカイン	209
不完全脱臼	49
不顕性感染	66
不良肉芽組織	168
部分トロンボプラスチン時間	150
腐骨	84, 160
副交感神経	220
副腎皮質ステロイド薬	158
副鼻腔炎	97
腹式呼吸	222
分子標的治療薬	160
分葉舌	30

ヘ

ベーチェット(Behçet)病	63
ヘーベル	162, 164
ベドナー(Bednar)アフタ	63
ヘマトクリット	146
ヘモグロビン	146
――A1c(HbA1c)	155
ベリル(Verrill)のサイン	215
ベル(Bell)現象	67
ヘルパンギーナ	67
ヘルペス性歯肉口内炎	65
ヘルペス性ひょう疽	65
平滑舌	77, 147
閉塞性睡眠時無呼吸症候群	40
扁平上皮癌	112
扁平苔癬	70

ホ

ポイッツ・イェーガー(Peutz-Jeghers)症候群	74
ホジキン(Hodgkin)病	149
ホッツ(Hotz)床	33
ポビドンヨード	155, 163
ほくろ	72
放射線性骨壊死	86
放射線性骨髄炎	86
放射線性口内炎	64
放射線損傷	54
放射線治療	115, 185
放線菌症	90
疱疹性口内炎	65
傍骨膜麻酔	206
萌出囊胞	98
蜂窩織炎	88
縫合	165

マ

マッキューン・オルブライト(McCune-Albright)症候群	74, 118
マニュアル除細動器	229
マルゲーヌ(Malgaigne)圧痛	57
マンシェット	200

索引

麻疹	68
麻酔前投薬	216
麻酔導入	217
埋伏智歯	28, 169
末梢性顔面神経麻痺	142
慢性硬化性顎下腺炎	135

ミ

ミニプレート	45
味覚異常	77, 189
脈拍の測定方法	199

ム

ムンプスウイルス	133
無歯症	27
無舌症	30
無脈性心室頻拍	229

メ

メス	162
メピバカイン	209
メラニン色素沈着	73
メラノサイト	73
メルカーソン・ローゼンタール（Melkersson-Rosental）症候群	78
迷走神経麻痺	143
免荷期間	175

モ

| モニタリング | 214 |
| 問診票 | 22 |

ヤ

| 薬疹 | 70 |
| 薬物アレルギー | 19 |

ユ

癒合歯	26
有害事象	184
有鉤ピンセット	57
弓倉氏症状	85

ヨ

| 洋皮紙様感 | 94 |

ラ

| ラムゼーハント（Ramsay Hunt）症候群 | 67, 143 |
| ラリンゲルマスクエアウェイ | 232 |

リ

リガ・フェーデ（Riga-Fede）病	64
リキャップ	167
リドカイン	208

| 流行性耳下腺炎 | 133 |
| 臨床検査 | 203 |

ル

ルートチップ	162
ルフォー（Le Fort）I型骨切り術	44
ルフォー（Le Fort）の分類	58
るいれき	90
類皮嚢胞	104
類表皮嚢胞	104
類天疱瘡	68

ロ

ロバン（Robin）シークエンス	38
濾胞性歯嚢胞	100
瘻孔	85

ワ

ワスムンド（Wassmund）の切開	171
ワルダイエル（Waldyer）輪	149
ワルチン（Warthing）腫瘍	135
ワンサン（Vincent）症状	85
ワルトン管	130
ワルファリンカリウム	158
矮小歯	26
若木骨折	57
彎刃刀	162

編者略歴

池邉哲郎(Tetsuro Ikebe)
1984年　九州大学歯学部卒業
2005年　福岡歯科大学教授(口腔外科学分野)

升井一朗(Ichiro Masui)
1979年　福岡歯科大学卒業
1997年　福岡医療短期大学教授(歯科衛生学科)

吉増秀實(Hidemi Yoshimasu)
1975年　東京医科歯科大学歯学部卒業
2004年　東京医科歯科大学歯学部教授(地域・福祉口腔保健衛生学分野)
2012年　東京医科歯科大学大学院教授(健康支援口腔保健衛生学分野)

伊賀弘起(Hiroki Iga)
1983年　徳島大学歯学部卒業
2007年　徳島大学歯学部教授(口腔保健支援学講座)
2008年　徳島大学大学院教授(口腔保健教育学分野)

新・歯科衛生士教育マニュアル
口腔外科学・歯科麻酔学

2013年2月10日　第1版第1刷発行

編　　者　池邉哲郎／升井一朗／吉増秀實／伊賀弘起

発　行　人　佐々木　一高

発　行　所　クインテッセンス出版株式会社
　　　　　　東京都文京区本郷3丁目2番6号　〒113-0033
　　　　　　クイントハウスビル　電話(03)5842-2270(代表)
　　　　　　　　　　　　　　　　　(03)5842-2272(営業部)
　　　　　　　　　　　　　　　　　(03)5842-2279(書籍編集部)
　　　　　　web page address　http://www.quint-j.co.jp/

印刷・製本　サン美術印刷株式会社

©2013　クインテッセンス出版株式会社　　禁無断転載・複写
Printed in Japan　　　　　　　　　　　落丁本・乱丁本はお取り替えします
　　　　　　　　　　　　　　　　　　ISBN978-4-7812-0301-0　C3047
定価は表紙に表示してあります